本教材第4版曾获首届全国教材建设奖全国优秀教材一等奖

"十四五"职业教育国家规划教材

国家卫生健康委员会"十四五"规划教材
全国高等职业教育专科教材

供临床医学专业用

康复医学

第5版

主　编　宋为群
副主编　孟宪国　卢健敏
编　者　（以姓氏笔画为序）

王荣欢（毕节医学高等专科学校）
卢健敏（泉州医学高等专科学校）
丛培丰（锡林郭勒职业学院）
刘立夏（河南护理职业学院）
宋　锐（黑龙江护理高等专科学校）
宋为群（首都医科大学宣武医院）
单桂香（首都医科大学宣武医院）（兼秘书）
孟宪国（山东第一医科大学）
袁孟哲（苏州卫生职业技术学院）

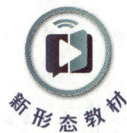

新形态教材

人民卫生出版社
·北京·

图书在版编目（CIP）数据

康复医学 / 宋为群主编. -- 5 版. -- 北京 : 人民
卫生出版社，2025. 5. --（高等职业教育专科临床医学
专业教材）. -- ISBN 978-7-117-37916-8

Ⅰ. R49

中国国家版本馆 CIP 数据核字第 2025060X36 号

| 人卫智网 | www.ipmph.com | 医学教育、学术、考试、健康，购书智慧智能综合服务平台 |
| 人卫官网 | www.pmph.com | 人卫官方资讯发布平台 |

康复医学
Kangfu Yixue
第 5 版

主　　编：宋为群
出版发行：人民卫生出版社（中继线 010-59780011）
地　　址：北京市朝阳区潘家园南里 19 号
邮　　编：100021
E - mail：pmph @ pmph.com
购书热线：010-59787592　010-59787584　010-65264830
印　　刷：人卫印务（北京）有限公司
经　　销：新华书店
开　　本：850×1168　1/16　印张：13.5
字　　数：381 千字
版　　次：2004 年 1 月第 1 版　　2025 年 5 月第 5 版
印　　次：2025 年 8 月第 1 次印刷
标准书号：ISBN 978-7-117-37916-8
定　　价：49.00 元
打击盗版举报电话：010-59787491　E-mail: WQ @ pmph.com
质量问题联系电话：010-59787234　E-mail: zhiliang @ pmph.com
数字融合服务电话：4001118166　E-mail: zengzhi @ pmph.com

以习近平新时代中国特色社会主义思想为指导,全面贯彻党的二十大精神,落实《国务院办公厅关于加快医学教育创新发展的指导意见》等文件要求,更好地发挥教材对临床医学专业高素质实用型专门人才培养的支撑作用,进一步提升助理全科医师的培养水平,人民卫生出版社在教育部、国家卫生健康委员会领导和支持下,由全国卫生健康职业教育教学指导委员会指导,依据最新版《高等职业学校临床医学专业教学标准》,经过充分的调研论证,启动了全国高等职业教育专科临床医学专业第九轮规划教材修订工作。经第七届全国高等职业教育专科临床医学专业规划教材建设评审委员会深入论证,确定了教材修订的整体规划,明确了修订基本原则:

1. 落实立德树人根本任务 坚持将马克思主义立场、观点、方法贯穿教材编写始终。坚持"为党育人、为国育才",全面落实立德树人根本任务,深入挖掘课程教学内容中的思想政治教育元素,加工凝练后有机融入教材编写,发挥教材"培根铸魂、启智增慧"作用,培养具有"敬佑生命、救死扶伤、甘于奉献、大爱无疆"医学职业精神的时代新人。

2. 对接岗位工作需要、符合专业教学标准 教材建设突出职教类型特点,紧紧围绕"三教"改革,以专业教学标准为依据,以助理全科医师岗位胜任力培养为主线,体现临床新技术、新工艺、新规范、新标准,反映卫生健康人才培养模式改革方向,将知识、能力、素质培养有机结合。适应教学模式改革与教学方法创新需要,满足项目、案例、模块化教学等不同学习方式要求,在教材的内容、形式、媒介等多方面创新改进,有效激发学生学习兴趣和创造潜能。按照教学标准,将《中医学》改名为《中医学基础与适宜技术》,新增《基本公共卫生服务实务》。

3. 全面强化质量管理 履行"尺寸教材、国之大者"职责,成立第七届全国高等职业教育专科临床医学专业规划教材建设评审委员会,严格编委选用审核把关,主编人会、编写会、定稿会强化编委培训、突出责任,全流程落实"凡编必审"要求,打造精品教材。

4. 推动新形态教材建设 突出精品意识,聚焦形态创新,进一步切实提升教材适用性,打造兼具经典性、立体化、数字化、融合化的新形态教材。根据课程特点和专业技能教学需要,《临床医学实践技能》本轮采用活页式教材出版。

第九轮教材共29种,均为国家卫生健康委员会"十四五"规划教材。

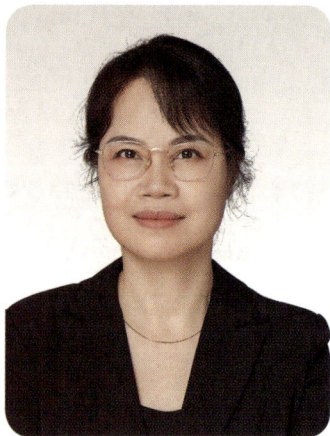

宋为群

主任医师,教授,博士生导师

首都医科大学康复医学系副主任,首都医科大学宣武医院康复医学科主任;从事医疗、教学和科研工作 30 余年,主持国家自然科学基金 6 项,参与科技创新重大项目 1 项,以第一作者或通信作者发表 SCI 论文 30 余篇,制定《神经重症康复中国专家共识》等专家共识多部;担任国家自然科学基金评审专家、中国科协科技人才奖项评审专家,兼任中国康复医学会副会长、中国医师协会康复医师分会副会长等;主编《康复医学》等专业教材或专著多部,其中《康复医学(第 4 版)》2021 年荣获首届全国教材建设奖全国优秀教材一等奖;2011 年获教育部科技成果奖二等奖,2012 年获华夏医学科学技术奖二等奖,曾获北京市"百名优秀青年医师"、中国康复医学会"最美康复科技工作者"等荣誉。

希望学生们通过学习康复医学,及时了解康复医学发展新动向,紧跟时代步伐,走进康复、了解康复、感悟康复、圆梦康复,以患者为中心,为患者制订最优的康复治疗方案!

随着大健康概念的提出，人们对健康有了深入认识，以提高患者或伤残者生存质量为主要目标的康复医学受到越来越多的重视，全国各地对康复医疗服务的需求量不断增长。作为一名临床医学专业的学生，不仅应掌握一般疾病的防治，还要掌握一定的康复医学知识和技能，以便更好地为广大患者服务。

第5版《康复医学》对章节设置有所调整，包括各章节内容比重的调整。全书共六章内容，包括绪论、康复评定、康复治疗技术、神经系统常见疾病和损伤的康复、骨骼肌肉系统疾病和损伤的康复、其他疾病和损伤的康复，符合医学理论与教学实践的规律。

第5版《康复医学》的修订深入贯彻落实党的二十大精神，定位于高等职业教育专科临床医学专业人才的培养。即培养面向基层医疗卫生机构，为居民提供基本医疗和基本公共卫生服务的助理全科医生。教材在修订编写过程中，注重质量，力求体现教育观念的更新、教学内容的变化、教学方法的改进和教学水平的提高，适当体现基础与临床的结合。

第5版《康复医学》的修订突出以下方面：

1. 注重基础性、职业性和专业性。 根据教育部培养目标、行业要求、社会用人需求，编写团队在进行科学调研的基础上，充分论证本专业人才素质要求、学科体系构成、课程体系设计和教材体系规划后，制订科学、统一的编写原则。

鉴于高等职业教育专科教材的内容区别于本科教材的深度和广度，在内容的选择上，教材编写注重满足学生专业创新需求，同时兼顾基础性和职业性。除了按一般教材编写原则进行编写外，在常见疾病的诊治中增加病例讨论比例，以方便学生学习，提高学生整体的知识掌握水平和运用能力。

2. 与时俱进，反映行业动态，围绕社会现状与需求进行编写。 为适应新时期临床医学人才培养改革发展需要，教材充分体现新一轮教学计划的特色，强调以就业为导向、能力为本位、岗位需求为标准。

随着科技的发展和研究的深入，康复医疗的很多传统技术或经典治疗手段也取得了相应的发展。第5版教材在前4版教材的基础上，参考国外权威教学资料，结合我国康复医学教学和临床实践经验，做了细节上的调整，更新康复治疗技术新进展等内容。

3. 理论结合实践，推进医教协同。 康复医学以康复评定、治疗为主体，兼具较强的理论性与实践性，综合要求较高，尤其强调动手操作能力，临床教学难度较大。所以第5版教材增加案例导入，增加实践课程和病例讨论在教材中的比例，从而提高康复治疗教学的效果和质量。

4. 纸质与数字资源融合，增强适用性。康复医学是一门实践性很强的学科，教材以纸质教材和数字资源为基本框架，以融合手段增强教材的适用性并促进相关资源协同性，多管齐下打造具有时代特色的高等职业教育专科临床医学专业"融合教材"，服务并推进职业教育教材的信息化建设。教材中数字资源中的教学课件、思维导图、图片、视频等内容，可通过扫描随书二维码，供教师、学生进一步学习使用。

第 5 版《康复医学》将"创新、协调、绿色、开放、共享"的新发展理念融入课程与实践之中，强调科技与人文的结合，倡导以患者为中心的服务模式，促进医学知识与技术的共享。本次修订通过更新教材内容和改进教学方法，以培育具有国际视野和高度社会责任感的医学人才，服务并推进健康中国建设战略实施。

在修订编写过程中，全体编者脚踏实地，认真严谨，以高标准、严要求打造精品，注意学习借鉴国际先进的医学教学理念和优秀教材编写经验。谨在此感谢各位编者的大力支持与辛勤付出。

教材难免存在不足之处，希望同行与广大师生提出宝贵意见，以期再版更好地修订完善。

宋为群

2025 年 5 月

第一章

绪论　1

第一节　康复医学发展概况　1
一、康复医学的基本概念　1
二、康复医学的发展史　2
三、康复医学的地位与作用　3
第二节　康复医学的工作方式　5
一、康复治疗团队　6
二、康复评定　6
三、康复治疗　6
第三节　康复医学的理论基础　8
一、神经生理学基础　8
二、人体发育学基础　8
三、运动学基础　9
四、残疾学基础　10

第二章

康复评定　12

第一节　运动功能评定　12
一、肌肉功能评定　12
二、关节活动范围评定　14
三、平衡和协调功能评定　15
四、步态分析　16
第二节　认知功能评定　17
一、认知功能障碍筛查　18
二、认知功能专项评定　20
三、成套智力评定　22
第三节　言语及吞咽功能评定　22
一、失语症评定　23
二、构音障碍评定　25
三、吞咽功能评定　26
第四节　心肺功能评定　27
一、心功能评定　28
二、肺功能测试　29
第五节　日常生活活动及社会参与能力评定　31
一、日常生活活动能力评定　31
二、社会参与能力及生存质量评定　33
第六节　心理评定　34
一、心理评定的分类　34

二、心理评定的方法　35
三、心理评定的注意事项　36
第七节　神经电生理诊断　37
一、肌电图检查　37
二、诱发电位及神经传导速度的测定　38
三、脑电生理检查　39
第八节　肌骨超声检查　39
一、概述　40
二、骨骼肌肉系统　40
三、神经系统　42
四、其他　42

第三章

康复治疗技术　44

第一节　物理治疗　44
一、概述　44
二、运动疗法　45
三、以脑可塑性理论为基础的康复治疗技术　57
四、物理因子疗法　58
五、康复治疗技术新进展　64
第二节　作业疗法　67
一、概述　68
二、作业疗法的目的和主要内容　68
三、作业疗法的分类　69
四、作业活动的分析和治疗方法的选择　69
五、作业疗法的临床应用及注意事项　71
第三节　言语及吞咽障碍治疗　72
一、概述　72
二、言语治疗的原则　73
三、失语症的治疗　73
四、构音障碍的治疗　75
五、吞咽障碍的治疗　76
第四节　心理治疗　78
一、概述　78
二、治疗原则　79
三、常用治疗方法　79
第五节　康复工程　81
一、概述　81

二、假肢 83
三、矫形器 83
四、助行器 84
五、轮椅 87
六、自助具 88
第六节 中国传统康复疗法 91
一、针灸疗法 92
二、推拿疗法 94
三、中药疗法 97
四、拔罐疗法 97
五、饮食疗法 97
六、调摄情志疗法 97

第四章
神经系统常见疾病和损伤的康复 99
第一节 卒中康复 99
一、概述 99
二、康复评定 100
三、康复治疗 104
四、常见并发症及其防治 108
五、康复教育 109
第二节 颅脑损伤康复 110
一、概述 110
二、康复评定 111
三、康复治疗 114
四、社区康复 116
第三节 脊髓损伤的康复 117
一、概述 117
二、康复评定 119
三、康复治疗 121
四、社区康复 124
第四节 帕金森病的康复 125
一、概述 126
二、康复评定 127
三、康复治疗 127
第五节 阿尔茨海默病的康复 130
一、概述 130
二、康复评定 131
三、康复治疗 132
四、社区康复 135
第六节 周围神经损伤康复 136
一、概述 137
二、康复评定 137

三、康复治疗 138
四、康复教育 139

第五章
骨骼肌肉系统疾病和损伤的康复 140
第一节 颈椎病的康复 140
一、概述 140
二、康复评定 141
三、康复治疗 142
四、康复教育 143
第二节 腰椎间盘突出症的康复 144
一、概述 145
二、康复评定 145
三、康复治疗 146
四、康复教育 147
第三节 肩关节周围炎的康复 147
一、概述 148
二、康复评定 148
三、康复治疗 149
四、康复教育 150
第四节 骨关节炎的康复 150
一、概述 151
二、康复评定 152
三、康复治疗 153
四、康复教育 153
第五节 骨折后康复 154
一、概述 154
二、康复评定 155
三、康复治疗 156
四、社区康复 160
第六节 人工关节置换术后的康复 160
一、概述 161
二、康复评定 161
三、康复治疗 162
四、康复教育 164
第七节 截肢后康复 165
一、概述 166
二、康复评定 166
三、康复治疗 167
四、康复教育 168

第六章
其他疾病和损伤的康复 169
第一节 重症康复 169

一、概述 169

二、康复评定 170

三、康复治疗 171

四、康复教育 173

第二节 脑性瘫痪的康复 173

一、概述 174

二、康复评定 176

三、康复治疗 178

四、康复途径 180

第三节 冠心病的康复 180

一、概述 181

二、康复评定 181

三、康复治疗 182

四、康复教育 184

第四节 呼吸康复 184

一、概述 185

二、康复评定 186

三、康复治疗 187

四、健康教育 189

第五节 恶性肿瘤康复 189

一、概述 190

二、康复评定 191

三、康复治疗 191

四、康复教育 192

第六节 盆底功能障碍性疾病康复 193

一、概述 193

二、康复评定 194

三、康复治疗 195

四、康复教育 196

第七节 疼痛康复 197

一、概述 197

二、治疗原则 198

三、常用治疗方法 198

四、康复教育 200

参考文献 202

中英文名词对照索引 203

第一章 | 绪 论

ER 1-1
教学课件

ER 1-2
思维导图

随着社会经济的发展、科技的进步、物质生活水平的提高、医学模式的转变以及健康观念的更新，人们对医疗服务的要求已不再局限于治病，更期望解决疾病治疗后遗留的各种功能障碍。康复医学以恢复功能为目的，旨在解决临床治疗难以解决的问题，包括长期的功能障碍或丧失。目前，康复医学已发展成为一门具有独立的理论基础、功能测评方法和治疗技能的医学应用学科。

第一节 康复医学发展概况

学习目标

1. 掌握康复与康复医学的基本概念；康复医学的基本原则；康复医学与临床医学的关系。
2. 熟悉全面康复的内涵；康复医学的服务对象。
3. 了解现代康复医学的发展历程和我国康复医学的发展与现状；康复医学在现代医学中的地位。
4. 能够为适宜人群提供康复治疗建议，具有康复临床思维能力。
5. 具备医者仁心的精神；树立以患者为核心的康复思想，为患者提供全方位的康复医疗服务。

一、康复医学的基本概念

（一）康复

1. 定义 康复（rehabilitation）指综合、协调地应用医学的、社会的、教育的和职业的措施，减少病、伤、残者身心和社会功能障碍，最大程度恢复其生理功能，使其能回归社会，参与社会活动，提高生活质量。因此，康复是使残疾人和功能障碍者恢复功能、恢复权利的过程。

2. 对象 康复的对象是因先天和后天疾病、损伤导致功能障碍者，包括肢体、内脏、精神等功能障碍，以致影响正常生活、学习、工作和社会活动。

3. 内容 康复具有多学科性和综合性，包括了医学康复、康复工程、教育康复、职业康复和社会康复等。这几方面共同构成了全面康复。

4. 目的 康复以完整的人为对象，针对病、伤、残者的功能障碍，以提高局部与整体功能水平为主线，以提高病、伤、残者生存质量，最终融入社会为目标。

（二）康复医学

1. 定义 康复医学（rehabilitation medicine）是医学的一个重要分支，主要研究病伤残者功能障碍的预防、评定和治疗，旨在改善躯体功能、提高生活自理能力、提升生存质量的医学专科。

康复医学不仅要关注存在功能障碍的器官和/或肢体,更要重视人的整体能力变化与评估,尽可能促进病伤残者整体能力康复。即助力病伤残者在医疗、教育、职业、社会等康复领域实现全面康复。

2. 服务对象 是损伤、急慢性疾病和老龄导致的功能障碍及先天发育障碍者。功能障碍指身体、心理不能发挥正常功能,如运动功能障碍、语言功能障碍、循环功能障碍、心理功能障碍等。障碍可以是潜在的或现存的,可逆的或不可逆的,部分的或完全的,可以与疾病共存的或后遗症,只要存在功能障碍就是康复医学的服务对象。

3. 康复医学的基本原则 包括功能训练、早期同步、主动参与、全面康复、团结协作、回归社会。在疾病早期,要进行康复评定和康复训练,与临床诊治同步,鼓励患者主动参与而不是被动地接受治疗,对于功能缺失无法或较难恢复的患者要进行功能重建,以康复医学特有的团队方式对患者进行多学科、多方面的综合评定和处理,以期达到全面康复,实现康复最终目标,即提高患者生存质量并使其回归社会。

二、康复医学的发展史

康复与康复医学的形成与发展经历了漫长的历史,从世界范围内看大致可分为 4 个时期。

1. 萌芽期(1910 年以前) 公元前,人们就利用温泉、阳光、磁石等自然因子及体操、按摩等训练方法治疗风湿、慢性疼痛、劳损等疾病。

在我国古代就有应用按摩、针灸、热浴、导引、五禽戏等方法治疗肌肉萎缩、关节强直等功能障碍的记载。古代武术中的一些训练方法可作为运动疗法的一部分。在欧美古代也有应用体操、跑步、按摩、水浴、文娱等疗法治疗功能障碍性疾病的记载。古代西方应用一些原始的康复治疗技术,如运用日光、海水、矿泉等自然因子镇痛和消炎,主张通过运动来减肥、训练肌肉无力、加速身体痊愈。

公元 2 世纪后出现滑轮悬挂肢体治疗瘫痪,并创伤早期运动有利于创伤愈合。16 世纪法国人提倡动静结合治疗骨折,认为在恢复期利用运动疗法可有效恢复功能。18 世纪开始提倡用医疗体操和作业疗法治疗功能障碍性疾病。19 世纪末,电、光、磁、热等物理因子逐步应用于医疗,与运动和按摩相结合,形成了物理疗法的雏形。

在 20 世纪初,电光疗法、运动疗法进一步发展,作业疗法等现代康复治疗技术逐步形成并迅速发展。针对视力、听力、言语障碍者的特殊教育逐步开展,如应用盲文、手语;针对残疾人的职业培训和社会服务也逐步展开;同时,精神障碍者的心理治疗也受到关注并逐步开展。但此阶段的治疗对象比较单一,主要为风湿性疾病和轻型外伤后遗症患者、视力障碍者、听力障碍者、言语障碍者等。

2. 形成期(1910—1946 年) 从 1910 年开始,"康复"一词正式应用于残疾人,康复机构纷纷建立,为残疾人制定了法律,保障残疾人的福利和就业。1917 年美国陆军成立了身体功能重建部和康复部,同年在纽约成立了国际残疾人中心。

两次世界大战遗留了大量的伤残者,加上 20 世纪 20—30 年代脊髓灰质炎的流行,医学上的功能障碍问题越来越引起人们的重视。在康复评定方面,出现了手法肌力检查、电诊断、言语功能评定等方法;在康复治疗方面,出现了增强肌力的运动疗法,代偿和矫正肢体功能的假肢和矫形器,以及超声治疗、言语治疗、文娱治疗等方法。

1942 年,在美国纽约召开的全美康复会议上,科学家们给康复下了定义:"康复是使残疾人最大限度地恢复其身体的、精神的、社会的、职业的和经济的能力"。

此阶段,康复医学面对的主要病种有骨折、截肢、脊髓损伤、脊髓灰质炎后遗症、周围神经损伤、卒中后偏瘫、小儿脑瘫等。

3. 确立期(1946—1970 年) 第二次世界大战后,现代康复医学先驱腊斯克(Howard A.Rusk)等积极推动康复医学的发展,提出了康复医学的系统理论、原理和特有的方法,使康复医学成为医学领域中一门独立的学科。康复医学观念和原则逐步为医学界所认识。

许多康复中心、综合医院的康复医学科纷纷设立，并大力推行康复医学治疗。1949年，"美国物理医学会"改名为"美国物理医学与康复学会"。1950年，国际物理医学与康复学会成立。1958年，腊斯克主编出版了康复医学专业第一部权威性著作《康复医学》，其内容包括康复医学的基本理论、康复评定方法、各种康复治疗技术，以及各种常见伤病的康复治疗。1969年，国际康复医学会（IRMA）成立。这些都标志着康复医学的成熟，并得到世界的公认。

这一时期，康复医学的概念得以确立，康复医学成为医学领域中一门独立的学科。

4. 发展期（1970年以后） 康复医学在医疗、教育和科研方面都有了较快发展。在医疗方面，一些发达国家的康复病床、康复治疗专业人员（康复医生）都已具有一定的规模，不少康复中心和康复科已闻名于世，是世界康复医学中心与康复专业人才培训的基地，如由腊斯克建立的美国纽约大学康复医学研究所、由美国物理医学与康复创始人之一克鲁森（Frank H.Krusen）等创建的美国明尼苏达大学物理医学与康复科、英国著名治疗师博巴斯（Berta Bobath）领导的脑瘫中心等。

在教学和科研方面，各国已有较成熟的毕业前和毕业后康复专业培训方案。国际康复医学会于1976年发表《教育与培训》白皮书，其后又进行了3次修订。在康复治疗技术人员培养方面，各相关治疗师学会制订了相应的专业人员培训制度与相关标准，设立了培训机构；一些国家和非政府性的国际专业学术组织大力推行康复医学的交流与合作，并加强康复技术研究和开发。

在这一时期，康复医学作为一门成熟的学科展示了其水平和影响，以及在学术上和技术上所取得的进步。康复医学学科体系已较完整地确立起来，康复医学的分科已经形成。

5. 我国康复医学的发展（源于20世纪80年代） 1982年现代康复医学的理念被引入我国，标志着我国康复医疗事业的开端。后续我国逐步引入国外先进科技和康复医学理念。1988年中国康复研究中心成立，标志着我国正式进入康复医疗发展阶段，多城市多医院开始建立康复学科。2008年大地震后，康复医学受到社会广泛关注，康复医疗进入快速发展阶段，我国多项政策出台推动康复医疗发展。《"健康中国2030"规划纲要》再次强调康复、康复治疗。随着我国社会老龄化程度的深入、居民生活水平的提高、健康观念的转换、人工智能与大数据等技术的应用，康复医学、康复医疗服务持续发展。

三、康复医学的地位与作用

（一）康复医学在现代医学中的地位

1. 新的医学模式与康复医学的内涵一致 医学模式是在医学实践活动和医学科学发展过程中逐步形成的，并随着社会的发展和科技的进步而不断演变完善。从医学产生到现在，医学模式大致经历了神灵主义医学模式、自然哲学医学模式、机械论医学模式、生物医学模式、生物-心理-社会医学模式等几个阶段。

1977年美国精神病学专家恩格尔（Engle）提出了生物-心理-社会医学模式。该模式强调人的整体性，无论是治病，还是预防及康复，都把人视为一个整体。即一个完整的个体不仅是一个生物的人，还是一个社会的人。医务人员对患者的诊断，既要考虑患者的躯体情况，还要考虑到个性心理特征、社会环境等方面；既要重视局部病灶的病因、病理，更应注意患者的整体情况；强调心理、社会因素在疾病发生、发展、转归中的重要作用；对患者的治疗既要注重药物、手术等治疗方式，更要注重调节患者的心理状态和可能影响疾病的社会环境因素。

当今新的医学模式已向多因多病的大健康模式转变，一个人的健康不能仅靠病有所医，不是仅靠医生、药物决定的，更需要自我管理。大健康模式研究的不仅是病因，更是影响健康的危险因素。核心是个人健康管理，科学地排除或减少健康危险因素，达到保护和促进健康的目的。

新的医学模式与康复医学的内涵一致，也是康复医学重视提高功能与全面康复的理论基础。康复医学一方面坚持重视原发疾病的基础治疗和预防，另一方面重视积极鼓励患者主动参与、给予心理支持,并采取综合康复措施使患者最大限度恢复功能,使其能回归社会、提高生存质量。这种新模式的实施也会极大地促进康复医学的发展。我们作为新时代的医务工作者应当树立大健康、大卫生、大医学观,做医学模式转变的实践者。

2. 当代疾病谱的变化带来医学新挑战 20世纪50年代以后,人类的疾病谱和死亡谱发生了显著变化。20世纪末,许多疾病不再是细菌、病毒和各种理化因素所致,而是源于人为灾害(如意外伤害)和自然灾害(如地震等)。生物-心理-社会医学模式是对健康和伤病的重新定位。医学的基本理论在变,健康观、疾病观、预防观、诊断治疗观和康复观都在变,医疗卫生服务内涵也随之变化。

预防医学的发展,使各种传染病得以有效控制,改变了疾病谱。临床医学的发展,延长了人类的生命,改变了年龄谱。康复医学、保健医学旨在提高人类生活质量,将改变生存谱。只有从社会、文化、经济、心理等多方面综合考虑,以系统的观点,从更高的层次上重新认识疾病,才可能是下一个世纪人类战胜疾病的途径。

3. 对健康认识上升到新高度 如今人们的健康观念发生了根本的转变,健康的定义也在不断丰富和完善。最早人们把健康理解为无病、无残、无伤,把无疾病当作健康的唯一标准,这是不全面的。1947年,世界卫生组织(World Health Organization,WHO)提出了健康三维概念:"健康乃是一种躯体上、心理上和社会上的完满状态,而不仅是没有疾病或虚弱。"这个概念从三维角度衡量健康的水平,是生物-心理-社会医学模式在健康概念中的具体体现。1990年,WHO进一步定义了四维健康概念,即"一个人在身体健康、心理健康、社会适应健康和道德健康四个方面皆健全"。1992年,WHO在《维多利亚宣言》中提出了健康四大基石:膳食合理、适量运动、良好生活习惯、心理平衡。新的健康概念告诉人们,健康不再是单纯的生理上的病痛与伤残,而是涵盖了生理、心理、社会及道德健康。

从康复医学的角度看,伤病患者的心理状态对整个康复治疗过程能否顺利进行起到至关重要的作用。心理健康对人类健康和社会发展都有重要的影响,应既要重视健康对人的价值,又强调人对健康的作用,并将二者结合起来。应把人们的健康问题看作是全社会、全民的事业,是人类生存和发展的基本要素。这就要求个人不仅要珍惜和促进自身的健康,还要对他人和群体乃至全社会人群的健康承担义务。因此伤病患者的康复事业是全社会应关注的重要内容,全社会应重视、支持、加强康复事业的建设,参与伤病患者康复工作。

4. 新型医患关系符合康复医学模式 现代医学模式的参与者主体是患者,主导是医生。医患关系的3种基本模式:一是主动与被动模式,二是指导与合作模式,三是相互参与和协商模式。新型医患关系模式在临床实践过程中逐步发展,在原有高尚医德要求之外,对医务人员提出了新的要求。应大力弘扬医学人道主义精神,尊重患者的生命价值、尊严、地位和自主权,平等对待每一位患者,塑造并维护医患之间的平衡、平等的关系。

康复医学的基本模式强调的就是以伤病者为中心,充分调动其康复治疗时的主观能动性,重视其社会心理因素在康复中的作用,从而达到患者早日康复的目的。

5. 现代医院功能涵盖康复功能 WHO对现代医院功能的定位是具有预防、治疗、康复与保健功能。康复功能是医院管理者都意识到的重要方面。然而实际上当今许多医院的康复医疗薄弱。康复专科医院少。社区康复医疗服务受到人才、设备和场地等的影响,亟待大范围促进和发展。

6. 医疗体制改革为康复医学的发展提供了政策依据 2009年4月印发的《中共中央 国务院关于深化医药卫生体制改革的意见》明确提出:预防、治疗、康复并举的医院功能定位,从而确认康复医疗的地位;强调医药分开,以非药品收入为主的康复医疗将明显凸显其经济价值;提出探讨医生多点执业,这将有利于解决康复医疗高层次人才不足的困境;阐明人民群众的基本医疗包括慢性病防治和康复;强调本科和专科并举的教育策略,给专科层次的康复治疗师培训提供活力;鼓励民营医院发展,为康复专科医院发展提供政策支持等。该文件的颁布为康复医学的发展提供了政策依据。

近年来国家继续大力支持康复医学发展。如2021年6月印发的《关于印发加快推进康复医疗工作发展意见的通知》指出鼓励社会办医参与建设连锁化康复医疗中心,促进公立与民营,三级医院与基层共建医联体,联合开展服务,统筹完善康复医疗服务价格和医保支付管理;积极支持研发和创新一批高智能、高科技、高品质的康复辅助器具产品和康复治疗设备等。

《"十四五"国民健康规划》指出:统筹预防、诊疗、康复,优化生命全周期、健康全过程服务。健全医疗卫生机构和养老服务机构合作机制,为老年人提供治疗期住院、康复期护理、稳定期生活照料、安宁疗护一体化的服务。鼓励社会力量在医疗资源薄弱区域和康复、护理、精神卫生等短缺领域举办非营利性医疗机构。建成康复大学,加快培养高素质、专业化康复人才。加强残疾人康复服务,提升康复医疗、康复训练、辅助器具适配等服务质量等。

(二)康复医学与临床医学的关系

康复医学和临床医学都是现代医学体系必要的组成部分,是医学的不同方面,既相互区别又紧密联系。

在康复医学发展的早期,腊斯克曾认为康复是临床治疗的延续。进入 20 世纪 80 年代以来,国内外许多学者主张康复与临床应互相融入,紧密结合。近年来脊髓损伤中心、卒中单元等专科中心建立,为患者提供了从临床急救、早期治疗和早期康复的系列服务,取得了住院时间较短、治疗康复效果较好及费用较低的结果,临床医学和康复医学密切结合的优越性充分体现出来。康复医学和临床医学的结合也体现了医学发展从生物医学模式向生物-心理-社会医学模式的转变。

康复医学被视为临床医学一部分的观点已被人们认可,随着康复理念的深入,康复医学和临床医学发展出各自不同的特点(表 1-1)。

表 1-1　临床医学与康复医学的区别

项目内容	临床医学	康复医学
对象	疾病(患病的个体)	功能障碍(病残的个体)
目的	治愈疾病或稳定病情	功能恢复(3 个水平)
诊断或评价	疾病诊断,按《国际疾病分类第十一次修订本》(ICD-11)分类	功能评定,按《国际功能、残疾和健康分类》(ICF)分类
治疗手段	被动性医学处理为主(如各种途径的药物治疗、手术等)	主动性康复训练为主(如物理治疗、作业治疗、言语治疗、假肢矫形器适配与训练、心理治疗等)
专业人员	未形成组	康复小组(康复医师、康复护士、物理治疗师、作业治疗师、言语治疗师、假肢矫形师、心理治疗师等)
后果	治愈、好转、无变化、死亡	3 个功能水平上的提高程度
社会性	从医学的角度考虑多	从社会学的角度考虑多

第二节　康复医学的工作方式

学习目标

1. 掌握康复评定和康复治疗的概念。
2. 熟悉康复医学的工作方式。
3. 了解康复评定及康复治疗的具体内容。
4. 能够运用所学知识为患者提供康复治疗。
5. 具备康复科医生的临床思维,具有爱岗敬业的精神,作为康复治疗团队的一员具有团结协作、善于沟通的能力。

一、康复治疗团队

康复治疗需要多学科、多专业的共同参与。因此，多学科、多专业人员共同组成的康复团队——康复治疗组（teamwork），是康复工作的主要方式。治疗组的组长是康复医师，成员包括物理治疗师、作业治疗师、言语治疗师、传统康复治疗师、假肢矫形师、心理治疗师、康复护士、社会工作者、职业咨询师等。在康复治疗中应充分体现团队协作的重要性，康复治疗是在组长的带领下，全组成员从各自的角度对患者进行检查评定，在治疗方案中各抒己见，讨论患者功能障碍的性质、部位、程度、发展趋势、预后、转归，提出各自对策（包括初期、中期、末期），最后由康复医师归纳总结为一个完整的、分阶段性的治疗计划，由各专业人员分头负责实施，进而提高患者日常生活活动（ADL）能力、社会参与能力，改善患者及家庭的生活质量。

二、康复评定

康复评定指对功能障碍者的功能状况进行收集、量化、分析，并与正常标准进行比较，以评定其功能状况的全过程，是康复治疗的基础，贯穿于康复治疗的全过程。没有评定就无法规划治疗、评价治疗。

康复评定通过使用仪器客观地、准确地评定功能障碍的性质、部位、范围、严重程度、发展趋势、预后，以确定患者目前的功能障碍程度或残存功能或潜力，为制订康复治疗计划、判断疗效提供依据。在康复治疗中，可多次重复评定，以便不断修正治疗方案，改善治疗技术，提高治疗效果。康复评定可分为初期、中期和末期评定，评定过程包括收集病史、分析讨论、对功能障碍进行评定，以及根据评定结果参与康复治疗方案的制订等多个环节。

康复评定的主要内容：①运动功能评定，如肌力、肌张力、反射、关节活动范围（ROM）、步态分析、平衡与协调功能、感觉功能、心肺运动试验等评定。②生物力学评定。③ADL能力与社会功能评定，包括ADL能力评定和生活质量评定。④脑高级皮层功能评定，包括言语功能评定（语言功能障碍筛选，失语症、构音障碍、语言发育迟缓评定等）、吞咽功能评定、心理功能评定（认知功能、知觉、智力、人格、情绪评定等）等。⑤神经生理功能检查，如肌电图检查、神经传导速度测定、诱发电位检查、低频电诊断等。⑥康复医学特殊问题的评定，如压疮、疼痛、大小便和性功能等的评定。⑦环境评定。⑧就业前评定。

三、康复治疗

康复治疗是康复医学的重要内容，是使病、伤、残者心身健康与功能恢复的重要手段。在实施康复治疗过程中，应根据康复评定的结果，适时设计和调整康复治疗方案，使康复治疗最大限度地增加患者的功能，将残疾与残障程度降到最低限度，从而提高活动能力和参与能力。康复治疗主要包括物理治疗、作业疗法、言语治疗、心理治疗、文体治疗、中国传统康复疗法、康复工程、康复护理、社会康复服务、职业康复治疗等。

1. **物理治疗（physical therapy, PT）** 包括物理因子疗法和运动疗法。

（1）**物理因子疗法**：简称理疗，指应用电、光、声、磁、冷、热、水等物理因子治疗疾病的方法，对减轻炎症、缓解疼痛、减轻瘫痪症状、抑制痉挛、防止瘢痕增生、促进局部血液循环等均有较好疗效。常用的理疗有电疗、光疗、超声疗法、磁疗、温热疗法、水疗等。

（2）**运动疗法**：是以运动学和神经生理学为基础，使用器械、徒手手法或者依靠患者自身力量，通过某种方式的运动，达到预防、改善和恢复身体功能障碍及功能低下的一种治疗方法。常用的有ROM训练、关节松动术、牵伸技术、牵引技术、肌力和耐力增强训练、平衡和协调能力训练、步行能力训练、心肺功能训练、鲁德技术、博巴斯技术、本体感觉神经肌肉促进技术、运动再学习疗法、强制性运动疗法、运动想象疗法等。

2. 作业疗法（occupational therapy，OT）　是针对病、伤、残者的功能障碍，从 ADL、工作或劳动、休闲活动中有针对性地选取一些作业活动，对患者进行训练，以恢复患者的独立生活能力的治疗方法。常用的作业疗法有功能性作业疗法，ADL 能力训练，感知和认知障碍训练，假肢、矫形器及特殊轮椅的操纵和使用训练，自助具的制作和使用训练等。

3. 言语治疗（speech therapy，ST）　是针对脑外伤、卒中、小儿脑瘫、头颈部肿瘤、先天缺陷等引起的语言交流障碍患者进行语言功能评定和矫治的方法。语言障碍包括听觉障碍、语言发育迟缓、各种失语症、言语失用、构音障碍和口吃等，通过评定，给予针对性练习，如发音器官和构音结构练习、单音刺激、物品命名练习、读字练习、情景会话练习等，恢复和改善患者言语交流能力。

4. 心理治疗（psychological therapy）　很多康复治疗的患者或多或少存在心理问题，医务工作者应及时给予关注，通过观察、谈话、实验和心理测验（性格、智力、人格、神经心理和心理适应能力等）对患者进行心理学评价、心理咨询和心理治疗。常用的心理治疗包括精神支持疗法、暗示疗法、催眠疗法、行为疗法、脱敏疗法、松弛疗法、音乐疗法等。通过心理治疗，患者以积极、主动的态度参与康复治疗、家庭和社会生活。

5. 文体疗法（recreational therapy，RT）　是选择患者力所能及的一些文娱、体育活动对其进行治疗的一种疗法。文体疗法不但可以提高患者的身体功能，改善平衡和协调能力，还能增强其信心，使其得到娱乐，从而调整心理状态。

6. 中国传统康复疗法（Chinese traditional therapy for rehabilitation）　在康复医学中发挥着重要作用，包括中药、针灸、针刀、推拿按摩、武术等。这些疗法在调整机体整体功能、疼痛处理与控制、身体平衡和协调功能改善，以及运动养生和饮食养生等方面具有独特的作用。综合应用中国传统康复疗法与康复训练能进一步提高患者的功能。

7. 康复工程（rehabilitation engineering，RE）　是应用现代工程学的原理和方法，为残疾人设计与制作假肢、矫形器、自助具和进行无障碍环境的改造等，通过这些手段最大限度地恢复、代偿或重建患者的功能，从而为其回归社会创造条件，是重要的康复手段之一。特别是对一般治疗方法效果不理想的身体器官缺损等功能障碍者，康复工程是一种主要甚至是唯一的治疗手段。

8. 康复护理（rehabilitation nursing，RN）　是实施早期康复的关键部分，也是决定患者康复成功与否的重要因素。

康复护理是促进患者在其生活环境中获得最高功能水平的一个动态过程。康复护理人员是康复对象的照顾者、早期康复的执行者、推动康复治疗融入日常生活的督促者、对患者存在问题的协调者和健康教育者。如康复护理人员在病房中，为防止患者肌肉萎缩和关节强直，鼓励其早期进行肢体主动或被动运动；同时鼓励患者利用自助具进食、穿衣、梳洗、排泄等，以此履行照顾者、早期康复执行者等角色职责。康复护理要为患者提供良好的康复环境及有益的活动，避免并发症和继发残疾的发生，创造和利用各种条件将功能训练内容与 ADL 相结合，提高患者的生活自理能力。

9. 社会康复服务（social rehabilitation work，SRW）　是一项为残疾人的社会需求提供服务的工作。社会康复服务人员首先应该对患者的生活理想、家庭成员构成和相互关系、社会背景、家庭经济、住房和社区环境等进行了解和评估，基于这些信息，协调好残疾者与社会的相互适应。如在患者住院期间，社会康复服务人员帮助患者尽快熟悉和适应环境，引导患者正确对待现实和未来，树立生活理想；同时与患者家人一道向社会福利、服务、保险和救济部门寻求帮助；在治疗期间协调患者与康复各专业成员的关系；在出院后进行随访，帮助其与社会有关部门联系解决实际困难。

10. 职业康复治疗（vocational rehabilitation therapy，VRT）　通过对患者致残前的职业专长、职业兴趣、工作习惯、作业速度、工作技能、心身功能状况、就业潜力及职业适应能力做出综合性分析与评估，基于评估结果，帮助患者选择能发挥其潜能的职业项目，针对适宜就业者提出具体建议；对于有就业需求的患者，帮助其进行就业前适应性训练，以此为患者回归社会打下基础。

第三节　康复医学的理论基础

一、神经生理学基础

中枢神经系统(central nervous system,CNS)在损伤后,具有结构上和功能上重新组织的能力或可塑性,在适当的环境中,一部分还能再生。CNS损伤后的恢复机制主要与脑可塑性(brain plasticity)有关。脑可塑性指脑在结构和功能上有修改自身以适应改变了的现实的能力,是中枢神经损伤恢复的形态学和生理学等方面的基础。可塑性高,则神经细胞功能的易变性就高,损伤后更易恢复功能。

研究证明,CNS损伤后通过如下机制来恢复其功能:①神经解剖学方面,通过轴突长芽与突触更新、亚细胞水平的改变、离子通道的改变等方式来达到重组。②神经生理学方面,如古旧部分的代偿、病灶周围组织的代偿、次要通路的启用、一侧半球的代偿和行为代偿等方式。③神经病理学方面,通过失神经致敏或失神经过敏作用完成重组。④神经生物学方面,主要由热休克基因及早期反应基因完成重组。此外,通过应用药物(如谷氨酸拮抗剂、神经营养因子、其他促进脑功能恢复的药物)、恒定电场、神经移植、功能恢复训练等促进功能恢复。

知识链接

中枢神经损伤反应

神经系统对损伤的反应取决于损伤的性质、部位和损伤因素作用时间的长短。无论是中枢神经系统还是周围神经系统,其神经轴突损伤后都发生以下反应:①受损神经近、远端轴突肿胀。②损伤使兴奋性氨基酸释放增加,N-甲基-D-天冬氨酸受体激活Ca^{2+}内流,Ca^{2+}作为细胞内的第二信使,触发一系列级联反应,激活多种蛋白激酶,通过钙调蛋白敏感点,激活一氧化氮合酶,大量合成一氧化氮,这些产物使细胞骨架崩解及生长锥萎缩,从而介导神经毒性反应。③远端神经末梢退变及轴突传递消失。④胞体肿胀,胞核移位,胞核周围的尼氏体分散染色质降解。⑤与受损神经元有突触联系的神经元也将变性,称跨神经元或跨突触变性。⑥血-脑脊液或血-神经屏障不同程度破坏,引起炎症、免疫反应,这些反应有利于损伤细胞残屑的消除和受损神经的再生修复。

二、人体发育学基础

人体发育学是研究人出生后的身体成长过程及各系统功能的分化、成熟和整合情况的一门科学,是自然科学与社会科学相互渗透结合的新兴学科。人体的发育包括躯体器官成长、运动发育、感知发育及智力发育等几个方面。

康复医学研究的对象主要是以运动障碍为中心，通过了解运动等形成过程及恢复过程的规律，正确指导康复治疗。康复医学在小儿脑瘫、神经发育迟缓和成人中枢神经运动障碍等方面的康复中起到重要的指导作用。

（一）生长发育的正常规律

1. 体格发育　儿童处于生长发育的动态变化过程中。生长往往指器官、系统和整个身体的长大，往往是量的增加，如身高、体重、头围、胸围及器官的变化。发育指细胞、组织、器官等功能的成熟，是质的改变。

儿童体格发育常用体重、身长、头围、胸围等指标进行衡量，同时也会对颅骨、皮下脂肪、脊柱、肢体肌肉等情况进行测定作为重要参考。

2. 运动发育　儿童运动发育遵循由上到下、由近及远、由不协调到协调、由泛化到集中、由简单到复杂、由粗大动作到精细动作的规律。粗大动作发育过程可归纳为"二抬四翻六会坐，七滚八爬周会走"。精细运动指手指的动作，如儿童 4 个月两手会握物，9~10 个月时示指和拇指可捏起细小的东西，1 岁时可用笔在纸上乱画，2~3 岁会用筷子并能解衣扣，4 岁后能穿衣、剪纸、绘画、书写等。

3. 神经系统的发育　儿童神经系统发育最早，出生时脑的重量约 370g，4~6 岁已达到成人脑重的 85%~90%。出生时大脑表面的沟回已经形成，但大脑皮质薄，细胞分化不全，缺乏树状突。脊髓的发育在出生时基本成熟，2 岁时接近成人。3 岁时脑细胞分化基本完成，8 岁时与成人近似。神经髓鞘的形成到 4 岁完成。因此婴儿对外来刺激反应慢，却易于泛化，不易形成兴奋灶。

4. 感知的发育　包括视感知、听感知、味觉及嗅觉的感知。

5. 语言的发育　儿童的语言发育，先经过语言的理解阶段，再发展成语言的表达阶段。

6. 神经反射的发育　儿童出生后存在某些生理反射，如角膜反射、吞咽反射、瞳孔对光反射。握持反射、拥抱反射出生后 2~4 个月消失。3~4 个月以内的儿童，因四肢的肌张力高，常出现克尼格征（Kernig sign）、布鲁津斯基征（Brudzinski sign）。巴宾斯基征（Babinski sign）在 2 岁以内可呈阳性，但有时临床意义相对不大。

（二）异常发育

当儿童生长发育偏离正常规律时，就会发生其形态和功能发育的障碍。临床上比较常见的发育障碍和异常有运动功能障碍、行为发育障碍或异常、言语或语言发育障碍、学习障碍、精神发育滞后和孤独症等。

三、运动学基础

运动学（kinematics）是通过位移、速度、加速度等物理量，来描述和研究物体位置随时间变化规律的力学分支。人体运动学是研究机体活动时各系统生理效应变化的科学，主要包括运动生理学（exercise physiology）和生物力学（biomechanics），前者是研究运动中人体各系统生理效应的科学，后者是研究生物体内力学问题的科学。人体运动学是力学、生理学、生物学和医学相互渗透的学科，是康复治疗学的基础。

（一）骨骼肌肉系统的运动学

可用三维坐标系来记录人体运动时体表和体内某些点的空间位置以及这些点的运动轨迹。该坐标系按照人体解剖学姿势，将人体分为矢状面、额状面（冠状面）、水平面（横切面），并以 X 轴（矢状轴）、Y 轴（额状轴）、Z 轴（纵轴）作为人体的基本标志。

肢体产生关节活动，并且要求其动作尽可能正确，需要肌肉系统的协同作用才能完成。肌肉根据在运动中不同的作用，可分成原动肌（又称主动肌）、拮抗肌（又

ER 1-3

人体运动学
（视频）

称对抗肌）、协同肌等。副动肌、固定肌、中和肌通常统称为协同肌。

（二）关节运动学

关节运动常用屈曲、伸展、外展、内收、旋转等进行描述。在上肢，屈肘90°、上臂置于体侧时，前臂旋转而使手掌朝下称为旋前；前臂旋转而使手掌朝上称为旋后。在下肢，足向内旋转，足底倾向于面对侧称为内翻；足向外旋转，足底倾向于面对外侧称为外翻。

定位于身体平面的关节运动可以分为关节的屈伸运动（指、趾除外）、关节的内收与外展（指、趾除外）、关节的内旋与外旋运动。

关节的运动自由度可分为：

（1）一个自由度：只有一个运动轴，关节仅能绕此轴进行一度空间的运动，包括滑车运动（如指间关节运动）、车轴关节（如寰枢关节、桡尺关节）。蜗状关节是滑车关节的变形（如肘关节）亦只有一个自由度。

（2）两个自由度：有两个互相垂直的轴，关节可绕此两轴进行二度空间的运动，包括椭圆关节（如桡腕关节）、鞍状关节（如拇指的腕掌关节）等。

（3）三个自由度：具有3个互相垂直的运动轴，关节可作多种方向的运动，但仍限于三度空间的运动，包括杵臼关节（如髋关节）、球窝关节（如肩关节）、平面关节（如肩锁关节）等。

四、残疾学基础

1. 国际残疾分类

（1）国际残损、残疾与残障分类：1980年WHO制订了《国际残损、残疾与残障分类》（International Classification of Impairment, Disability and Handicap, ICIDH）将残疾划分为3个独立的类别，即残损、残疾、残障。这种分类是根据疾病对个体赖以生存的主要能力的影响，进行不同侧面的分析，根据能力的丧失情况制订对策。

1）残损（impairment）：指各种原因所导致的身体结构、外形、器官或系统生理功能以及心理功能的异常，干扰了个体的正常生活活动，是器官水平的障碍。

2）残疾（disability）：指按正常方式进行的日常独立生活活动和工作能力受限或丧失，是个体或整体水平的障碍。残疾一般是建立在残损基础上的，但并非所有的残损都会造成残疾。

3）残障（handicap）：指残疾人在社会活动、交往、适应能力等方面存在的障碍，可体现在工作、学习、社交中，导致个人在社会上难以独立，反映的是社会水平的障碍。

（2）国际功能、残疾和健康分类：随着康复医学的不断发展以及对残疾认识的不断深入，2001年世界卫生大会上通过了《国际功能、残疾和健康分类》（International Classification of Functioning, Disability and Health, ICF）的决议，即ICIDH-2，并在全球实施。该分类为从生物-心理-社会理论角度认识残疾提供了新理论模式，且ICF标准不仅适用于残疾人，还适用于损伤者和健康人。

ICF将功能分为身体结构和/或功能、活动、参与3个水平，将残疾分为残损、活动受限、参与局限3个类别，并认为个体的功能状况与情景性因素（包括环境因素和个人因素）相互影响，彼此作用，具有复杂的联系，从而构成ICF特有的理论模式（图1-1）。

1）身体结构和/或功能与残损：身体的结构和/或功能具有各自的特征，是两个不同但又平行的部分。残损指各种因素导致身体的结构和/或功能受到损害，包括器官、

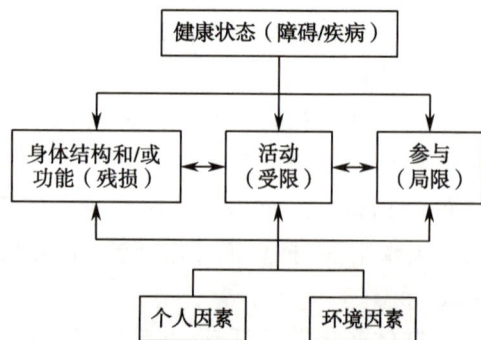

图1-1　ICF理论模式图

系统的结构破坏、功能障碍。

2）活动和参与：活动（activity）指个体执行一项任务或从事的行动。参与（participation）指个体投入生活环境之中，是与个人各方面功能有关的社会状况。活动与参与区别在于，活动受个体水平因素影响，而参与受社会水平因素影响。

3）活动受限与参与局限：活动受限（activity limitation）指由于个体存在残损，在完成交流、日常生活、技能活动等各类活动时可能会遇到困难。借助辅助设备可降低或消除活动受限情况，但无法消除残损。参与局限（participation restriction）指个体因自身功能障碍，在投入社会生活中可能会经历困难，这种困难能从社会水平反映功能障碍的严重程度，且参与局限直接受社会环境因素影响。

4）情景性因素（contextual factor）：指个体生存和生活的全部背景，尤其指能影响功能和残疾结果的因素，一般包括环境因素（如自然环境、社会环境、观念态度等）和个人因素（如性别、年龄、生活习惯、教育经历、心理状况等）。

2. 我国的残疾分类　1987年全国残疾人抽样调查将残疾分为5类。①视力残疾。②听力语言残疾。③智力残疾。④肢体残疾。⑤精神残疾。1995年9月中国残疾人联合会发布的《中国实用残疾人评定标准（试用）》将残疾分为6类。①视力残疾。②听力残疾。③言语残疾。④智力残疾。⑤肢体残疾。⑥精神残疾。未包括内脏残疾。2006年我国进行了第二次全国残疾人抽样调查，使用的残疾标准是在1995年修订的6类残疾标准基础上做了适当的修改的。在国家标准《残疾人残疾分类和分级》（GB/T 26341—2010）中，残疾被详细划分为七大类型，即视力残疾、听力残疾、言语残疾、肢体残疾、智力残疾、精神残疾和多重残疾。

本章小结

康复医学是医学的一个重要分支，以康复医生为组长的康复治疗组通过对病、伤、残者进行完整的康复评定，制订综合康复治疗计划，以达到加速人体伤残后的恢复进程，预防和/或减轻其后遗功能障碍程度，帮助病、伤、残者回归社会，提高生存质量的目的。神经生理学、人体发育学、运动学、残疾学是康复医学的理论基础。

（宋为群）

思考题

1. 临床医学与康复医学的区别是什么？
2. 康复治疗包括哪些内容？

ER 1-5

练习题

第二章 | 康复评定

ER 2-1 教学课件　ER 2-2 思维导图

第一节　运动功能评定

> **学习目标**
>
> 1. 掌握肌力、肌张力、ROM、平衡和协调功能的常用评定方法；步态分析的常用方法。
> 2. 熟悉肌力、肌张力、ROM、平衡和协调功能的评定及步态分析的原理；从康复评定的角度熟悉导致运动功能障碍的可能原因。
> 3. 了解肌力、肌张力、ROM、平衡和协调功能评定及步态分析的目的及注意事项。
> 4. 学会常用的运动功能评定方法和技术；能使用、管理常用器械、仪器。
> 5. 具有大医精诚、精益求精的职业精神，具有良好的沟通能力和团队协作能力。

> **案例导入**
>
> 患者，男，60 岁，因"左侧肢体无力 20d"入院。于 20d 前晨起时突然出现恶心，呕吐，后出现左侧肢体无力，当地医院急诊行头颅计算机体层摄影（CT）检查示右侧基底节区脑出血。给予降颅内压、控制血压等治疗后症状逐步好转。5d 后转入神经内科行药物治疗的同时开始床边康复，左侧肢体逐渐恢复活动。为进一步康复治疗，转入康复科。患者有高血压 10 年，平时血压维持在 160/90mmHg 左右。
>
> **请思考：**
> 1. 该患者主要功能障碍有哪些？
> 2. 如何对该患者进行运动功能评定？

一、肌肉功能评定

肌肉分为随意肌和不随意肌，其中随意肌主要为骨骼肌，不随意肌主要为心肌、平滑肌。机体运动的完成有赖于附着于骨骼的肌肉的协调收缩。肌肉功能可以用肌力、肌肉耐力和肌张力来描述和评定。

（一）肌力评定

肌力（muscle strength）指机体运动时肌肉主动收缩的最大力量，是肌肉在收缩或紧张时所表现出来的能力，是肌肉发挥其生理功能的形式。肌肉主要通过肌力对外界做功。肌力评定广泛用于肌肉骨骼系统、神经系统疾病的运动功能评定，具有十分重要的临床意义。肌力评定方法包括徒手肌力评定和器械肌力评定两种。其中徒手肌力评定简单易行，是临床最常用的方法。

1. 徒手肌力评定（manual muscle testing，MMT） 是一种不借助任何器材，仅靠检查者徒手进行肌力检查的方法。目前普遍应用 Lovett 肌力分级。此方法是根据被检查者的肌肉功能，让被检查者在减重、抗重力和抗阻力的条件下做一定的动作，按照动作的活动范围及抗重力或抗阻力的情况对肌力进行分级。具体内容见表 2-1。

表 2-1 徒手肌力评定（Lovett 肌力分级）

肌力分级	评定标准	相当于正常肌力的百分比/%
0 级	无可测知的肌肉收缩	0
1 级	肌肉有轻微收缩，但不能引起关节活动	10
2 级	在去除重力的条件下能做关节全范围运动	25
3 级	能抗重力做关节全范围运动，但不能抗阻力	50
4 级	能抗重力、抗一定阻力做全范围运动	75
5 级	能抗重力、抗充分阻力做全范围运动	100

Lovett 肌力分级较为粗略，1983 年美国医学研究委员会在其基础上进一步细分，如被检查的肌力比某级稍强时，可以在此级右上角加 "+"，如稍差时则在右上角加 "−"，以补充分级不足。

徒手肌力评定的注意事项：①注意有多种因素可能影响肌力评定的结果，如年龄、性别、疼痛、疲劳、认知障碍等。②在检查时，应让被检查者采取正确的姿势并充分固定被检查肌肉的近端关节，避免代偿活动。③如存在关节挛缩、畸形等，记录肌力时应同时标明。④检查时尽可能使用通俗的语言，必要时给予动作示范。⑤如为单侧肢体肌力下降，应与健侧肢体进行对比。⑥当对 3 级以上肌力检查时，施加阻力应施加于肢体远端，施加阻力的大小应视被检查者年龄、性别等个体情况而定。⑦对于中枢性瘫痪患者，如有明显的肢体痉挛和异常运动模式，肌力检查对患者意义不大。⑧在肌力检查时，被检查者过度用力可能引起血压升高等心血管反应，故对有严重的心血管疾病、脑出血急性期患者慎用。

2. 器械肌力评定 在肌力超过 3 级时，可采用一定的器械进行肌力测定，取得较精确的定量数据。根据测定时肌肉收缩方式不同，器械肌力评定可分为 3 种方法：

（1）等长肌力测定：指用不同的测力器测定被检查者在标准姿位某一组肌群等长收缩时所能产生的最大肌力。常用的检查有用握力计测试握力、用捏力计测定捏力、用拉力计测定背肌力等。

（2）等张肌力测定：使用哑铃、沙袋、杠铃或其他定量负荷的器械，要求被检查者试举，测定被检查者某一组肌群等张收缩使关节作全范围运动时所能承受的最大负荷。

（3）等速肌力测定：需要专门的等速运动测试仪。等速运动测试仪可提供客观、准确、可重复的肌力量化测定数据，且具有较高的敏感性，是目前评定肌肉功能、研究肌肉力学特性的较佳方法。缺点是仪器价格昂贵，操作较复杂。

（二）肌肉耐力评定

耐力指人体进行持续运动的能力，即对抗疲劳的能力，包括肌肉耐力和心肺耐力。肌肉耐力是肌群能够持续长时间收缩的能力，其大小一般用从开始收缩到出现疲劳时已经收缩的总次数所经历的时间来衡量。

肌肉耐力的评定包括四肢肌、背肌、腹肌耐力评定。

1. 四肢肌肉耐力评定 使用等速肌力测定仪进行等长运动肌肉耐力测定和等速运动肌肉耐力测定。

2. 背肌耐力评定 俯卧位，双手抱头置于脑后，脐部以上的躯干部分悬于床外，充分固定双下肢，伸直脊柱使上部躯干悬空超过水平位，直至背肌力竭致上部躯干低于水平位时终止。记录受检者维持此姿势的最长时间，一般以不低于 1min 为正常。

3. 腹肌耐力评定　仰卧位,双手抱头放于脑后,双下肢并拢,脐上部身体抬高与地面成45°,测定受检者维持此姿势的时间。通常以不低于 1min 为正常。

(三) 肌张力评定

肌张力(muscle tone)指肌肉在静止松弛状态下的紧张度,也可用检查者被动活动受检者肢体时所感受到的阻力来表示。肌张力是人体维持各种姿势和进行正常运动的基础。

1. 正常肌张力　具有以下特征:①能够完全抵抗肢体重力和外来阻力而保持一定姿势和体位。②将肢体被动放置于某一姿势时,具有保持该姿势不变的能力。③能够维持主动肌和拮抗肌之间的平衡。④具有随意使肢体由固定到运动和从运动变为静止的能力。⑤被动运动时,可感到一定的弹性和轻度的抵抗感。⑥具有选择性地完成某一肌群协同运动或某一肌肉单独运动的能力。

2. 异常肌张力分类

(1)**肌张力增高**(hypertonia):包括痉挛(spasticity)和强直(rigidity)。痉挛性肌张力增高多表现为上肢屈肌张力增高和下肢伸肌张力增高,由锥体系病变引起。强直是主动肌和拮抗肌张力同时增加,使身体相应部位活动困难,表现为齿轮样强直或铅管样强直,多由于锥体外系病变引起。

(2)**肌张力低下**(hypotonia):表现为肌张力减低,肢体或躯体不能维持某种姿势,常见于下运动神经元疾病、上运动神经元损伤休克期、肌病、小脑病变等。

(3)**肌张力障碍**(dystonia):由主动肌与拮抗肌不协调收缩或过度收缩引起,表现为异常的体位姿势和不自主的变换动作,多见于中枢神经系统疾病、严重脑外伤、脑部退行性疾病、家族遗传病、代谢性疾病等。

3. 肌张力评定方法

(1)**一般检查**:①采集病史,如痉挛发生的部位、引起痉挛的诱因、发生频率、对患者的影响等。②视诊检查,观察患者肢体或躯体的异常姿态和异常运动形式。③触诊检查,触摸肌肉的软硬度。④反射检查,检查是否存在腱反射亢进、减弱等。⑤被动运动检查,被动运动患者的肢体来感觉有无抵抗。

(2)**痉挛的评定**:评定方法有被动 ROM 检查、阿什沃思量表及改良阿什沃思量表(modified Ashworth scale)、潘氏试验(Penn's test)、踝阵挛试验(ankle clonus test)等。其中改良阿什沃思量表在临床上十分常用,内容见表 2-2。

表 2-2　改良阿什沃思量表

级别	评定标准
0 级	无肌张力增加
1 级	肌张力略微增加:被动活动肢体到 ROM 末时,呈现最小的阻力或出现突然卡住和释放
1$^+$级	肌张力轻度增加:被动活动肢体时,在前 50% ROM 内突然出现"卡住",后 50% 范围内有轻微阻力
2 级	肌张力明显增加:被动活动肢体在大部分 ROM 内都有阻力,但仍可以活动
3 级	肌张力严重增加:被动活动肢体在全部 ROM 内都有阻力,被动活动困难
4 级	强直不能进行被动活动

二、关节活动范围评定

关节活动范围(range of motion,ROM)指关节运动时所通过的运动弧或转动的角度。ROM 分为主动关节活动范围(AROM)和被动关节活动范围(PROM)。AROM 指由肌肉主动随意运动产生的关节运动弧,PROM 指通过外力作用(如治疗师的帮助)产生的关节运动弧。

(一) ROM 评定方法

ROM 评定常用的工具有量角器、电子角度计、皮尺,必要时也可通过 X 线片、摄像机拍摄来测量 ROM。临床最常用的工具是量角器,包括通用量角器、方盘量角器和指关节量角器。

通用量角器的使用方法:先将量角器的中心点对准待测关节活动轴中心,固定臂与关节近端骨的长轴平行,移动臂与关节远端骨的长轴平行并随之运动,移动臂所移动的角度即为该关节的活动度。测量时,关节由0°开始向180°方向做最大范围活动。

(二)ROM 评定的注意事项

1. 测量时被检查者应采取正确体位,被测关节近端充分固定。

2. 测量时量角器要正确放置,轴心对准关节活动轴中心,关节活动过程中要防止固定臂移动。

3. 根据测量部位选择合适的测量工具,首次和再次测量使用的工具应一致。

4. 对活动受限的关节,AROM 与 PROM 均应测量并详细记录。

5. 患侧肢体 ROM 测量结果应与健侧比较。

6. 如被测关节或关节周围有急性感染、血肿、软组织损伤等情况时,ROM 测量操作应特别谨慎。

三、平衡和协调功能评定

(一)平衡功能评定

平衡(balance)指人体所处的一种稳定状态,当受到外力作用使原有状态被破坏时,能自动地进行身体调整并重新获得新的稳定姿势的能力。平衡是人体保持各种姿势、完成各项活动,尤其是各种转移动作、行走以及跑、跳等复杂运动的基础。人体平衡有赖于中枢神经系统控制下的感觉系统和运动系统的参与、相互作用及中枢整合。

1. **平衡的种类**　可分为静态平衡和动态平衡。

(1)**静态平衡**:又称一级平衡,指身体不动时,维持身体于某种静态姿势的能力,如坐或站时维持不动。

(2)**动态平衡**:指身体在空间移动时,维持控制身体姿势的能力,包括自动态平衡和他动态平衡。自动态平衡即二级平衡,指在无外力作用下从一种姿势调整到另一种姿势的过程中保持稳定的能力,如站起、行走过程中的平衡。他动态平衡即三级平衡,指人体在外力作用使身体重心发生改变时,能迅速调整重心和姿势重新恢复稳定状态的能力。例如在行驶的汽车上行走。

2. **平衡评定方法**　包括主观评定法和客观评定法。主观评定法包括观察法和量表评定,客观评定法多用平衡测试仪评定。

(1)**观察法**:可用于对具有平衡功能障碍的患者进行粗筛。内容包括观察被评对象在静止状态下(如睁、闭眼坐/站立、双足并拢站、单足站)能否保持平衡;在运动状态下(如站起及坐下、在不同条件下行走)能否保持平衡;施加外力下被评对象的平衡反应、跨步反应等。

(2)**量表评定**:属于主观评定后的记录方法,结果量化,评分简单,应用方便,不需要专门的设备,因此,临床上应用普遍。目前信度和效度较好的量表有:伯格平衡量表、Fugl-Meyer 平衡量表、Brunel 平衡量表等。

伯格平衡量表测试是将平衡功能从易到难分为 14 项内容进行检查:由坐到站、独立站立、独立坐、由站到坐、床-椅转移、闭眼站立、双足并拢站立、站立位上肢前伸、站立位从地上拾物、转身向后看、转身一周、双足交替踏台阶、双足前后站立、单腿站立。每个动作根据患者完成的质量,分为 0、1、2、3、4 五个功能等级予以评分,满分 56 分,评分越低,表示平衡障碍越严重。

(3)**平衡测试仪评定**:是定量评定平衡功能的测试方法。平衡测试仪采用高精度的压力传感器和电子计算机技术,记录身体的摆动情况并进行数据分析,定量、客观、准确地反映平衡功能。

3. **平衡评定的注意事项**　评定时一定要注意被测试者的安全,避免发生摔倒等意外情况。

(二)协调功能评定

协调(coordination)指人体完成平滑、准确、有控制的运动的能力。协调运动包括一定的运动方向、节奏、适当的力量、速度、达到准确的目标等几个方面。协调与平衡密切相关。协调功能障碍又称共济失调（dystaxia）。根据中枢神经系统的病变部位不同，共济失调分为小脑性共济失调、大脑性共济失调和感觉性共济失调。

协调评定的方法包括非平衡性协调试验和平衡性协调试验。

1. 非平衡性协调试验 用来评估身体非直立位时的协调运动，包括粗大运动和精细运动。常用检查方法有指鼻试验、指-指试验、轮替试验、示指对指试验、拇指对指试验、握拳试验、拍膝试验、跟-膝-胫试验、旋转试验和拍地试验等。

上述试验主要观察被检查者启动和停止动作是否准确、运动是否平滑、顺畅、有无震颤等。评分标准：5 分为正常；4 分为轻度障碍，能完成指定动作，速度和熟练程度较正常稍差；3 分为中度障碍，能完成指定动作，但协调缺陷明显，动作慢、笨拙和不稳；2 分为重度障碍，只能发起运动而不能完成动作；1 分为不能活动。

2. 平衡性协调试验 用来评估身体在直立位时（正常站位、两足并拢站、单足站、沿直线行走、向侧方走和向后走、行走时变换速度等）的姿势、平衡以及静止和运动的成分。观察患者正常站位睁眼和闭眼时的反应，如患者睁眼时能站立但闭目不能保持直立位为龙贝格征（Romberg sign）阳性。

四、步态分析

步态指人行走时的姿态。中枢神经系统和/或骨骼肌肉系统疾病或损伤时可以引起步态异常。利用力学的概念和人体解剖、生理学知识，对人体行走功能状态进行对比分析的研究方法称为步态分析（gait analysis）。

（一）正常步态

1. 步行周期 在步行过程中，一侧足跟着地到该侧足跟再次着地的时间称为一个步行周期，包括支撑相和摆动相两个阶段。支撑相指从一侧足跟着地到该侧足尖离地，即足底与地面有接触的时间，占步行周期的 60%。支撑相可分为双支撑相和单支撑相。摆动相指一侧足尖离开地面向前迈步到该侧足跟着地之间的时间，占步行周期的 40%。

2. 步态的基本参数

（1）**步长**：从一侧足跟着地处至另一侧足跟着地处之间的纵向距离。正常为 50~80cm。

（2）**步频**：单位时间内行走的步数。正常人平均自然步频为 95~125 步/min。

（3）**跨步长**：一侧足跟着地处至该侧足跟再次着地处之间的纵向距离。正常情况下跨步长是步长的 2 倍，为 100~160cm。

（4）**步宽**：行走时左右两足之间的横向距离。正常为 5~11cm。

（5）**步速**：指单位时间内行走的距离。正常人平均自然步速约为 1.2m/s。

（6）**足偏角**：指足的长轴与行进线之间的夹角。一般小于 15°。

步态参数受许多因素的影响，正常人群由于年龄、性别、体重、身高、行走习惯等不同，步态参数有较大的个体差异。

（二）步态分析方法

1. 目测分析 指不借用任何仪器，通过目测观察被试者步行时身体各节段的运动来达到步态分析目的，属于定性分析，主观成分较多，但简便易行。

2. 定量分析 指借助器械或专用的设备观察分析步态，得出各项具体参数，常用足印法。

3. 三维步态分析 是临床上所采用的数字化的、高科技的步态分析系统，可提供多方面的参数和图形。

（三）常见的异常步态

1. 臀大肌步态 臀大肌无力者，因伸髋障碍，足跟着地后常用力将胸部后仰，使重力线通过髋关节后方以代偿髋关节前伸不足，站立中期时绷直膝关节，形成仰胸挺腰凸腹的步态。

2. 臀中肌步态 一侧臀中肌无力时，髋关节侧方稳定受到影响，行走中躯干向患侧侧弯，以体重和内收肌来代偿保持髋关节侧向稳定。两侧臀中肌受损时，步行时上身交替左右摇摆，形如鸭子，故又称"鸭步"。

3. 胫前肌步态 又称跨阈步态或垂足步态。胫前肌瘫痪、腓总神经损伤时踝不能背屈，足下垂，步行摆动相时通过髋及膝屈曲增加来使足尖离地，形成"跨阈步态"。

4. 偏瘫步态 多见于卒中偏瘫患者。典型特征：患侧足下垂、内翻，膝伸直，摆动相时患侧骨盆上提，髋关节外展、外旋而使患侧下肢向外划圈迈出，故又称划圈步态。

5. 交叉步态 又称剪刀步态，常见于痉挛型脑瘫患儿。因髋关节内收肌和小腿三头肌痉挛，步行时下肢向前内侧迈出，两膝内侧常互相摩擦，甚至两腿完全交叉，足尖着地。

6. 慌张步态 又称前冲步态，多见于帕金森病患者。表现为行走时躯干向前倾，髋、膝屈曲，小步擦地而行，呈前冲状。起步慢、停步和转身困难，上肢协同摆动消失。

7. 醉酒步态 行走时躯干重心不稳，步履紊乱，摇晃和前后倾斜，如醉酒状，见于小脑病变或酒精、巴比妥中毒。

本节小结

运动功能评定是康复评定中最基本、最重要的内容。人体要完成正常运动及维持各种姿势，需要有正常的肌力、肌张力、ROM、良好的平衡和协调能力。学习本节内容应以学习目标为指导，掌握相关基础知识，掌握肌力、肌张力、ROM、平衡和协调能力、步态的正确评定方法，才能在临床工作中对患者运动功能进行定性或定量的评定。

（丛培丰）

思考题

1. 如何进行痉挛评定？
2. 正常步行周期分哪几个期？

第二节 认知功能评定

学习目标

1. 掌握简明精神状态量表的评定方法。
2. 熟悉认知功能障碍专项评定方法。
3. 了解智力评定方法。
4. 能够与患者及家属进行良好的沟通，为患者进行认知功能障碍的筛查和评定。
5. 具备良好的职业道德和团队协作精神，树立以患者为中心的康复思想，为患者提供全面的康复医疗服务。

案例导入

患者，男，46岁，大学教授，文化程度为研究生，个人爱好看书、弹琴。住址为某市市区，家庭背景及经济条件良好。患者脑外伤后1个月余，经保守治疗及康复治疗后，现四肢活动无明显异常,但仍思维混乱,不能回忆近期发生的事情,计算力下降,注意力不集中。为求进一步康复治疗就诊。查体:神志清,精神可,计算力、记忆力、注意力、定向力下降,脑神经查体未见明显异常,四肢肌力、肌张力正常,双侧病理征(-)。

请思考:
1. 患者目前存在哪些功能障碍?
2. 针对患者的功能障碍还应进一步进行哪些康复评定?

人对客观事物的认识,分为感知和认知两个过程。感知是客观事物的属性在人脑中的反映。感知功能障碍在临床上表现为失认症和失用症。认知是人脑对外周各感受器所输入信息的认识、分析、综合、判断并发出指令作出反应的能力,是人们从客观事物获得知识及使用知识的过程,主要涉及注意力、记忆、学习、信息加工与整理、抽象思维和判断、目标行为的制订与执行等方面。认知功能障碍指上述各方面的一项或多项受损。引起认知功能障碍的常见疾病主要有脑血管病、脑外伤、脑膜脑炎、中毒性改变(如重金属中毒、CO 中毒等)及原发性精神障碍等。

一、认知功能障碍筛查

在评定患者的认知功能障碍之前,应首先确定患者有无意识障碍,能否理解评定者的意图并且按照要求去做。当确定患者意识清楚时,可以通过简明精神状态检查量表和认知功能筛查量表进行认知功能筛查,初步了解患者可能存在的认知功能障碍,再选择专门的评测方法进行具体评定。筛查类检查的特点是简便易行,可床边进行,20min 以内即可完成。

(一)意识障碍评定

目前判断意识障碍程度除了临床分类法,最为通用的国际量表是格拉斯哥昏迷量表(Glasgow coma scale, GCS)。此量表可确定急性期脑损伤的严重程度。

GCS=E 分+V 分+M 分;最高分为 15 分,最低分为 3 分;8 分以下为重度损伤,预后差。≤8 分提示有昏迷,≥9 分提示无昏迷,9~12 分为中度损伤,≥13 分为轻度损伤,详见表 2-3。

表 2-3 格拉斯哥昏迷量表

项目评分	患者反应	项目评分	患者反应
睁眼反应(E)		2	言语难辨
4	自主睁眼	1	不语
3	呼之睁眼	运动反应(M)	
2	疼痛引起睁眼	6	能按指令动作
1	不睁眼	5	对刺痛能定位
言语反应(V)		4	对刺痛能逃避
5	定向正常	3	刺痛肢体屈曲反应
4	应答错误	2	刺激肢体过伸反应
3	言语错乱	1	无动作

(二)简明精神状态检查量表

简明精神状态检查量表(mini-mental state examination, MMSE)是临床最常用的认知功能障碍筛查工具,也是临床试验中认知障碍分级和终点评估的工具。几乎所有单领域认知障碍的研究中都把它作为诊断性能或效度研究的标准。检查耗时 5~10min;满分为 30 分,正确为 1 分,总分标准:文盲≥17 分,小学文化程度≥20 分,中学以上文化程度≥24 分。在标准分数以下者考虑存在认知功能障碍,需做进一步检查,详见表 2-4。

表 2-4　简明精神状态检查量表

项目		得分					
定向力(10分)	1.今年是哪一年					1	0
	现在是什么季节					1	0
	现在是几月份					1	0
	今日是几号					1	0
	今日是星期几					1	0
	2.您现在在哪个省(市)					1	0
	您现在在哪个县(区)					1	0
	您现在在哪个乡(街道)					1	0
	我们现在在哪层楼					1	0
	这里是什么地方					1	0
记忆力(3分)	3.告诉您三种东西,我说完后,请您重复一遍并记住,待会还会问您(各1分,共3分)				3	2	1	0
注意力和计算力(5分)	4.100-7=? 连续减5次 (93、86、79、72、65,各1分,共5分。若错了,但下一个答案正确,只记一次错误)	5	4	3	2	1	0
回忆能力(3分)	5.现在请您说出,我刚才告诉您,让您记住的那些东西				3	2	1	0
语言能力(9分)	6.命名能力						
	出示手表,问这个是什么东西					1	0
	出示钢笔,问这个是什么东西					1	0
	7.复述能力						
	我现在说一句话,请您跟我清楚地重复一遍 (四十四只石狮子)					1	0
	8.阅读能力						
	(闭上您的眼睛)请您念这句话,并按上面意思去做					1	0
	9.三步指令						
	我给您一张纸请您按我说的去做,现在开始:用右手拿着这张纸,用两只手将它对折起来,放在您的左腿上 (每个动作1分,共3分)				3	2	1	0
	10.书写能力,要求受试者自己写一句完整的句子					1	0
	11.结构能力(图2-1)					1	0

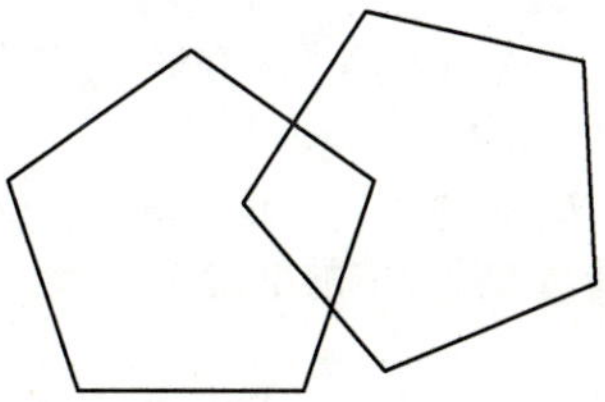

图 2-1　结构能力

总分							

二、认知功能专项评定

对于认知功能评定，首先要询问病史及进行临床观察，然后再选择合适的评定量表。认知评定的内容包括记忆力、注意力、定向力、综合思维能力、解决问题能力等方面。其中每一项都有具体的评定方法，主要在作业治疗中应用。言语功能也是认知评定的内容之一，因其有较为独立的解剖和生理学基础及分类，故在言语功能评定中讲述。

ER 2-3

MMSE 评定
（视频）

（一）记忆功能评定

记忆功能是人脑的基本认知功能之一。脑功能受损及情绪、人格障碍都可以影响记忆功能。记忆功能评定量表较多，如记忆功能障碍的初筛测验、韦氏记忆量表、临床记忆测验等，可以分为单项记忆测验和成套记忆测验。

1. 记忆功能障碍的初筛测验　用于初步评定患者记忆功能。首先让受试者念所给出的 12 个词组。然后移开表，让其复述直到受试者能一次就复述出所有的词为止。正常人一般 6 次时应该能完全记住。如果在 6 次时还不能完成则可考虑该受试者有记忆障碍。

2. 韦氏记忆量表（Wechsler memory scale）　是目前应用较广的成套记忆测试，可用于 7 岁以上的儿童及成人，作为评估记忆功能的标准化测量工具之一。该量表共有 10 项内容。第 1~3 项测长时记忆，第 4~9 项测短时记忆，第 10 项测瞬时记忆。记忆的总水平由记忆商（memory quotient，MQ）来表示，如果 MQ 值低于标准分，提示存在记忆功能障碍，详见表 2-5。

表 2-5　韦氏记忆量表测试项目、内容和评分方法

测试项目	内容	评分方法
1. 经历	5 个与个人经历有关的问题	每回答正确一题得 1 分
2. 定向	5 个有关时间和空间定向的问题	每回答正确一题得 1 分
3. 数字顺序关系	（A）从 1 顺数到 100	限时记错、记漏或退数，按次数扣分，分别按记分公式算出原始分
	（B）从 100 倒数到 1	限时记错、记漏或退数，按次数扣分，分别按记分公式算出原始分
	（C）从 1 开始，每次加 3 进行累加，直至加到 49	限时记错、记漏或退数，按次数扣分，分别按记分公式算出原始分
4. 再认	每套识记卡片有 8 项内容，展示给受试者 30s 后，让受试者再认	根据受试者再认内容与展示内容的相关性分别计 2、1、0 或-1 分，最高分为 16 分
5. 图片回忆	每套图片中有 20 项内容，展示 1min 30s 后，要求受试者说出展示内容	正确回忆得 1 分、错误扣 1 分，最高分为 20 分
6. 视觉再生	每套图片中有 3 张，每张上有 1 至 2 个图形，展示 10s 后让受试者画出来	按所画图形的准确度得分，最高分为 14 分
7. 联想学习	每套图片卡上有 10 对词，读给受试者听，然后展示 2s。10 对词显示完毕后，停 5s，再读每对词的前一词，要受试者说出后一词	5s 正确回答 1 词得 1 分，3 遍测验的容易联想分相加后除以 2，与困难联想分之和即为测验总分，最高分为 21 分
8. 触觉记忆	使用一副槽板，上有 9 个图形。让受试者蒙眼用利手、非利手和双手分别将 3 个木块放入相应的槽中。再睁眼，将各木块的图形及其位置默画出来	计时并计算正确回忆和位置的数目，根据公式推算出测验原始分
9. 逻辑记忆	3 个故事，分别包括 14、20 和 30 个内容。将故事讲给受试者听，同时让其看着卡片上的故事，念完后要求复述	回忆 1 个内容记 0.5 分。最高分分别为 25 分和 17 分
10. 背诵数目	要求顺背 3~9 位数、倒背 2~8 位数	以能背诵的最高位数为准，最高分分别为 9 分和 8 分，共计 17 分

注：评价指标将 10 个分测验的粗分，分别根据"粗分等值量表分表"转换为量表分，相加即为全量表分。将全量表分按年龄组查对"全量表分的等值记忆商表"，可得到受试者的 MQ。

(二) 注意力评定

注意力是一种重要的认知功能,几乎对认知功能的所有方面均有影响。由于患者受累的部位不同,注意力障碍亦有不同的临床表现,如耐力下降、注意分散、易受干扰以及反应迟钝,同时常伴有时间、地点定向力障碍。对注意力的评定不是成套测试,可以根据需要选用。

ER 2-4
注意力评定
(视频)

1. 视觉注意力测试

(1)**视跟踪**:要求受试者目光随检查者的手指或光源作上、下、左、右移动。每一个方向得 1 分,正常为 4 分。

(2)**形态辨认**:要求受试者临摹垂线、圆形、正方形和 A 字形各一图,每项得 1 分,正常为 4 分。

2. 听觉注意力测试

(1)**位置辨认**:受试者闭目,在其前、后、左、右及上方摇铃,要求指出摇铃的位置。每个位置得 1 分,少于 5 分为不正常。

(2)**词辨认**:向受试者播放一段短文录音,其中有 10 个词是事先指定的同一词,要求受试者听到此词时举手,举手少于 10 次为不正常。

另外通过询问目前时间和地点的问题,进行时间和地点定向力的测试。

(三) 简易认知功能综合测验

认知功能综合测量表根据我国国情设计修订,测量方法详见表 2-6。

表 2-6 认知功能综合测量表

项目	计分	评分标准
记忆力	5	1. 姓名、年龄、住址。能说出姓名得 1 分,年龄得 2 分,住址得 2 分
	5	2. 物件记忆(10 件)。说出全部物品,每件 0.5 分
	5	3. 视觉保持。出示 5 张几何图的图片,每张展示 5s 后令患者默画,完成 1 张得 1 分
	5	4. 背数(顺、倒背 8~9 位)。从 4 位数到 8~9 位数止,能背出 9 位或 8 位得 5 分,7 位得 4 分,6 位得 3 分,5 位得 2 分,4 位得 1 分。顺背和倒背各占 50%
注意力	5	5. 100 减 7,依次减 7 次,减对一次得 1 分
	5	6. 视觉扫描跟踪。嘱患者看每行 31 个字母或数字组成的读物,找出目标字母并计数,时限 10s,共 10 行。正确者每行 0.5 分
	5	7. 1~20,顺、倒读。顺读时限 20s,倒读时限 30s,正确者各得 2.5 分
定向力	5	8. 时间(年、月、日、季节、星期、早晚)。正确的各得 1 分
	5	9. 地点(省、市、县、区、院、楼、号)。正确的各得 1 分
语言能力	5	10. 讲出物名(5 件)。正确的各得 1 分
	5	11. 执行命令。用语言发出包括 3 个连贯动作的命令,让患者执行,正确者得 5 分。少一个动作扣 2 分,至 0 分为止
	5	12. 朗读。让患者朗读一段长句,顺序完成得 5 分
	5	13. 执行书面指令。书面发出包括 3 个连贯动作的命令,让患者执行,正确者得 5 分。少一个动作扣 2 分,至 0 分为止
	5	14. 书写姓名、物名(图片)。写出自己的姓名,得 3 分,写出给予的常用物品名称,得 2 分
复杂作业	5	15. 用右手将 8 根火柴摆成金鱼状。能独自摆出者得 5 分;经提示完成者扣 1 分;看示例图后摆出者扣 2 分;按图模仿者扣 3 分;仅能摆出部分者得 1 分
	5	16. 用左手将 8 根火柴摆成金鱼状。能独自摆出者得 5 分;经提示完成者扣 1 分;看示例图后摆出者扣 2 分;按图模仿者扣 3 分;仅能摆出部分者得 1 分
	5	17. 积木图案(5 种)。用 4 块积木组图时限 60s,共 2 组,每组 1 分;用 9 块积木组图时限 120s,共 3 组,每组 1 分
	5	18. 图片排列(5 种)。按内容排出正确顺序。每套得 1 分
	5	19. 画一间房子和一面钟。正确者各得 2.5 分

注:总分 95,以上测验除 15、16 外,若在患者不能完成时给予各种提示,所得结果扣 50%。测量一般需时 30~40min。

三、成套智力评定

智力（intelligence）又称智能，是学习能力、保持知识、推理和应付新情景的能力。它表明了人在认识事物方面的各种能力，即观察力、注意力、记忆力、思维能力以及想象能力的综合，其核心是抽象思维能力和创造性解决问题的能力。

智力测验（intelligence test）是通过测验的方式衡量个体智力水平高低的一种科学方法。它在康复医学的评估和科研工作中是常用的测验手段之一，常用于卒中、脑外伤、缺血缺氧性脑病，脑瘫、中毒性脑病以及老年变性脑病等脑部疾患的智力评估，并可根据测验结果指导患者进行康复训练，还可以指导学习困难儿童的训练。

韦氏智力量表（Wechsler intelligence scale，WIS）由韦克斯勒（Wechsler）所编制，是目前使用最广泛的智力测验量表。韦克斯勒从 1934 年开始着手发展标准化的智力测验，并先后研制出 3 种相互衔接的系列量表，即韦氏成人智力量表（Wechsler adult intelligence scale，WAIS），韦氏儿童智力量表（Wechsler intelligence scale for children，WISC），韦氏幼儿智力量表（Wechsler preschool and primary scale of intelligence，WPPSI）。我国在龚耀先主持下完成基于 WAIS 的修订工作，称中国修订韦氏成人智力量表（WAIS-RC）。该量表包括 11 个测验，其中言语部分包括知识、领悟、算术、相似性、数字广度、词汇 6 个分测验，操作部分包括数字符号、图画填充、木块图、图片排列、物体拼凑 5 个分测验。

本节小结

脑损伤后，除遗留运动及感觉功能障碍外，患者常出现不同程度的认知功能障碍，其严重程度将直接影响患者日常生活自理的独立程度及出院后的转归和安置。因此，对于认知障碍评定及其康复，在康复治疗过程中应特别加以重视。

（单桂香）

思考题

1. 临床中最常用的认知功能筛查工具是什么？
2. 认知障碍的评定都包括哪些内容？

第三节 言语及吞咽功能评定

学习目标

1. 掌握失语症、构音障碍及吞咽功能评定的方法。
2. 熟悉失语症、构音障碍及吞咽功能评定的内容。
3. 了解失语症、构音障碍及吞咽功能评定的分类。
4. 能够与患者家属进行有效的沟通，开展健康教育，与相关医务人员进行专业交流。
5. 具备同情心、同理心，以及医者仁心的精神，具有预防医疗事故发生的意识，树立预防为主的健康理念。

案例导入

患者,男,45 岁,曾是一名优秀的律师,因"突发头痛、不能言语 1d"入院。1d 前,无明显诱因突发头痛,不能通过言语表达但可以理解别人说话的意思,能够通过书写和手势与他人交流。无肢体活动障碍,无饮水呛咳等,头颅磁共振成像(MRI)提示左侧额叶脑梗死,为求进一步康复治疗入院。

请思考:

1. 患者是哪一种言语障碍?

2. 患者的康复目标和康复方案是什么?

案例导入

患者,男,62 岁,因"饮水呛咳、进食困难 1 个月"入院。患者 1 个月前无明显诱因出现饮水呛咳,随后逐渐发展为进食固体食物也感到困难,伴有体重下降和情绪低落。既往有高血压 10 年,糖尿病 5 年,均控制良好。无吸烟、饮酒史。意识水平清醒,口颜面检查无明显异常,舌运动协调性下降,咽反射减弱;洼田饮水试验 5 级,饮水呛咳明显;吞咽造影检查示口腔期舌体运送功能减弱,食物在口腔内滞留时间较长,吞咽启动延迟;咽期咽肌收缩力量减弱,会厌食物残留,存在误吸状况;食管期食管蠕动正常,未见明显异常。

请思考:

1. 患者康复目标是什么?

2. 患者康复方案是什么?

言语和语言是两个既不相同又有关联的概念。语言是人类特有的能力,包括口语、书面语和姿势语(如手语)。言语指口语交流的能力,是个人利用语言进行交际的过程。言语障碍指构成语言的听、说、读、写 4 个主要功能受损,出现包括言语以及书面语等交流能力的障碍,包括失语症、构音障碍、言语失用。

言语与吞咽功能在生理、病理方面有一定联系,这两种障碍临床治疗上常归属同一部门,即言语-吞咽障碍训练部门进行治疗。

一、失语症评定

失语症是由于脑部损伤使原已获得的语言能力受损或丧失的一种语言障碍综合征,表现为对语言符号的感知、理解、组织运用或表达等某一方面或几个方面的功能障碍,具体表现在听觉理解、口语表达、阅读理解、书写四个方面,脑血管意外是失语症最常见的病因。失语症是言语障碍中最常见的一类。主要症状:

1. 听觉理解障碍 语音辨认障碍、语义理解障碍。

2. 口语表达障碍 发音障碍、说话费力、错语(语音错语、语意错语、新语)、杂乱语、找词困难(包括迂回现象)、刻板言语、言语持续现象、模仿言语、语法障碍(失语法、语法错乱)、言语流畅性异常、复述异常。

3. 阅读障碍 形音义失读、形音阅读障碍、形义失读。

4. 书写障碍 书写不能、构字障碍、镜像书写、书写过多、惰性书写、象形书写、错误语法。

(一)分类及其言语障碍特征

目前尚无统一的失语症分类方法,根据汉语失语症检查法,失语症分为:

1. **外侧裂周围失语综合征** 包括运动性失语、感觉性失语和传导性失语。

2. **分水岭区失语综合征** 包括经皮质运动性、感觉性、混合性失语。

3. 完全性失语。

4. 命名性失语。

5. **皮质下失语综合征** 包括丘脑性失语和基底核失语。

几种常见失语症的病灶部位及语言障碍的特征,见表2-7。

表 2-7　常见失语症类型的病灶部位和语言障碍特征

类型	病灶部位	自发言语	听理解	复述	命名	阅读	书写
运动性失语	优势侧额下回后部皮质或皮质下	不流利,费力,电报式	相对正常	差	部分障碍到完全障碍	朗读困难,理解好	形态破坏,语法错误
感觉性失语	优势侧颞上回后1/3区域及其周围部分	流利但语言错乱	严重障碍	差	部分障碍到完全障碍	朗读困难,理解差	形态保持,书写错误
传导性失语	优势侧颞叶峡部、岛叶皮质下的弓状束和联络纤维	流利但语言错乱	正常或轻度障碍	很差	严重障碍	朗读困难,理解好	中度障碍
命名性失语	优势侧颞枕顶叶结合区	流利但内容空洞	正常或轻度障碍	正常	完全障碍	轻度障碍或正常	轻度障碍
经皮质运动性失语	优势侧额叶内侧面运动辅助区或额叶弥散性损害	不流利	正常	正常	部分障碍	部分障碍	中度障碍
经皮质感觉性失语	优势侧颞顶分水岭区(主要累及角回和颞叶后下部)	流利但语言错乱,模仿语	严重障碍	正常	部分障碍	—	有障碍
完全性失语	颈内动脉或大脑中动脉分布区	不流利,自发语较少	严重障碍	完全障碍	完全障碍	完全障碍	形态破坏,书写错误

(二) 评定内容

失语症评定的目的是判定有无失语症、失语症的类型、轻重程度,了解患者残存的交流能力,为制订治疗目标和选择合适的治疗方案提供客观依据。

1. **言语表达** 采取与患者谈话的形式,通过询问患者的自身情况,了解其说话语量多少,是否费力,语调和发音是否正常,能否准确复述,表达是否流利,有无语法错误和是否能表达意思。

2. **听觉理解** 将4~5个日常用品摆放在患者的面前并说出名称,由患者指出所说的物品,观察患者对单词的理解及句子的理解。

3. **阅读理解** 因大脑病变导致阅读能力受损称失读症。表现为不能正确朗读和理解文字或者能够朗读但是不理解朗读的内容。向患者出示以上同样物品或卡片的文字,由患者读出并与图片相匹配,并执行书面语言的指令。

4. **书写** 由于脑损伤致书写能力受损称失写症。书写由视觉、听觉、运动觉、视空间和运动等功能参与,任何一方面发生障碍均可影响书写,常见的书写障碍有书写不能、构字障碍、象形书写、镜像书写、惰性书写、书写过多、语法错误等。

(三) 评定方法

目前尚无统一的评定方法。国外较为常用的评定方法是波士顿诊断性失语检查和西方失语症成套测验,国内常用的是汉语标准失语症检查(CRRCAE)。

1. **波士顿诊断性失语检查(Boston diagnostic aphasia examination, BDAE)** 是英语国家普遍应用的标准失语症检查方法,由5个大项目组成,能全面测出语言各组成部分的功能,既可确定患者失语症严重程度,又可作出失语症分类,还能定量分析患者语言交流水平,并对语言特征进行分析。

2. 西方失语症成套测验(Western aphasia battery,WAB) 是较短的 BDAE。除评定失语外,还包括运用、视空间功能、非言语性智能、结构能力、计算能力等内容,可作出失语症以外的神经心理学方面的评价。

3. 汉语标准失语症检查 是一套适用于国内说汉语者的言语测查方法。①口语表达。②听理解。③阅读。④书写。⑤其他神经心理学检查。⑥利手。

4. 失语症严重程度的评定 国际上多采用 BDAE 中的失语症严重程度分级,即将失语症分为轻、中、重度,0 级和 1 级为重度失语、2 级和 3 级为中度失语、4 级和 5 级为轻度失语。

0 级:无意义的言语或听觉理解能力。

1 级:言语交流中有不连续的言语表达,但大部分需要听者去推测、询问或猜测;可交流的信息范围有限,听者在言语交流中感到困难。

2 级:在听者的帮助下,可能进行熟悉话题的交谈,但对陌生话题常常不能表达出自己的思想,使患者和检查者都感到进行言语交流有困难。

3 级:在仅需少量帮助下或无帮助下,患者可以讨论几乎所有的日常问题,但由于言语和/或理解能力的减弱,使某些谈话出现困难或不大可能。

4 级:言语流利,但可观察到有理解障碍,而思想和言语表达尚无明显限制。

5 级:有极少可分辨得出的言语障碍,患者主观上可能有点困难,但听者不一定能明显察觉到。

二、构音障碍评定

构音障碍指发音器官神经肌肉的器质性病变引起发音器官的肌无力、肌张力异常以及运动不协调等,产生发音、共鸣、韵律等言语运动控制紊乱。患者听理解正常并能正确地选择词汇以及按语法排列词句,但不能很好地控制重音、音量和音调。常见的病因有脑血管病、颅脑损伤、重症肌无力等。

(一)分类及其言语障碍特征

根据神经系统损害的部位及言语受损的程度不同,构音障碍分为以下几类(表 2-8):

表 2-8 构音障碍的类型、病因及言语障碍特征

类型	常见病因	神经肌肉病变表现	言语障碍特征
弛缓型	延髓性麻痹、重症肌无力、面神经麻痹	弛缓性瘫痪、肌肉萎缩、舌肌震颤	呼吸音、鼻音过重,辅音不准,单音调音量降低,气体由鼻孔溢出而语句短促
痉挛型	痉挛型卒中、假性延髓性麻痹(脑炎、外伤、肿瘤)	痉挛性瘫痪、运动缓慢、活动范围受限	辅音不准、单音调、刺耳音、紧张窒息样声音、鼻音过重、偶尔音调中断,言语缓慢无力、音调低、语句短
共济失调型	卒中、肿瘤、外伤、共济失调型脑瘫、感染、中毒	运动不协调、肌张力低下、运动缓慢	不规则的言语中断,音调和响度辅音不规则、不正确,发元音变调,刺耳音,音节重音相同,音节与字间隔延长
运动减少型	帕金森病、药物中毒	运动缓慢、活动范围受限	单音调,重音减弱,辅音不准,不适当地沉默寡言,刺耳音、呼吸音、语音短促、速率缓慢
运动过多型 运动快速 运动缓慢	舞蹈症 手足徐动症	快速不自主运动、肌张力异常 扭转或扭曲运动、肌张力亢进、运动缓慢、不自主运动	语音不准、拖长,说话时快时慢,刺耳音 辅音不准,元音延长,变调,刺耳音,语音不规则中断,音量变化过度和声音终止
混合型(痉挛型与弛缓型,痉挛型、弛缓型与共济失调型)	肌萎缩性侧索硬化、脑外伤 多发性硬化	无力、运动缓慢、活动范围受限 无力、肌张力增高、反射亢进、假性延髓性麻痹	速率缓慢,低音调,紧张窒息音,鼻音过重,气体由鼻孔溢出 音量控制障碍,刺耳音,鼻音过重,不适当的音调和呼吸音,重音改变

(二) 评定内容

构音障碍评定的目的是了解构音障碍类型及程度,从而确定治疗目标,制订治疗方案以及评价治疗效果,包括评定发音器官神经反射、运动功能及言语功能等方面。

1. 反射 通过询问家属和观察患者的咳嗽反射、吞咽动作和流涎情况来判断反射是否正常。

2. 发音器官 观察患者在静坐时的呼吸情况。口唇在静止状态时的位置,鼓腮、发音和说话时口唇动作是否有异常。颌、软腭、喉和舌在静止状态的位置和发音以及说话时的动作是否异常。

3. 言语 通过读字、读句以及会话评定发音、语速和口腔动作是否异常。

(三) 评定方法

构音障碍涉及运动障碍和所有言语水平(呼吸、发声、发音、共鸣等),所以构音障碍的评定方法包括两部分。

1. 构音器官评定 指通过构音器官的形态及运动检查,确定构音器官是否存在器质异常和运动障碍,包括呼吸情况、面部、喉、舌、口部肌肉、下颌及反射等。需结合实验室检查,如声谱分析、肌电图检查、气纤动力学检查等才能确定构音器官是否存在器质异常和运动障碍。Frenchay构音障碍评定量表包括反射、唇、下颌、喉、言语、软腭、舌、呼吸8大项,28个小项。每项最低1分,最高5分。

2. 构音评定 指以普通话语音为标准音对患者的各个言语水平进行系统评定。观察音量、音调等,并进行单词检查、音节复述检查等构音类似运动检查,以发现异常构音。

三、吞咽功能评定

各种原因导致的食物不能经过口腔、咽部、食管进入胃部,称为吞咽障碍(dysphagia)。吞咽障碍通常表现为咀嚼困难、吞咽时产生呛咳,一口食物分为若干口咽下,咽部存在异物感而引起进食障碍和发音困难。

(一) 分类及特征表现

1. 病理性吞咽障碍 各种原因产生咽部通道结构病理性变化导致食物通过时受到阻碍。

2. 精神性吞咽障碍 又称功能性吞咽障碍,吞咽的功能没有异常,但是由于各种精神因素致使患者害怕和恐惧吞咽,拒绝吃任何食物。

3. 神经源性吞咽障碍 因为神经系统的疾病引发的与吞咽功能有关的肌群无力甚至瘫痪导致了吞咽障碍。卒中患者常因延髓性麻痹出现吞咽困难。

(二) 康复评定内容及方法

1. 临床一般情况评定 包括患者意识状况、患者个人吞咽异常的自我感觉描述,如吞咽困难的持续时间、频率、加重和缓解的原因、继发症状等;既往史相关情况和以往的吞咽检查情况;目前的进食方式和类型。

2. 口腔功能评定 观察唇颊部闭合能力,舌部的运动力量,味觉和口腔感觉,咀嚼能力;观察发音时双侧软腭的对称及上抬情况;呕吐反射检查(用压舌板按压舌部诱发),呕吐反射与吞咽障碍并不一一对应,呕吐反射消失者可以没有吞咽障碍。

3. 吞咽功能评定

(1) **反复吞唾液测试**:主要用于吞咽障碍的筛查。被检查者采取放松体位,检查者将手指放于被检查者的喉结和舌骨部位。嘱被检查者做迅速地反复吞咽唾液的动作。观察30s内完成的次数和活动度。健康成人至少完成5~8次。如小于3次,提示做进一步检查。

(2) **洼田饮水试验**:患者取坐位,如平常一样喝下30ml温水,观察和记录饮水时有无呛咳等状况,进行评价。1级(优):能顺利地1次将水咽下;2级(良):分2次以上,能不呛咳地咽下;3级(中):能1次咽下,但有呛咳;4级(可):分2次以上咽下,但有呛咳;5级(差):频繁呛咳,不能全部咽下。评定:正常1级,5s之内;可疑1级,5s以上或2级;异常3~5级。

（3）**染色试验**：针对气管切开或者有误吸风险的患者，给予一定量的蓝色染料混合食物吞咽，观察是否有食物咳出或者吸出，若从气管套管有咳出或吸出蓝色染料食物，证明有误吸，应该进行进一步评估。

4. 摄食-吞咽过程评定　按照摄食—吞咽的几个阶段，通过意识程度，进食情况，唇、舌、咀嚼运动，食团运送的情况，吞咽时有无食物吸入、残留等相关内容来观察和评定各阶段的问题。

5. 吞咽障碍仪器评估

（1）**吞咽造影检查**：是目前公认最全面、最可靠、有价值的吞咽功能检查方法，被认为是吞咽障碍评估的"金标准"，在判断隐匿性误吸方面起着决定性作用。

（2）**纤维内镜的吞咽功能检查**：是床旁吞咽障碍评估中安全、有效的检查方式。

（3）**超声检查、测压检查、表面肌电检查**等也常用于临床，评价有无误吸及评价摄食和吞咽障碍的状态。

本节小结

语言是伴随人类劳动而产生的重要交际工具，吞咽是人们必不可少的生理活动。言语与吞咽功能在生理、病理生理上有一定联系，常见于卒中患者，对于有言语和吞咽障碍的患者，早期、全面、及时的功能评定，了解障碍的类型及其程度，制订相应的治疗方案，可以提高康复治疗效果。

（孟宪国）

思考题

1. 失语症的评定方法有哪些？
2. 吞咽功能评定内容和方法有哪些？

第四节　心肺功能评定

学习目标

1. 掌握心肺功能评定的常用技术。
2. 熟悉心电图运动试验的结果及其意义；运动代谢气体测定的常用测定指标。
3. 了解心电图运动试验、运动代谢气体测定的原理。
4. 能为患者选择适宜的心肺功能评定项目，结合所学知识对评定结果进行解读。
5. 具有精益求精的职业精神，具有良好的沟通、团队协作能力，弘扬"医者仁心"精神，树立正确价值观。

案例导入

患者，男，70岁，农民，无特色兴趣爱好，家庭背景及经济情况一般。患者有慢性阻塞性肺疾病10年余，每年发作2~3次，此次入冬后再次出现咳嗽、咳痰，上下楼梯时有心悸，伴气短感。经呼吸内科抗炎、止咳、平喘治疗后有所缓解，但仍有咳嗽、咳痰，活动后心悸、气短。专科查体：呼吸22次/min，桶状胸，肋间隙增宽。吸气时呈三凹征。两侧呼吸运动对称，未触及胸膜摩擦感及握雪感。叩诊呈过清音。两肺呼吸音较弱，呼气音延长，双侧肩胛下区可闻细湿啰音。

心血管系统和呼吸系统虽然属于两个系统，但功能密切相关，功能障碍的临床表现接近。通过心肺功能评定了解心肺功能的动态变化及功能障碍的程度，有助于临床康复疗效及预后判断。

一、心功能评定

临床上用于评价心功能的有主观感觉评定和客观检查，主观感觉评定对体力活动的主观感觉分级（如心脏功能分级、自觉用力程度分级）等；客观检查有超声心动图、冠状动脉造影、心脏负荷试验（如心电图运动试验、超声心动图运动试验、核素运动试验、6分钟步行试验）等。在临床中，最常用的评定心功能的方法是心电图运动试验。

心电图运动试验（electrocardiogram exercise test）在临床中主要用于冠心病辅助诊断；冠状动脉储备、冠状动脉病变严重程度及预后的评估；心律失常鉴定；心功能、体力活动能力和残疾程度判定；指导康复治疗；评定运动锻炼和康复治疗的效果等。

（一）适应证和禁忌证

1. 适应证　凡符合上述应用需求，同时病情稳定，无感染及活动性疾病，无明显步态和骨关节异常，患者精神正常且主观上愿意接受检查，并能主动配合者均为适应证。

2. 禁忌证　病情不稳定均属于禁忌证。临床上病情稳定与不稳定是相对的，不仅取决于医师的经验和水平以及检查室的设备和设施条件，还与病情变化等多种因素相关。

（1）**绝对禁忌证**：急性心肌梗死（2d内）；药物未控制的不稳定型心绞痛；引起症状和血流动力学障碍的未控制心律失常；严重动脉性狭窄；未控制的症状明显的心力衰竭；急性肺动脉栓塞和肺梗死；急性心肌炎或心包炎；急性主动脉夹层。

（2）**相对禁忌证**：左、右冠状动脉主干狭窄和同等病变；中度瓣膜狭窄性心脏病；明显的心动过速或过缓；肥厚型心肌病或其他流出道梗阻性病变；电解质紊乱；高度房室传导阻滞及高度窦房传导阻滞；严重动脉压升高；精神障碍或肢体活动障碍，不能配合进行运动。

（二）分类

心电图运动试验根据运动试验的终点可分为4类。

1. 极量运动试验　指运动达到生理极限或预计最大心率，即220-年龄。一般用于正常人和运动员最大运动能力的研究。

2. 症状限制性运动试验　是主观和客观指标结合的运动试验，以运动诱发呼吸或循环不良的症状体征、心电图异常及心血管运动反应异常作为运动终点，用于诊断冠心病、评估心功能和体力活动能力、制订运动处方等。

3. 亚极量运动试验　适用于无症状心肌缺血及亚健康人群的冠状动脉和心功能评定，目标心率达到最大心率的85%。

4. 低水平运动试验　以预定较低水平的运动负荷、心率、血压和症状为终止指标的试验方法，用于急性心肌梗死后或病情较重者出院前评定，通常以患者可耐受的速度连续步行200m作为试验方法。

（三）常用试验方法

1. 活动平板运动试验　让患者在带有能自动调节坡度和转速的活动平板上，按预先设计的运动方案，规定在一定时间提高一定的坡度和速度，以逐渐增加心率和心脏负荷，最后达到预期的运动目标。因活动平板试验接近ADL生理，可以逐步增加负荷量。其中的改良Bruce方案可同时增加速度和坡度,临床应用最广泛。

2. 踏车运动试验　患者坐位或卧位,在功率自行车上进行踏车运动。优点是可随时调整负荷量,直接观察机体做功负荷量。缺点是对于体力较好者,往往难以达到最大心脏负荷;受试者易因意志而终止运动;一些老年人或不会骑车者比较难以完成。踏车运动试验运动方案一般参照运动平板试验方案。

（四）试验结果及意义

1. 运动中发作典型心绞痛　是心电图运动试验阳性的标准之一。

2. 心电图 ST 段改变　运动中及运动后(2min 内出现)以 R 波为主的导联出现下垂型、水平型、缓慢上斜型(J 点后 0.08s)ST 段下移≥0.1mV,并持续 2min 以上,是诊断冠心病的可靠依据。

3. 运动试验中血压未能相应升高　如运动负荷逐渐加大的过程中收缩压不升高(收缩压峰值<120mmHg 或收缩压上升<20mmHg),或较运动前或前一级运动时持续降低≥10mmHg,或低于静息水平,提示冠状动脉多支病变。出现异常低血压反应的运动负荷量越低,反映病情越重。

4. 运动诱发心律失常　运动试验中出现频发、多源、连发性期前收缩或阵发性室速伴缺血型 ST 段改变者则提示有多支冠脉病变,发生猝死的危险性大。但若不伴缺血性 ST 段改变者则不能作为判断预后不良的独立指标。

5. 心脏变时性功能不全　心率不能随着机体代谢需要的增加而增加并达到一定程度或者不能满足机体代谢需求,称为心脏变时性功能不全。心电图运动试验中心脏变时性功能不全可能是诊断冠脉病变的一个独立而敏感的阳性指标。

二、肺功能测试

肺功能测试通常通过肺功能仪或心肺运动试验进行,主要包括肺容积测定、肺通气功能测定、运动气体代谢测定。

（一）肺容积测定

肺容积指安静状态下,测定一次呼吸所出现的容积变化。基础肺容积指标包括潮气量(tidal volume,VT)、补吸气量(inspiratory reserve volume,IRV)、补呼气量(expiratory reserve volume,ERV)和残气量(residual volume,RV),基础肺活量指标包括深吸气量(inspiratory capacity,IC)、功能残气量(functional residual capacity,FRC)、肺活量(vital capacity,VC)和肺总量(total lung capacity,TLC)等指标,用于分析疾病对呼吸的影响。

（二）肺通气功能测定

通气功能指在单位时间内随呼吸运动进出肺的气量和流速,又称动态肺容积。进入肺的气量,部分存留在气道内不参与气体交换,称无效腔通气量(dead space ventilation,V_D);部分进入肺泡参与气体交换,称为肺泡通气量(alveolar ventilation,V_A)。肺通气功能指标主要包括:

1. 静息每分钟通气量(minute ventilation at rest,VE)　又称静息通气量,指基础代谢状态或静息状态下每分钟所呼出的气体容积,是呼气潮气容积和呼吸频率的乘积。正常男性(6 663±200)ml,女性(4 217±160)ml。

2. 最大自主通气量(maximal voluntary ventilation,MVV)　简称最大通气量,指人体在 1min 内所能呼吸的最大气体容积。实际测定时,测定时间一般取 15s,将测得通气量乘 4 即为 MVV。正常男性为(104±2.71)L,女性为(82.5±2.17)L。正常情况下,实测值占预计值的百分比应大于80%。MVV 是临床上常用的通气功能障碍判定指标,受呼吸肌肌力和体力强弱,以及胸廓、气道及肺组织的病变的影响。临床上引起 MVV 降低的常见原因有气道阻力增加,肺组织病变,胸部畸形或神经肌肉病变。

3. 用力肺活量(forced vital capacity,FVC)　又称时间肺活量,是深吸气后以最大用力、最快速度所能呼出的气量。正常人在 3s 内可将肺活量几乎全部呼出。临床常采用第一秒用力呼气量占用力肺活量百分率（$FEV_1/FVC\%$）作为判断气流受限的常用指标，正常值应大于 80%。正常人 FVC 约等于 VC，有通气阻塞时 FVC<VC。阻塞性通气障碍者，每秒呼出气量及其占 FVC 百分率减少；限制性通气障碍者，每秒呼出气量及其占 FVC 百分率增加。

（三）运动气体代谢测定

运动气体代谢测定又称呼气分析运动试验，指在运动过程中连接心电图和呼吸气体分析系统，测定通气量及呼出气中氧和二氧化碳的含量，并依此推算摄氧量、二氧化碳排出量等各项气体代谢的参数，从而反映呼吸、心脏、运动系统功能综合变化。

常用的运动气体指标：

1. 最大摄氧量（maximal oxygen uptake，VO_{2max}） 指机体在运动时所能摄取的最大氧量，是综合反映心肺功能状态和体力活动能力的生理指标，用于评估患者的运动耐力、制订运动方案和疗效评估。可通过极量运动试验直接测定。VO_{2max} 随年龄的增长而减低，适当的康复锻炼可以减轻衰退的程度。

2. 峰值摄氧量（VO_{2peak}） 严重心肺疾病的患者如果不能进行极量运动，可测定其运动终点时的摄氧量，作为疗效评定和运动处方制订的指标。

3. 代谢当量（MET） 指在安静、坐位时人体的能量消耗水平，是表达各种活动时相对能量代谢的常用指标。1 个 MET 相当于耗氧量 3.5ml/（kg·min）。气体代谢测定是 MET 实测的基本方法。MET 主要应用于判断体力活动能力和预后，判断心功能及相应的活动水平，制订运动处方，区分残疾程度，指导 ADL 与职业活动。

4. 无氧阈（anaerobic threshold，AT） 指人体在逐级递增负荷运动中，有氧代谢已不能满足运动肌肉的能量需求，开始大量动用无氧代谢供能的临界点。此时，血乳酸含量、肺通气量、二氧化碳排出量急剧增加。无氧阈相当于一般人心率在 140~150 次/min 或最大摄氧量的 50%~60% 时的运动强度。

5. 试验终点

（1）最大摄氧量测定的运动终点为，筋疲力尽，摄氧量不能随运动强度的增加而增加（增加幅度<5%）。

（2）峰值摄氧量测定的运动终点是，受检者达到最大努力，或出现心电、血压、循环等方面的异常表现，类似于症状限制性心电图运动试验。

（3）定量运动试验以达到预定试验负荷，作为运动终点。

知识链接

心肺运动试验

心肺运动试验（cardiopulmonary exercise testing，CPET）指伴有代谢测定的运动试验，是综合心肺功能，可在一定功率负荷下测出摄氧量及二氧化碳排出量等代谢指标、通气指标以及心电图变化。该试验主要反映细胞呼吸功能的变化，反映人体最大有氧代谢能力和心肺储备功能。CPET 广泛用于心、肺、代谢等多种疾病的诊断与鉴别诊断，生理功能评估，疾病严重程度评估，麻醉手术危险性评估，疗效评估，重症患者预后估计，再入院和危机事件预测及指导预防。CPET 是唯一能对无氧代谢阈值进行无创伤评估的方法，可以客观、定量、精确地制订运动处方，既保证患者安全，又能取得较佳康复治疗效果。

心肺功能是人体生理功能的重要组成部分,是维持人体生命所必需的功能。随着康复医学的发展,心肺康复等内脏功能康复也逐渐得到发展。在学习本节时,同学们应与内科学循环系统疾病、呼吸系统疾病的学习相互参照,在今后的临床工作中对心肺功能评定予以足够的重视。

（单桂香）

思考题

1. 简述心电图运动试验的试验分类。
2. 运动气体代谢测定的观察指标有哪些?

第五节　日常生活活动及社会参与能力评定

学习目标

1. 掌握 ADL 能力及社会参与能力评定的常用方法。
2. 熟悉 ADL 能力及社会参与能力评定的目的。
3. 了解 ADL 能力的注意事项。
4. 能够为患者评定 ADL 能力及社会参与能力,为患者提供针对性的指导。
5. 具备爱心、耐心、责任心及良好的职业道德,为患者提供全方位的康复服务。

案例导入

患者,男,47 岁,职员,爱好乒乓球、羽毛球,家住 3 层,无电梯,主因"左侧肢体活动不利17d"入院。于 17d 前情绪激动后突发左侧肢体活动不利,伴头痛、恶心、呕吐,症状迅速达高峰,头颅 CT 提示右侧基底节区脑出血。现遗留左侧肢体活动不利,可在床面平移,不能独立完成穿衣、洗漱、如厕、床椅转移、行走、上下楼梯等,为求进一步康复入康复科。
请思考:
1. 患者目前存在哪些功能障碍?
2. 患者还应该进行哪些康复评定?

一、日常生活活动能力评定

日常生活活动(activities of daily living,ADL)指人们在每日生活中,为了照料自己的衣、食、住、行,保持个人卫生整洁和独立的社区活动所必需的一系列基本活动,是人们为了维持生存及适应生存环境而每日必须反复进行的、最基本的、最具有共性的活动。

ADL 能力反映了人们在家庭、医院和社区中的最基本能力,在康复医学中是最基本和最重要的内容。ADL 能力的评定是功能评估和康复诊断的重要组成部分,是确立康复目标、制订康复计划、评估康复疗效的依据。

（一）ADL 分类

1.基本日常生活活动(basic activity of daily living,BADL) 又称躯体日常生活活动(physical activity of daily living,PADL),指每日生活中与穿衣、进食、保持个人卫生等自理活动和坐、站、行走等身体活动有关的基本活动,反映较粗大的运动功能,常在医疗机构中应用。

2. 工具性日常生活活动(instrumental activity of daily living,IADL) 指人们在社区独立生活所需的关键性的较高级的技能,如家务杂事、烹饪、购物、骑车或驾车、处理个人事务等,需借助工具,反映较精细的运动功能,多在社区老年人和残疾人中应用。

(二) ADL 评定的步骤

1. 收集资料 可通过病史以及家属、医护人员了解患者的功能和受限情况,也可从已经完成的评定项目中了解情况。

2. 初次交谈 核实收集的资料,明确患者过去和现在所承担的生活角色以及目前的功能状况,解释评定 ADL 的必要性和训练的作用,争取患者的合作。

3. 应用标准评定量表进行评定 应用 ADL 标准评定量表进一步准确判定患者的 ADL 能力和残疾。

4. 记录和报告 记录评定的结果,为以后进行治疗提供依据。

5. 再评定和随访 对即将出院的患者或长期相对静止性残损的患者,再评定以评定康复效果,修订康复治疗方案。

(三) ADL 评定的方法

ADL 评定的实施可通过直接观察和间接评定两种方式进行。直接观察是直接观察患者在实际生活中完成动作的情况来评定其能力,是最基本、最常用的方法;也可以在评定训练室进行 ADL 评定,在此环境中指令患者完成动作,较其他环境更易取得准确结果。间接评定指通过询问患者本人或家属的方式了解一些不能或不便直接观察的活动,如洗澡、大小便控制等。

1. 巴塞尔指数(Barthel index,BI) 是通过对 10 项日常活动的独立完成程度打分,评定 ADL 能力的工具,计分为 0~100 分(表 2-9)。巴塞尔指数评定简单,可信度高,灵敏度也高,使用广泛,可用于预测治疗效果、住院时间和预后。现在有学者对这项评定做了部分修改,称为改良巴塞尔指数(modified Barthel index,MBI)。

表 2-9 巴塞尔指数

日常活动项目	独立	稍依赖	较大依赖	完全依赖
进食	10	5	0	0
洗澡	5	0	0	0
修饰(洗脸,刷牙等)	5	0	0	0
穿衣(包括系鞋带等)	10	5	0	0
控制大便	10	5(偶尔失控)	0(失控)	0
控制小便	10	5(偶尔失控)	0	0
如厕	10	5	0	0
床椅转移	15	10	5	0
平地行走	15	10	5(需轮椅)	0
上下楼梯	10	5	0	0

根据巴塞尔指数计分,ADL 能力分为良、中、差、极差四级。良:>60 分,有轻度功能障碍,能独立完成部分日常活动,需要部分帮助。中:60~41 分,有中度功能障碍,需要极大的帮助方能完成 ADL。差:40~21 分,有重度功能障碍,大部分 ADL 不能完成或需他人帮助。极差:≤20 分,有完全功能障碍,ADL 完全不能完成,需要完全帮助。

2. 功能独立性评定量表（functional independence measure，FIM） 用于各种疾病或创伤者的 ADL 能力的评定。评定内容包括自理活动、括约肌控制、转移、行进、交流和社会认知 6 个方面，其中 13 项为肢体运动相关的检查项目，5 项为认知相关的检查项目。评分采用 7 分制，每一项最低分为 1 分，最高分为 7 分。总积分最低分为 18 分，最高分为 126 分。

总分得分越高，表示独立性越好，依赖性越小。根据评定结果，分为 7 个等级。126 分：完全独立；108~125 分：基本独立；90~107 分：有条件的独立或极轻度依赖；72~89 分：轻度依赖；54~71 分：中度依赖；36~53 分：重度依赖；19~35 分：极重度依赖；18 分：完全依赖。

3. Katz 指数（Katz index，KI） 将 ADL 分为沐浴、衣着、使用厕所、控制大小便、转移和进食 6 个大项；按其自理和依赖帮助程度，将其能力分为 A、B、C、D、E、F、G 七级。A 级完全自理，B 级至 F 级自理能力逐级下降，依赖程度不断增加，G 级完全依赖。此方法是根据人体功能发育学的规律制订，分级简单有效。临床观察发现患者 ADL 能力的下降或丧失，以及能力的恢复也是按照一定顺序发生的。

4. PULSES 功能评定量表 是一种较全面的 ADL 评估方法，修订后的 PULSES 评定内容共分 6 项：①身体状况（physical）。②上肢功能（upper limb）。③下肢功能（lower limb）。④感觉功能（sensory），包括视、听、言语。⑤排泄功能（excretory）。⑥社会心理（social）。评定时按表中各项评出分数后相加，其和为总评分。6 分为功能最佳；12 分表示独立自理生活严重受限；16 分表示有严重残疾。

（四）ADL 评定的注意事项

1. 评定应在患者实际生活环境中或在 ADL 能力评定室中进行，结果较准确，而且便于制订在此环境中的训练计划。

2. 掌握适当的时间，如在通常穿衣服的时间进行穿衣技巧评定，在进餐时间评定进食情况。

3. 评定前应与患者交谈，让患者明确评定的目的，了解患者的基本情况如肌力、ROM、平衡能力等，取得患者的理解与合作；评定时让患者首先从相对简单和安全的项目做起，注意安全。

4. 在评定如厕、穿衣和修饰过程中要维护患者的隐私，可通过询问或向家属了解的方式进行。

5. 在分析评定结果时应考虑有关的影响因素，如患者的生活习惯、文化素养、职业、社会环境、评定时的心理状态和合作程度等。

二、社会参与能力及生存质量评定

社会参与能力指个体投入一种生活情景中的能力（ICF，2001）。现在常用生存质量、生活满意度和健康良好状态来描述。本文介绍目前国际上比较通用的生存质量评定。

生存质量（quality of life，QOL）目前尚无公认的定义。广义的生存质量可理解为人类生存的自然和社会条件的优劣状态，包括社会经济、健康、教育、营养、环境、社会服务与社会秩序等方面。在康复医学中，生存质量指个体的生存水平和体验，反映在生存过程中维持身体活动、精神活动和社会生活处于良好状态的能力和素质。

生存质量评定可用于测定人群健康状况，确定残疾人及肿瘤、慢性病患者的生活质量，评价临床治疗方案、预防性干预及保健措施及其效果，有利于卫生资源的配置与利用。

按照 WHO 的标准，生存质量评定的内容包括身体功能、心理状态、独立能力、社会关系、生活环境、宗教信仰与精神寄托等方面，其中每一方面又包括一些小方面，共有 24 个小方面。

生存质量评定按照评定目的和内容不同可有不同的方法。常用方法有访谈法、观察法、自我报告法、症状定期检查法、量表评定法。其中量表评定法是目前广为采用的方法，即采用具有较好效度、信度和敏感度的标准化评定量表对被评定对象的生存质量进行多维的综合评定。目前常用的评定量表有世界卫生组织生存质量测定简表（WHO QOL-100 和 WHO QOL-BREF）、健康调查量表

（SF-36）、生活满意度指数 A（LSIA）、生存质量指数等。

康复的最终目标是提高 ADL 能力，达到生活自理，回归社会。因此，需通过科学的方法全面、准确地了解患者日常生活的基本能力，为制订康复治疗提供依据。临床常用的方法为巴塞尔指数，需掌握其内容及评定标准。生存质量作为衡量康复疗效的重要指标也逐渐得到认可。

（孟宪国）

思考题

1. 简述巴塞尔指数分级法的基本内容及评定标准。
2. 简述 ADL 评定的注意事项。

第六节　心理评定

学习目标

1. 掌握心理评定的分类和方法。
2. 熟悉常用心理评定相关量表的使用；韦氏成人智力量表测试的项目、内容和评分。
3. 了解心理评定的注意事项。
4. 学会运用心理评定技术同患者及家属进行有效沟通。
5. 具有同情心和同理心，具有良好的医患沟通技巧。

案例导入

患者，女，56 岁，事业单位职工，经过病情整体评估，曾被诊断为"抑郁症"，病史 2 年。主要表现为情绪低落、自卑自责、负罪感，精力、体力明显减退，精神面貌差、头晕、头疼，整日浑浑噩噩，睡眠不解乏，伴有明显的社交恐惧、对视恐惧等。自觉生活很无趣，什么也不想干，偶有轻生想法，未见轻生行为。先后在多地精神病院多次诊治，效果均不理想，后被诊断为"难治性抑郁症"。

请思考：

1. 该患者存在哪些心理问题？
2. 该患者需要做哪些心理评定？

伤病不仅引起肢体功能的障碍，而且常常伴随情绪异常、认知障碍等心理功能的变化。心理评定是通过各种心理测验方法对患者的心理特征进行量化概括和推断，可以为制订、修改康复治疗计划提供依据，对康复效果进行评定，为回归社会做好准备。

一、心理评定的分类

根据患者伤残部位和性质的不同，心理评定分为智力测验、神经心理测验、人格测验、情绪测验、记忆力测验和心理症状测验等。临床应用中要结合具体情况，选择恰当的测试方法，按照程序和要求进行,使评定结果准确。

二、心理评定的方法

(一) 智力测验

智力是获得知识、保持知识、理解和推理、应对新环境和解决问题的能力。智力测验是通过测验的方式来衡量个体智力水平高低的一种科学方法,常用于卒中、脑外伤、缺氧性脑损害、脑瘫、中毒性脑病及老年变性脑病等疾患的智力评估,可根据检测结果指导患者进行康复训练以及指导学习困难儿童的训练。

智力的高低常用智商(intelligence quotient,IQ)来表示。智商在90~109,为正常智力;高于109者为超常智力;80~89为低于正常智力;70~79为边界水平;69以下为智力缺损。目前,使用最广泛的智力测验量表是由韦克斯勒编制的韦氏智力量表,详见第二章第二节。

(二) 神经心理测验

神经心理测验主要研究脑与行为的关系,包括感知觉、运动、言语、注意、记忆、思维等,通过测评患者脑损伤所引起的心理变化,有利于脑部病变早期诊断中的定性和定位,对制订和调整康复计划及判断预后具有重要意义。

神经心理测验根据测验的形式分为单项测验和成套测验。单项测验重点突出、简洁,如科斯积木式设计测验(Kohs block design test)、Seguin的形板测验、本顿视觉保持测验(Benton visual retention test)等。成套测验由多个分测验组成,形式多样,测评范围广泛,可以较全面地反映脑功能状况,如我国由龚耀先等修订的霍尔斯特德-瑞坦神经心理成套测验(HRB-RC),有成人、少年、幼儿用3套测验形式,包括6个重要的分测验(范畴测验、触觉操作测验、音乐节律测验、词语声音知觉测验、手指敲击测验和连线测验)和4个检查(握力检查、感知觉检查、失语甄别检查和侧性优势检查)。

(三) 人格测验

人格指个体具有的全部品质、特征和行为等个别差异的总和,包括气质、性格、认知风格、自我调控等方面。人格测验测试个体在一定情境下表现出的典型行为和情感反应,包括气质或性格类型的特点、情绪状态、人际关系、动机、兴趣和态度等内容,是对人格特点的揭示和描述。

1. **测验方法** 常用人格测验方法有问卷法和投射法。问卷法指通过问卷调查的形式,受试者根据自己的经验、态度对调查问题作出有选择的回答,将测验结果的评分与标准化常模对照,进行定性或定量的描述。投射法由若干个模棱两可的刺激组成,受试者可任意解释,这样受试者的动机、态度、感情及性格在不知不觉中反映出来,然后分析推论其内心活动和人格特点,如洛夏墨渍测验、主题统觉测验等。

2. **常用问卷**

(1)艾森克人格问卷(Eysenck personality questionnaire,EPQ):由4个分量表组成,分别是精神质(P)、内向与外向(E)、神经质(N)、测谎分值(L)。目前EPQ有儿童和成人两式,将各量表分数与该年龄组均数比较,可测出其人格倾向,是测定气质类型的良好问卷,有助于选择合适的职业。

(2)新版明尼苏达多相人格问卷(MMPI-2):共有567个项目,是在MMPI的基础上重新加以标准化。明尼苏达多相人格问卷(Minnesota multiphasic personality inventory,MMPI)的应用范围广泛,从医学、社会学、心理学视角描述一个人长期稳定的人格特征,同时为各种心理评估提供了有效工具。

(四) 情绪测验

情绪是人对于客观事物是否符合人的需要而产生的一种反应。残疾可使人的情绪发生很大变化,常出现焦虑、抑郁甚至悲观失望等情绪。情绪功能障碍不仅影响其他功能障碍的康复、影响各项康复治疗方法的实施和治疗效果，也影响其回归社会的目标。对于躯体残疾伴随情感问题而影响康复进程的患者均可进行情绪测验。针对焦虑、抑郁情绪，常采用汉密尔顿焦虑量表（Hamilton anxiety scale，HAMA）、汉密尔顿抑郁量表（Hamilton depression scale，HAMD）、焦虑自评量表、抑郁自评量表等予以测验。

> **知识拓展**
>
> ### 抑郁自评量表
>
> 抑郁自评量表（self-rating depression scale，SDS）是由 W. K. Zung 于 1965 年编制的评估抑郁程度及其在治疗后变化情况的自评量表。SDS 由 20 个问题条目组成，反映了抑郁状态的四组特异性症状，即精神性情感症状、躯体性障碍症状、精神运动性障碍症状、心理障碍症状。SDS 特点是使用简单，评定、分析相当方便，能直观地反映患者抑郁的主观感受及其在治疗中的变化，主要适用于具有抑郁症状的成年人，包括门诊及住院患者。但是对具有严重迟缓症状的抑郁患者，评定有困难。同时，SDS 对于文化程度较低或智力水平稍差的人使用效果不佳。

三、心理评定的注意事项

心理评定是一项科学性很强的工作，对测验内容必须保证有较高的信度、效度以及标准化的过程。在康复临床应用中，应注意以下几点：

1. 评定应选择安静的房间进行，避免干扰，由专业人员担任评定工作。
2. 应事先了解患者的背景资料，进行评定内容和顺序的准备。
3. 应对患者及家属做好解释说明工作，取得同意后方可进行。
4. 严格遵守评定规则，要有固定的实施方法和标准化的指导语。
5. 评定中应记录患者反应的正误和原始反应，评定中不要随意纠正患者的错误反应。
6. 对评定结果的分析和解释必须符合严格的科学原则，要有代表性的可资比较的常模。
7. 心理评定仅是一种取样方法，并不能反映丰富多彩的心理、行为方式的全部。心理评定结果不能解释过去、将来所有的心理、行为特征。

> **本节小结**
>
> 临床上常见的损伤和疾病不仅引起肢体功能的障碍，而且常常伴发不同程度的心理行为问题，如抑郁、焦虑、恐惧等。心理功能评定与躯体功能评定同样重要，在康复临床中不容忽视。对于躯体残疾伴随心理问题而影响康复进程的患者，均应考虑进行心理功能的评定。

（刘立夏）

> **思考题**
>
> 1. 简述心理评定的意义和作用。
> 2. 简述不同类型心理评定的特点。

第七节 神经电生理诊断

学习目标

1. 掌握神经电生理诊断的常用方法。
2. 熟悉神经电生理诊断的原理。
3. 了解神经电生理诊断的目的。
4. 学会神经电生理诊断的基本操作技术,能熟练地使用、管理常用器械、仪器。
5. 具备大医精诚、精益求精的职业精神,具有良好的沟通能力和团队协作能力。

案例导入

患者,男,36 岁,因 "左小腿前外侧持续麻木 1d" 就诊。1d 前跷着二郎腿睡了 5h,醒来后感觉左小腿麻木,休息后仍不能缓解,敷膏药也未见好转。经查,左侧小腿肌力轻微下降,左侧小腿前外侧及足背区感觉功能略有减退,其余均正常。胸椎 MRI 和双下肢 CT 和均未见异常。怀疑左侧腓总神经损伤,建议行神经电生理检查。

请思考:
1. 该患者应该进行哪些神经电生理检查?
2. 神经电生理检查的意义是什么?

神经电生理诊断是使用电子技术记录神经肌肉组织的电活动,对人体神经生理学功能进行检查的方法。检查目的主要是对周围运动和感觉神经障碍进行定位,判断有无神经元(或轴突)变性、神经纤维脱髓鞘、神经-肌肉间传递障碍、原发性肌纤维病变等。常用方法包括肌电图检查、诱发电位检查、神经传导速度测定、脑电图检查等。

一、肌电图检查

肌电图(electromyogram,EMG)是应用电子仪器记录肌肉静止和收缩时的电活动的方法。肌电图可用于鉴别神经源性和肌源性肌肉萎缩,了解神经损伤的程度、部位和再生情况、帮助制订正确的神经肌肉康复治疗计划。根据肌电图检查采用电极的不同,肌电图又分为针电极肌电图和表面肌电图。

(一)针电极肌电图

针电极肌电图是将针电极插入肌肉记录电位变化的一种电生理检查。

1.检查步骤 检查前了解患者的病史并进行体检,确定检查肌肉;做好对患者的解释工作;选择针电极及消毒,待患者放松后插入电极,对每一块受检肌肉,应在其近端、中间部位和远端 3 个部位分别插入电极针,必要时行双侧同名肌对比检查。

2.正常肌电图

(1)**插入电位活动**:插入电位指针电极插入正常肌肉或移动电极时引起的短促电活动,并听到海啸样声音。持续时间短于 0.3s,电压为 1~3mV。

(2)**放松时的肌电图**:正常肌肉情况下在静息状态时无任何电活动,呈现一条水平直线,又称电静息。

(3)**轻收缩时的肌电图**:正常肌肉轻度收缩时可记录到运动单位电位。时限一般为 5~15ms,多为双相或三相,如果大于四相,提示同步化欠佳或脱失的表现。

（4）**最大用力时的肌电图**：以最大力量收缩受检肌肉，观察其肌电活动。正常情况下肌电图为干扰型，电位变化连续不断，几乎看不到基线，最高波幅 2~5mV。

3. 异常肌电图

（1）**插入电位异常**：插入电活动时间超过 300ms，则为插入电位延长，多见于神经源性疾病。

（2）**自发电位**：是肌肉放松时肌纤维自发收缩产生的电位，多见于肌源性损害。

（3）**轻收缩时的异常肌电图**：表现为运动单位电位的时限、波幅改变；多相电位数量增多。多见于周围神经损伤、肌源性损害及神经再生早期。

（4）**最大用力时的异常肌电图**：出现运动单位电位数量和频率的改变，表现为募集减少，并出现早期募集现象，募集减少见于神经源性损害，早期募集见于肌源性损害。

（二）表面肌电图

表面肌电图是用表面电极采集肌肉活动产生的电活动的图形，主要用于神经肌肉功能评估及指导康复训练、肌电生物反馈治疗、疲劳的评定，结合其他测试，可用于步态分析及平衡功能评定。

表面肌电图的优点是记录大面积范围的肌电信号，能对所查肌肉工作情况、工作效率进行量化，从而指导患者进行神经、肌肉功能训练，是一种安全、简单、无创的检查方法；缺点是不能记录深部肌肉的电活动，不能保证所记录的一定是电极下肌肉的活动，无法直接量化肌肉收缩所产生的力量大小。

二、诱发电位及神经传导速度的测定

（一）诱发电位

诱发电位指在神经系统特定部位给予适宜的刺激，导致中枢神经系统在感受内在或外部刺激过程中产生的电位变化。躯体感觉诱发电位（somatosensory evoked potential，SEP）是主要反映躯体感觉通路的功能状态，主要用于周围神经病、脊髓病变、昏迷、颅脑和脊髓术中神经监测。运动诱发电位（motor evoked potential，MEP）是用电或磁刺激皮质运动区或脊髓，在相应肌肉表面记录到电活动，主要反映运动通路功能状态，可协助诊断脊髓型颈椎病、运动神经元病，脑损伤后运动功能的评估及预后的判断。脑干听觉诱发电位主要反映听神经和脑干部分听传导功能。主要用于协助脑桥小脑角肿瘤的诊断、推断颅脑损伤患者预后及术中神经监测。视觉诱发电位（visual evoked potential，VEP）是通过光刺激单眼或双眼，在枕部记录诱发电位，主要反映视网膜神经通路和视皮层功能状态。临床主要用于视神经的潜在疾病及多发性硬化的诊断。

（二）神经传导速度的测定

神经传导速度的测定是一种客观的定量检查，是应用脉冲电流刺激运动或感觉神经，计算神经冲动在某一段神经的传导速度，主要用于协助诊断周围神经病变的存在及发生部位。神经传导速度测定包括运动神经传导速度测定和感觉神经传导速度测定。一般上肢常检查正中神经、尺神经和桡神经，下肢检查腓总神经、胫神经和腓肠神经。由于常规的神经传导主要是测量相对远端的神经阶段，对于神经近端的功能，需要特殊的检查，包括 F 波、H 反射、瞬目反射等。

影响神经传导的因素很多，主要有温度、年龄及技术因素如肌电图仪器的放大倍数等。常见的异常传导类型包括轴索损害、髓鞘脱失和传导阻滞。轴索损害主要表现为复合肌肉动作电位（compound muscle action potential，CMAP）振幅减低，神经传导速度和末端潜伏时正常或轻度异常。髓鞘脱失主要表现为神经传导速度减慢，波形离散或传导阻滞，末端潜伏时明显延长，但 CMAP 振幅下降不明显。传导阻滞（即传导速度减慢）表现为运动神经近端刺激引出的动作电位波幅及远端下降大于 50%，并出现波形离散。

神经电生理与术中神经监测

术中神经系统监护是近30年来兴起的一项医学专科,利用电生理方法如诱发电位、肌电图、脑电图等对术中的神经系统进行监护。在没有实施神经监护系统环境之前,手术医生只能等到患者从麻醉中苏醒后,才能断定患者是否出现了神经方面的损伤,而此时已经错过了宝贵的时机,所造成的损伤已很难逆转。术中的神经系统监护可以随时提醒医生术中患者神经系统功能的变化情况,从而及时采取措施或修改手术计划,以免给患者造成永久的伤害,也可以减少许多可避免的医疗纠纷,节约大量医疗开支,为手术医生和手术患者保驾护航。

三、脑电生理检查

脑电图(electroencephalogram,EEG)是通过脑电图描记仪将脑自身微弱的生物电放大记录成为一种曲线图,以帮助诊断疾病的检查方法,是目前最敏感的监测脑功能的方法。脑电图对被检查者没有任何创伤,主要用于癫痫、颅内占位性病变、颅脑损伤、脑血管疾病的检查。脑电图极易受各种因素干扰,应注意识别和排除。

脑电图的检查步骤包括检查前准备、脑电图仪准备、电极放置、脑电图的描记。目前电极的安放部位通常参照国际10-20脑电极安置系统法。若脑电图描记结果与临床表现不符时,可采用某种刺激,使脑部原有潜在的异常电活动暴露出来或已有的异常脑电活动得到增强,即脑电图诱发试验,包括睁闭眼诱发试验、过度换气诱发试验、闪光刺激诱发试验、睡眠诱发试验、贝美格诱发试验。

本节小结

神经电生理诊断是一种检查并记录神经、肌肉生物电信号的检查方法,是康复医学中可靠而客观的评定方法。在学习本节时,同学们应充分联系神经系统解剖特点,结合内科学神经系统疾病进行学习,能够针对神经的不同节段、神经肌肉接头进行不同的检查方法。

(刘立夏)

思考题

1. 简述异常肌电图的主要表现。
2. 简述表面肌电图的临床应用。
3. 常见的异常传导类型有哪些?

第八节 肌骨超声检查

学习目标

1. 掌握正常肌肉、肌腱、韧带、骨骼、软骨、滑囊等超声成像特点。
2. 熟悉肌肉系统各关节常见损伤的超声检查及周围神经损伤的超声检查。
3. 了解吞咽功能障碍、膈肌功能障碍超声检查,以及超声介导下的肌内注射、关节腔注射及肉毒毒素注射治疗。

4.学会运用所学知识对相关人群进行健康教育,运用肌骨超声检查为肌骨疾病的定位、诊断及治疗奠定基础。

5.能关爱他人、尊重他人、保护患者隐私。

案例导入

患者,男,50岁,大车司机,因"左膝关节反复疼痛发作2年"入院。2年前出现左膝关节疼痛,负重步行时明显,休息后减轻。5d前症状加重,左膝关节屈曲受限。查体:左膝关节肿胀,皮温升高,活动疼痛,膝前压痛明显。

请思考:

1.该患者需要做哪些功能评定?

2.该患者需要做哪些辅助检查?

一、概述

(一)定义

超声(ultrasound)指频率高于人耳可听声音频率最大极限20kHz的声波。超声因其频率下限大约等于人的听觉上限而得名。超声应用方向性好,穿透能力强,易于获得较集中的声能。超声检查指利用超声的物理特性和人体器官组织的声学特性相互作用产生的信号,将其接收、放大和信息处理后形成图形、曲线或其他数据,以进行诊断和治疗疾病。肌骨超声(musculoskeletal ultrasound,MSKUS)指应用于肌肉骨骼系统的超声诊断技术,与心脏、腹部与妇产等传统常用超声有所不同。

(二)不同组织的超声成像特点

不同的组织结构在超声下呈现不同的表现,见表2-10。

表2-10　不同组织的超声成像特点

组织	成像特点
动脉	无回声,网状线性纤维结构,有搏动
静脉	无回声,网状线性纤维结构,可压缩
肌肉	肌肉呈低回声,肌肉周围筋膜呈高回声
肌腱/韧带	纵轴方向为纤维状高回声线条,横轴方向呈圆形或椭圆结构
神经	纵轴呈束状低回声,横轴呈蜂窝状或斑点状低回声
骨骼	呈高回声后方伴影,透明软骨呈低回声,纤维软骨呈高回声

(三)操作方法

在需要被检查部位的皮肤表面涂上一层耦合剂,使待测肌肉处于轻度紧张位,使用调整好参数的高频探头接触检查部位后开始扫查,声波通过探头及耦合剂进入组织内,进行全面扫查后逐级加压,先进行纵轴方向扫查,再进行横轴方向扫查,检查中注意调整探头方向使声束与组织轴垂直,避免发生伪像。

二、骨骼肌肉系统

骨骼肌肉系统超声在检查过程中不会对身体造成损伤,也不会出现明显的不适症状。它具有可以清晰地观察到肌肉和骨骼的结构,准确性高、价格便宜且无放射危害等优势,逐渐被应用于骨骼肌肉系统损伤的辅助检查。

（一）肩关节损伤

1. 肩袖损伤　损伤部位可见肌纤维部分撕裂或全部撕裂,急性期可见高回声血肿,随着血肿吸收逐渐变为低回声至无回声。肩袖损伤好发于冈上肌肱骨大结节端,同时累及冈下肌和肩胛下肌。肱骨大结节皮质发生不规则变化;肩峰下与三角肌下滑囊积液;滑囊壁被积液分隔;盂肱关节后隐窝积液。

2. 肱二头肌长头肌腱腱鞘炎　由肱二头肌肌腱反复地磨损发生退变及炎症,好发于长期进行篮球、排球、游泳运动的人,当探头垂直挤压时出现疼痛,急性期可见腱鞘肿胀增厚呈低回声,腱鞘内可见积液,呈低回声或无回声,肌腱周围可见血流信号增强;慢性期,腱鞘增厚,呈低回声。

（二）肘关节损伤

1. 肱骨外上髁炎　又称网球肘。外侧总伸肌腱增厚呈低回声,肌腱周围可见血流信号增强。肌腱撕裂时内部可见低回声或无回声的裂隙,肱骨外上髁可见骨皮发生不规则改变,常见于网球、羽毛球、乒乓球、标枪运动人员。

2. 滑囊炎　于肘后部尺骨鹰嘴处和肘前冠状窝皮下可见囊性结构,囊内积液呈无回声,急性期周围见血流信号增强;慢性期可见囊壁不同程度增厚,多见于鹰嘴滑囊炎。

3. 肌腱损伤　肘部以肱二头肌、肱三头肌肌腱损伤最为常见,肌腱回缩是肌腱断裂的特殊表现。肌腱断裂出结构异常,局部可见积液呈低回声,部分纤维结构不清。

（三）腕关节损伤

1. 腕关节炎　创伤和感染可以导致腕关节腔内积液,呈无回声,类风湿关节炎时可见关节面增厚,通过超声可判断增厚的程度,可鉴别关节腔内的积液和滑膜增生,积液可被挤压形态改变,而滑膜增生形态不变,周围组织可见血流信号增强。

2. 肌肉、肌腱损伤　腕手部的肌肉、肌腱损伤常见为腱鞘炎,表现为腱鞘扩张,肌肉腱鞘有时粘连,不同程度增厚,积液呈无回声,增厚的腱鞘内可见血流信号增强。动态超声可以用来判断有无腱鞘脱位。

（四）髋关节损伤

1. 髋关节炎　化脓性或感染性关节炎可导致关节腔积液,超声可以快速判断关节腔有无积液,在检查时髋关节轻度外展伸直,探头与股骨颈平行,根据积液的性质可呈低回声或无回声。注意与滑膜襞增厚相区别。

2. 滑囊炎　髂腰肌滑囊炎时可见髋关节囊前方髂腰肌滑囊增大,呈无回声或低回声,可伴有分隔。坐骨结节滑囊炎可见坐骨结节与臀大肌之间囊性包块,呈无回声,有沉积物时呈低回声,随体位改变而移动。

3. 弹响髋　髋关节活动时听到或感觉到的弹响。髂腰肌肌腱弹响,将探头横切置于髂腰肌肌腱和髂耻隆起,通常弹响和图像异常同时出现。髂胫束弹响,患者取健侧卧位或直立位,探头横切轻放置于股骨大转子外侧,嘱患者做髋关节屈曲至伸展位,可见髂胫束在大转子滑动受阻。

（五）膝关节损伤

1. 关节腔积液　韧带及半月板损伤、感染、类风湿等导致关节腔内和囊内产生积液,超声可以灵敏地反映积液的位置和程度。

2. 半月板损伤　半月板正常时呈均匀的回声,撕裂的部位呈边界清楚的低回声或者无回声裂隙,根据损伤不同,形状不一;此外,半月板囊肿在超声上呈现无回声或低回声,与囊肿内部积液性质有关。

3. 肌腱韧带损伤　髌腱完全断裂时可呈现锯齿状声影,部分断裂时可见不完整的声影;内外侧韧带轻度损伤时呈低回声,部分撕裂时呈无回声裂隙,完全撕裂时回声连续性中断。

（六）踝关节损伤

1. 踝关节损伤　部分韧带损伤时,可见增厚的韧带、呈低回声,局部有压痛。完全断裂时可见韧带连续性中断,向两端回缩,断端之间呈低回声。距腓前韧带损伤可伴有关节囊撕裂,从而导致踝关节腔内积液流至踝前外侧软组织内;踝关节内侧间隙增大时,提示三角韧带损伤。

2. 跟腱断裂 部分断裂时超声下可见跟腱的连续中断,完全断裂时可见跟腱向两端回缩,断端血肿,急性期呈高回声,数日后呈低回声或无回声。

三、神经系统

超声诊断可以清晰地显示主要的周围神经,分辨力优于 MRI,常用于神经卡压和外伤性神经损伤,具有在各种动作和体位下进行实时动态观察的独特优势。

正常桡神经呈低回声,且与肱深动静脉伴行,正中神经的损伤多见于腕管综合征,尺神经卡压常见于肘管综合征,坐骨神经卡压常见于梨状肌综合征,腓总神经常于腓骨头附近卡压。卡压神经超声下呈低回声、局部变细、近端增粗,周围可见肿胀及异常回声,桡神经卡压时垂直按压探头可引起症状。尺神经卡压时表现为肘内侧疼痛和尺神经支配区域感觉异常。超声显示盆部的坐骨神经较为困难,但超声下可见梨状肌横切面增大,低回声、出口变窄,神经根部肿胀。

四、其他

(一)吞咽功能评估

吞咽障碍可发生于吞咽过程中任何一期,其诊断评价很大程度上依赖于吞咽功能造影检查(video fluoroscopic swallowing examination,VFSE)和纤维内镜吞咽功能检查(fiberoptic endoscopic evaluation of swallowing,FEES)。此两项检查也存在不足之处,超声检查能实时动态观察吞咽过程中组织运动规律、食团残留等,逐渐成为评估吞咽功能障碍的常用辅助手段。

1. 舌骨的运动 探头长轴垂直放置于颏下正中,观察在静止和舌骨移动最大位置时,下颌骨和舌骨间距离,计算舌骨位移。

2. 舌肌活动 B 型超声可以记录舌肌的运动情况,M 型超声可以观察吞咽时舌头的情况。有研究显示 B 型+M型超声能动态评估吞咽过程中舌的运动参数,为吞咽障碍的临床评估提供参考意见。

(二)膈肌功能评估

神经肌肉疾病、慢性呼吸系统疾病等会使患者发生膈肌功能障碍和膈肌萎缩。而超声作为一种实时、安全、有效辅助检查方法,逐渐成为呼吸、急诊危重症、康复医疗等领域的重要辅助手段,其不仅可实时监测患者的膈肌功能且准确度高。

1. 膈肌的厚度 B 型超声图像可见明显高回声的胸膜层、无回声的肌肉层、高回声的腹膜层,中间的无回声层即为膈肌。M 型超声下可计算吸气时和呼气时膈肌的厚度。

2. 膈肌的运动幅度 B 型超声下可见膈肌为一高回声线,M 型超声下可测得平静呼吸和最大深呼吸时膈肌的运动幅度。

(三)介入超声技术

介入超声技术是在超声引导下精准地对疼痛和功能障碍实施穿刺、抽吸、注射等诊断和治疗。超声具有无创、操作简单、价格低廉等优点,相比较依靠体表的骨性标志参考的穿刺,准确度显著提高,但限于不能穿透骨组织和致密结缔组织,穿透深度有限,目前主要应用于神经阻滞、关节腔注射、软组织积液抽吸等。

1. 神经阻滞治疗 在超声引导下能够直接或间接通过相邻结构识别神经,同时可动态观察阻滞针的移动和药物的扩散情况。准确性高,起效快,最大限度减少不良反应的发生。

2. 关节腔内注射 在超声引导下进行关节腔内积液的抽取和腔内药物注射治疗,可以保证药物准确进入关节腔内,动态观察腔内积液的抽取情况。

3. 肉毒毒素注射　在康复医学中,可运用肉毒毒素来治疗肌肉痉挛。它通过阻止突触前膜的乙酰胆碱释放来阻滞肌肉收缩。肉毒毒素的扩散依赖浓度的梯度,在超声引导下可以达到精准注射,减少治疗时间,减轻患者痛苦,做到治病与关怀相结合。

本节小结

　　超声在肌肉骨骼及关节系统中的应用能有效提高肌肉骨骼损伤的定位、诊断、治疗的准确性、直观性和有效性,通过本节的学习,同学们要熟悉各关节疾病的超声诊断和治疗与周围神经的定位检查,在超声辅助下为疾病的评定和康复治疗奠定基础。

(王荣欢)

思考题

　　1. 肌骨超声的优缺点分别是什么?
　　2. 不同的组织在超声下的表现有什么区别?

ER 2-5

练习题

第三章 ｜ 康复治疗技术

ER 3-1 教学课件　　ER 3-2 思维导图

第一节　物理治疗

学习目标

1. 掌握常用物理治疗的基本概念和治疗原则。
2. 熟悉运动处方的作用和项目内容。
3. 了解康复治疗技术临床应用的最新进展。
4. 能针对患者存在的问题合理选择物理治疗的方法，能向患者及家属介绍物理治疗的基本原理、治疗作用和注意事项。
5. 具有良好的医德医风和认真负责的工作态度，弘扬"爱岗敬业、乐于奉献"的职业精神，树立"以人为本"的服务理念。

案例导入

患者，男，42岁，因"右膝关节疼痛伴活动受限6周"入院。患者6周前跑步时不慎摔倒，右膝着地，即感疼痛，急诊X线片提示"右髌骨骨折"，行复位内固定术。查体：右膝关节肿胀，活动时疼痛，膝前可见长约12cm的手术切口瘢痕，与皮下组织粘连，移动度差。右膝关节被动屈伸活动度10°~75°，右伸膝肌群肌力为3级，站立时部分负重，行走时持腋拐以左下肢负重行走。为求进一步治疗来康复科就诊。

请思考：

1. 针对患者肌力下降，如何制订相应的运动处方？
2. 针对瘢痕增生的物理因子治疗方法有哪些？

一、概述

物理治疗（physical therapy，PT）指应用力、电、光、声、磁、水和温度等物理因素来治疗患者疾患的方法。其中以徒手及应用器械进行运动训练来治疗病、伤、残者，恢复功能或改善功能障碍的方法称运动疗法（exercise therapy）；利用电、光、声、磁、水和温度等物理因子治疗疾病，缓解疼痛等症状的疗法称物理因子治疗或理疗。

二、运动疗法

(一)概述

运动疗法指利用器械、徒手或患者自身力量,通过某些运动方式(主动或被动运动等),使患者获得全身或局部运动功能、感觉功能恢复的训练方法。康复医学所要解决的最常见问题是运动功能障碍,因此,运动疗法已成为康复治疗的核心治疗手段。

1. 运动对机体的作用

(1)**维持和改善运动器官的功能**:运动促进全身血液循环,增加骨骼、肌肉系统的血液供应;运动可使肌肉纤维增粗,肌肉力量增强;负重和肌肉的收缩可促进骨代谢的正常进行,防止骨钙流失,增加骨的坚固性;运动可促进关节滑液的分泌,改善关节软骨的营养;运动中关节的往复活动和牵伸可维持和改善关节的活动范围。因此,运动对维持和改善运动器官的形态和功能具有重要的作用。

(2)**提高神经系统的调节能力**:适当的运动可以保持中枢神经系统的兴奋性,改善神经系统的反应性和灵活性,维持其正常功能,发挥其对全身各个脏器的调整和协调能力。

(3)**增强心肺功能**:运动时氧消耗量增大,使得心率加快,心脏每搏输出量增加,呼吸加深、加快,胸廓和膈肌的活动幅度增大,从而使心肺功能得到了锻炼,机体对持续运动的耐力得到提高。

(4)**调节内分泌系统,增强代谢能力**:主动运动可以促进糖代谢,维持血糖水平,减少糖原向脂肪的转换;增加骨组织对矿物质(如钙磷)的吸收。因此,合理的运动已经成为糖尿病、肥胖症和骨质疏松症等慢性代谢性疾病的基本治疗方法之一。

(5)**改善情绪**:运动可使下丘脑兴奋性反射性提高,使人产生愉快、乐观的情绪体验,从而扭转抑郁、悲观等负面情绪。

2. 运动疗法的特点 运动疗法与临床其他治疗方法的主要不同之处在于,运动疗法以"运动"为手段,着眼于"功能"。在治疗过程中,患者自身积极参与,局部功能与整体功能、身体功能与心理功能均可得到全面改善与提高。

3. 运动疗法的应用范围

(1)**神经系统疾患**:卒中、颅脑损伤、脑肿瘤术后、小儿脑瘫、脊髓损伤、帕金森综合征、多发性硬化、脊髓灰质炎以及各种周围神经伤病。

(2)**骨科疾患**:骨折固定后、关节脱位复位后、截肢、关节炎、关节置换术后、运动外伤后功能障碍、软组织劳损性病变、颈椎病及腰椎疾患等。

(3)**内科疾患**:冠心病、慢性阻塞性肺疾病(COPD)、糖尿病、高血压、肥胖症等。

(4)**其他**:烧伤、日常健身等。

4. 运动疗法的禁忌证 运动疗法没有绝对的禁忌证,但应注意以下各类情况:

(1)**下列情况不适宜做能引起疲劳感的主动运动或力度较大的手法及器械治疗**:处于疾病的急性期,病情不稳定者;有明确的急性炎症存在,如体温超过38℃,白细胞计数明显升高等;全身状况不佳,不能承受训练者,如脏器功能失代偿期、心绞痛反复发作、严重心律失常、癌症有转移倾向或恶病质;有大出血倾向,即血小板减少或有凝血障碍等。

(2)运动器官损伤未作妥善处理,局部炎症处于急性期或局部疼痛运动后加重以及静脉血栓急性期等情况均不适宜做该部位的被动或主动运动。

5. 运动疗法的基本原则

(1)**针对性**:严格按照患者的自身特点、疾病诊断、病程、运动功能评定的结果及治疗目的等制订康复治疗方案,因人、因病而异,目的明确,重点突出,并且应根据患者功能状况的改变而及时调整治疗方案。

（2）**渐进性**：运动强度由小到大，运动时间由短到长，动作的复杂性由易到难，休息次数和时间由多到少、由长到短，重复次数由少到多，动作组合从简到繁。总之，运动疗法应根据患者的适应情况逐渐增加运动量。

（3）**持久性**：运动疗法特别是主动运动，具有良好的效应积累以及远期作用。治疗时间越久，效果越佳，因此，需要患者长期坚持。

（4）**整体性**：在功能训练中，不能只重视局部的治疗和训练，而忽略了身体的全面训练，应该局部和全身兼顾。在许多情况下，当全身健康状况改善后，局部的功能改善更为容易。

（5）**安全性**：无论采取什么方式的运动疗法，都应以保证患者安全为前提。由治疗师执行的运动疗法，如被动运动、关节松动术等手法，必须强度适当，治疗中密切观察患者反应。由患者自我完成的运动疗法，如恢复肌力、耐力训练等，应指导患者正确的训练方法及如何调控运动量，避免因方法或运动量不当造成损伤或加重病情。

6. 运动处方　在患者进行运动治疗前，康复医师对患者的临床和功能状况进行检查评估后，根据评估结果，以处方的形式为患者安排合适的运动治疗项目，规定适宜的运动量并注明在运动疗法中的注意事项，称之为运动治疗处方，简称运动处方。运动处方要根据患者的具体病情和功能状况而定，还要随着患者病情的变化和功能的恢复不断地进行调整，才能在保证患者安全的前提下，使患者的功能不断提高。一个完整的运动处方应包括运动项目、运动强度、运动时间、运动频率、运动程序及注意事项。

（1）**运动项目**：应根据运动疗法的目的（需要改善的功能），患者的年龄、体质、爱好以及场地条件等选择合适的运动治疗项目。

（2）**运动强度**：是确定运动治疗量的重要因素，直接影响运动治疗的效果和治疗中的安全性，强度过小达不到治疗目的，强度过大容易造成新的损伤。运动强度的设定根据运动项目的不同有相应的方法。如 ROM 训练要设置合适的 ROM，肌力训练要设计每次运动的负荷和重复次数，耐力训练要设计每次训练要求达到的靶心率等，还要通过观察运动后肢体有无疼痛、酸胀、ROM 是否有改善、局部反应等情况来调整强度。

（3）**运动时间**：指每一次运动持续的总时间。运动时间的长短取决于运动的种类、运动的强度和患者的体力。一般来说，耐力训练持续时间相对较长，而单纯增加肌力的练习持续时间较短。对于同一种运动，运动强度大，则运动时间须相应缩短；运动强度小，则可适当延长运动时间。对于体力及心肺功能较差的患者，每次运动时间须相应缩短。

（4）**运动频度**：指两次运动之间的间隔时间，或每周接受运动治疗的次数。一般小运动治疗量或以改善 ROM 为目的时，可每日训练 1 次；大运动治疗量或以增加肌力、耐力训练为主要目的时可隔日 1 次或每周训练 3 次，如果间隔的时间太长，运动治疗效果的蓄积作用就会减弱或消失。

（5）**运动程序**：每次运动治疗一般可分为准备、训练和结束 3 个阶段。准备部分又称"热身"，通常采用小强度的活动使心肺功能和肌肉韧带逐渐适应练习阶段的运动，避免在突然大强度运动后发生内脏器官的不适应和肌肉韧带的损伤；训练阶段是每次治疗的主要部分；结束阶段主要做一些放松性活动，防止在运动治疗完成后，由于血液聚集于肢体，回心血量减少而出现的一些心血管症状。在不同的运动训练中，这 3 个阶段的时间划分各不相同。

（6）**注意事项**：在采用运动疗法治疗训练时，虽然患者的情况不同，选定的运动项目不同，但在运动治疗过程中的注意事项大体一致，即掌握好适应证，注意本着循序渐进、持之以恒、个别对待、及时调整的原则进行运动治疗和训练。注意观察和评估患者运动治疗前、运动中和运动后的情况。如有不利因素存在，随时调整运动项目、运动量或终止运动。

（二）ROM 训练
ROM 训练指利用各种方法以维持正常的 ROM 或改善因组织粘连或挛缩造成的关节活动障碍，

使其接近或达到正常 ROM 的运动疗法技术。

1. ROM 训练的适用范围

（1）预防或治疗因长期关节制动而引起的关节粘连、关节挛缩。

（2）各类关节炎症、关节及关节周围组织创伤后的恢复期。

（3）肢体瘫痪，如偏瘫、截瘫等。

（4）体育健身。

2. ROM 训练的基本方法

（1）**主动关节运动**：指导患者利用自身相应肌肉的收缩带动关节在尽可能大的范围内进行屈伸运动是实用且安全的。关节的活动应与带动其运动的肌肉的控制能力相匹配。在主动运动过程中，如出现关节突发疼痛则肌肉会反射性地停止收缩，被动运动则很难作出如此快速的反应。因此，主动关节运动可有效避免关节的进一步损伤。但是，主动运动需要具备一定的条件，例如，患者意识清楚且有较强的毅力，能配合并坚持治疗；如已出现 ROM 受限，则带动该关节运动的肌肉肌力应达到 4 级以上。

如患者各关节活动均可达到或接近正常角度，则可通过徒手体操的方式进行全身主要关节的 ROM 训练。

（2）**助力关节运动**：指患者在人力或器械的辅助下，通过自身的运动进行关节功能的训练。辅助方式包括：

1）人力导引：由治疗人员根据患者的具体情况，沿着关节活动的方向帮助患者活动。

2）悬吊训练：利用挂钩、绳索和吊带组合将待训练的肢体悬吊起来，使其在去除肢体重力的前提下，在悬吊绳长度所及的范围内进行主动活动。

3）滑轮训练：利用滑轮装置和绳索，通过健侧肢体带动患侧肢体来进行运动，其优点是活动幅度易于控制，患者乐于接受。

4）水中运动：是辅助活动中增加 ROM 的较好的练习方法，利用水的浮力可抵消肢体的部分重量，同时水的阻力可使运动速度减慢，从而提高局部运动的安全性，但须具备水池、水温监控、水处理及安全设施等场地和设备条件，而且在一般情况下，若无专人或设备对患者的身体加以支撑和帮助是很难完成水中运动训练的。

（3）**被动运动**：指运动时患者完全不用力，肌肉不收缩，肢体处于放松状态，由外力完成整个运动过程。外力可来自器械或治疗师的帮助及患者健肢的带动。适用范围：意识障碍患者；完全瘫痪，不能产生随意运动的部位；需要保持 ROM，但又不能或不宜进行主动运动的肢体或已产生明显挛缩或粘连的关节；需要使肌肉充分放松的部位等。

1）ROM 训练：治疗者根据关节运动学原理完成的关节各个方向的被动活动。操作要在关节活动的各个方向分别进行，范围要尽可能大，动作缓慢，忌暴力，5~10 次为一组，可重复 3~5 组。肢体已发生功能障碍时，操作动作应达到现有的最大可能范围，并在到达时再稍用力，力求略有超过，在稍停留后还原再做。每日必须坚持锻炼数遍，训练效应才能得以积累。

2）关节松动术（joint mobilization）：指利用关节的生理运动和附属运动被动活动患者关节，是以维持或改善 ROM 并缓解疼痛为目的的治疗方法。常用手法包括关节的牵引、滑动、滚动、挤压、旋转等。关节松动术是一种针对性很强的手法操作技术，是现代康复治疗技术中的基本技能之一。

3）关节牵引术：指应用力学原理，通过机械装置，使关节和软组织得到持续的牵伸，从而解除肌肉痉挛和改善关节挛缩的治疗方法。

4）持续性被动活动（continuous passive motion，CPM）：指利用电动机械活动装置，使手术肢体在术后能进行早期、持续性、无痛范围内的被动活动，以缓解疼痛，改善 ROM，防止粘连和关节僵硬，促进伤口愈合和关节软骨的修复和再生，促进关节周围软组织的血液循环和损伤软组织的修复，消除手术和制动带来的并发症。

3.ROM 训练的注意事项

(1)患者应处于舒适的体位,穿宽松衣服,必要时应脱去衣服或暴露治疗部位。

(2)治疗师必须熟悉关节的解剖学结构和运动平面、运动方向以及各方向 ROM 的正常值,以免使关节产生错误的运动方向或造成超范围运动损伤。

(3)治疗前应向患者说明训练的重要性、治疗所采用的手法和器械的作用以及可能产生的正常和异常感觉,使患者做好心理准备,避免恐惧及过分紧张,并能在治疗中有异常感觉时及时告诉治疗师。

(4)治疗师应采取适当的体位为患者进行治疗,避免自己用力不当导致不必要的损伤或某一局部过度疲劳。

(5)操作要缓慢、有节律地在无痛的范围内进行,合理控制力度,一般应以治疗过程关节周围软组织有明显牵拉感,治疗后略感酸胀为宜。注意患者的疼痛反应,避免牵拉已经过度活动的关节。如果出现关节明显疼痛或肌肉肿胀,并持续 24h 不缓解,则说明用力过度。

(6)除 CPM 以外,无论主动运动还是被动运动,均应在达到关节 ROM 终点处停留数秒或更长时间,以达到对粘连、挛缩的软组织更好的牵张效果。

(7)注意对每一关节进行全方位范围的关节活动,例如肩关节,屈曲、伸展、内收、外展、外旋、内旋各个方向的运动均应做到。

(8)**遇到下列情况时,应避免牵拉**:骨折未可受力之前;牵拉中有明显骨性阻挡;炎症急性渗出期。

(三)肌力训练

肌力下降是临床上最常见的症状之一,可对患者的日常生活造成不同程度的影响,如坐、站、转移和步行等。肌力训练是增强肌力的主要方法,可改善受累肌肉的力量,增强运动能力,提高生活质量,被广泛应用于骨关节系统及神经系统疾病的康复治疗中。

1.肌力训练的适用范围

(1)周围神经不完全损伤急性期过后的部分失神经支配肌肉。

(2)中枢神经系统损伤、骨关节或其他伤病长期静养所致失用性肌萎缩的预防和矫治。

(3)肌肉急性损伤愈合后的恢复期。

(4)肌肉及周围软组织的慢性劳损。

(5)体育健身。

2.肌力训练的基本原则 肌肉的收缩运动会消耗人体内的磷酸肌酸、肌糖原和蛋白质等能量物质。在肌肉运动结束后的恢复过程中,人会经历疲劳恢复阶段和超量恢复阶段,运动时被消耗的物质不仅能够恢复到原来的水平,而且在一段时间内还会继续上升并超过运动前的水平,这种情况称为超量恢复(图 3-1)。一般来说,保证下一次训练出现在前一次的超量恢复阶段是很重要的,由此能起到巩固和叠加的作用,可能逐渐实现肌肉形态的发展及功能的增强。

3.肌力训练的基本方法 增强肌力具体的训练方法很多,应根据肌肉现有肌力水平、全身状况以及场地设备条件来选择。

(1)根据肌力等级情况所采用的训练方法

1)助力运动(assisted movement):指部分借助于外力的辅助,部分由患者主动收缩肌肉来完成整个运动过程。适用于肌肉已能开始收缩,但力量尚不足以移动肢体的自重或对抗地心引力的情况,即肌力 1~2 级的患者;ROM 受限的关节以及由于疼痛、

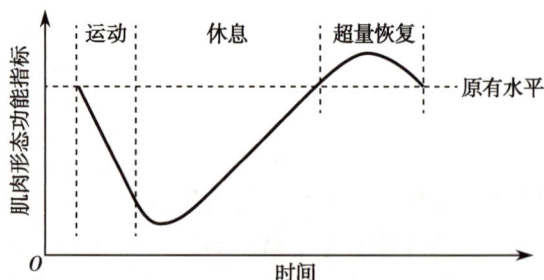

图 3-1 超量恢复示意图

虚弱而不宜进行主动运动时。助力运动训练方法是在患者进行自发肌肉收缩的同时,由治疗师辅助或借助器具引起关节活动进行训练,在训练过程中应随着患者肌力的增强而逐渐减少助力成分。

助力运动训练包括:①徒手助力运动,先由患者进行主动运动,未能完成部分由治疗师给予帮助。②悬吊助力运动,是利用绳索、挂钩、滑轮等装置悬吊接受训练的肢体,以减轻肢体的自身重量,然后在水平面上进行主动运动。

2)主动运动(active movement):指在既不给予辅助力也不给予阻力的情况下全部由患者主动独立完成的运动,即整个运动由患者主动收缩肌肉来完成。主动运动训练适用于肌力3级,心肺功能有所改善、全身状况有一定恢复的患者。训练过程中治疗师给予适当的指导和必要的监督,要使主要训练的肌肉置于抗重力位,其运动的速度、次数、间隔时间,均需根据患者的具体情况进行。

3)抗阻运动(resisted movement):指由患者主动地进行对抗阻力的运动,适用于肌力达到4~5级的患者。阻力可以由器械产生,如使用沙袋、哑铃、弹簧或橡皮条给予一定负荷,或由治疗师或患者本人徒手施加抵抗,使患者主动作肌肉收缩并抵抗负荷。

(2)根据肌肉收缩的形式分类的训练方法

1)等长肌力训练:适用于骨科疾患早期,如关节炎急性期,骨、关节损伤肢体被固定或手术后,不允许关节活动的各类情况。具体方法:可采用短促等长训练,指导患者选择适当体位,嘱患者用全力或接近全力使肌肉收缩,维持10s后休息10s,10个/组,10组/次。等长肌力训练可在关节活动的不同角度上进行,配合有节律的呼吸,避免憋气。

2)等张肌力训练:可分为向心收缩和离心收缩,能引起关节活动,对周围组织刺激会比等长肌力训练大,适用于肌力≥3级的肌群。具体方法:可采用渐进抗阻训练法(progressive resistance exercise),首先测试出靶肌肉连续10次等张收缩所能承受的最大负荷,称为10RM(10 repetition maximum),顺次进行3组抗阻训练,3组的抗阻负荷分别为1/2、3/4和1个10RM,10次为1组。

3)等速肌力训练:指在运动中维持恒定的速度,在ROM内的每一个点上都能向肌肉提供合适的阻力,提高运动单元的募集率,达到最好的训练效果。具体方法:通过等速肌力训练系统,设定不同的运动速度进行肌力训练,速度可分为慢速(1°~60°/s)、中速(60°~180°/s)、快速(180°~300°/s)及功能性运动速度(300°~1 000°/s)。

4.肌力训练的注意事项

(1)合理选择训练方法:增强肌力的效果与选择的训练方法是否合理直接有关。训练前应先评估训练部位的ROM和肌力情况,根据评估结果选择训练方法。

(2)注意运动时始终保持规范的姿势:避免出现代偿性运动影响训练效果。例如,在训练三角肌力量做肩关节外展运动时,应注意保持躯干正直,避免以躯干侧屈运动代偿肩外展运动。

(3)合理调整训练阻力:所加阻力是否得当是肌力训练的关键因素之一。阻力通常加在被相应关节带动活动的骨骼的远端,以较小的力量产生较大的力矩,如肱二头肌肌力训练时,阻力应加在尺、桡骨远端。每次施加的阻力应持续、平稳,而非跳动性。阻力的增长应根据肌力的改善情况循序渐进。若患者不能完成全范围关节运动、加阻力的部位出现疼痛、肌肉出现震颤或出现代偿性运动时应改变施加阻力的部位或大小。

(4)防止过度疲劳和疼痛:肌力训练后出现很短时间内的肌肉酸痛和疲劳是正常的,若训练后第三月仍感疲劳和疼痛,则说明运动强度过大,应适当减少运动时间和调整运动量,同时应注意做好准备活动和训练后的放松活动。

(5)防止出现心血管反应:等长抗阻力运动,特别是抗较大阻力时,具有明显的升压反应;如在用力过程中患者屏气,又会增加胸腔内压从而减少回心血量。故有高血压、冠心病或其他心血管疾病者应避免在等长抗阻运动时过分用力或屏气。

（四）有氧训练

有氧训练（aerobic exercise）又称耐力训练，指人体在运动过程中以有氧代谢供能为主的情况下进行的中等强度的大肌群、节律性、长时间、周期性运动，是以提高机体有氧代谢能力为目的的运动。常用的有氧运动方式包括散步、慢跑、自行车、游泳及各种无身体直接对抗的球类运动等。这种运动的特点是训练需持续一定时间，保持一定强度（中等强度），多属周期性、节律性的运动项目。对增强心血管和呼吸功能以及改善新陈代谢有良好的作用，常用于一般健体、强身，以及心血管、呼吸、代谢等系统疾患的康复。

1. 有氧训练的运动强度　有氧运动应达到一定的运动强度才能起到锻炼效果。对于有心肺功能障碍的患者，有氧运动的运动强度应严格控制。运动强度的制订可通过 3 种方法。

（1）**心电图运动试验**：运动方式常用踏车和活动平板运动试验。其优点是在运动中便可观察心电图和血压的变化。采用心电图运动试验须严格遵循制订的试验方案，逐渐增加运动强度，通过多级运动强度的测试，了解患者的心脏功能和机体耐力，以患者出现呼吸或循环不良症状（如呼吸困难、头晕眼花等）或体征（如血压下降、步态不稳等）以及心电图异常、心血管运动反应异常作为终止运动的指标。日常有氧运动训练的运动强度应低于该指标所对应的强度范围。也可根据心电图运动试验的结果检测出 VO_{2max} 的值，推荐 50%~70% VO_{2max} 作为有氧运动的强度范围。

（2）**靶心率**（target heart rate，THR）：指有氧运动过程中允许达到的有效而安全的心率，又称运动中的适宜心率。如无条件进行心电图运动试验，可根据公式计算靶心率。通常以最大心率的 60%~80% 作为靶心率，即靶心率=（220－年龄）×（60%~80%）。年龄在 60 岁以上且有心血管病史的患者，靶心率=170－年龄；经常参加体育锻炼的人，靶心率=180－年龄。在有氧运动中，心率达到靶心率的时间应超过 10min，最好能够持续 20~30min，才能产生良好的训练效果。

（3）**博格（Borg）自觉疲劳程度量表**（rating of perceived exertion，RPE）：是根据运动者自我感觉疲劳程度衡量相对运动强度的指标（表 3-1），是持续强度运动中体力水平较为可靠的指标，可用来评定运动强度；在修订运动处方时，可用来调节运动强度。

RPE 与心率的对应关系：RPE 11~15 级相当于 60%~90% 最大心率的运动，所以一般有氧运动的强度应以使患者达到 RPE 11~15 级为宜。

表 3-1　RPE 的 15 级分类

分级	6	7	8	9	10	11	12	13	14	15	16	17	18	19	20
RPE		非常轻松		很轻松		有点累		稍累		累		很累		非常累	

2. 有氧运动方式的选择　患者进行有氧运动训练的方式，应根据患者的体力情况及兴趣爱好来选择。不同的运动有不同的能量消耗。能量消耗通常以代谢当量（metabolic equivalent，MET）表示。代谢当量指运动时代谢率对安静时代谢率的倍数。1MET 的活动强度相当于健康成人安静、坐位代谢的水平，即每千克体重从事 1min 耗氧 3.5ml 的活动时的活动强度，即 1MET=3.5ml O_2/（kg·min）。

以此为基准，各种活动的强度可以 1MET 的倍数来表示，即 METs 值可作为有氧运动强度的表示方法，常见活动的 METs 值见表 3-2，应根据患者的心肺功能或体力，选择适当的运动项目。如急性心肌梗死发生 1 周左右的患者，应选择 2~3METs 的运动；病情平稳 1 个月以后，则可进行 4~6METs 的运动。

3. 有氧运动的持续时间及频度　有氧运动的持续时间要根据个人体质情况而定。一般不应少于 20min/次，健康人可延长至 1~2h；此外在每次训练前还要进行 5~10min 的准备活动，训练后要有 5min 左右的整理活动；至少隔日运动一次，即每周应进行 3~5 次有氧运动，才会产生良好的累积效应。

表 3-2　常见活动的 METs 值

运动项目	METs	运动项目	METs
卧位或半卧位阅读	1	骑马	3~8
坐位玩纸牌	1.5	跳绳	12
弹钢琴	2~2.5	骑自行车（20.8km/h）	9
射箭	3~4	慢跑	7~15
羽毛球	4~9	爬山	5~10
篮球（练习）	3~9	旱冰、滑冰	5~8
仰卧、坐位上肢徒手练习	1~2	滑雪	5~12
保龄球	2~4	冲浪	5~7
划船	3~8	上台阶	4~8
韵律体操	3~8	游泳	4~8
舞蹈	3~7	乒乓球	3~5
钓鱼	2~6	网球	4~9
高尔夫球	2~7	排球	3~6
徒步旅行	3~7	台球	2.3

4. 有氧运动的注意事项

（1）**注意安全**：进行必要的体格检查，耐力训练对心血管等内脏系统影响较大，有些训练项目如健身操、骑自行车、跳绳等运动强度比较大。因此训练前应认真进行必要的体格检查，特别是心血管系统和运动器官的检查，以免在训练中发生意外或运动损伤；进行必要的医疗监护，对有潜在意外危险的患者，尤其心血管疾病患者，应有一定的医疗监护措施；防止运动过程中的运动损伤。

（2）**循序渐进**：按患者病情及体质情况制订训练计划，并严格按照进度中规定的运动量（运动强度、持续时间、运动频度）训练，切忌急于求成，超量训练。定期检查患者运动中的心率，如患者的运动耐力提高，完成同一运动强度的训练时心率较前下降，不能达到靶心率或 RPE 级别降低，则应提高运动强度，使运动中仍能维持一定时间的靶心率，这样才能使患者的耐力逐步提高。

（五）平衡功能训练

1. 基本概念　平衡功能指人体保持身体处于稳定状态的能力。

平衡可分为静态平衡和动态平衡两种。静态平衡指处于某一静态姿势的人体在无外力作用时，通过自身控制保持身体稳定状态的能力。动态平衡指当身体在运动过程中原有平衡被打破或有外力作用于人体破坏了原有的稳定状态时，人体通过姿势的调整重新恢复稳定状态的能力。

2. 维持平衡功能的因素　维持好的平衡功能需要下列功能基本正常：意识、视觉、前庭功能、本体感觉、触觉（尤其是双足部的触觉）、空间感知能力、肌张力、肌力、耐力、拮抗肌之间的协调性及ROM（如屈髋角度不足时不易坐稳，足底与小腿间的角度不能达到90°时不能站稳）等。

以上各项功能之间既有相互依赖的关系，又有在一定程度内互相代偿的机制。例如，当本体感受器感觉到身体平衡状态即将被打破时，会立即通过对相应肌肉肌张力的调整使身体恢复稳定状态。如果本体感觉通路出现病变，则需要通过意识警觉状态的加强和肌张力的提高（肌肉绷紧）来随时准备应对身体失去平衡的状态，并且会更多地利用视觉、触觉等来感知身体的状态及外界环境的变化。

3. 平衡功能障碍的表现　有下列情况之一即为平衡功能障碍。

（1）不能维持身体的稳定状态。

（2）当身体的稳定状态受到外力的干扰时，不能作出相应的保护性反应。

（3）在自身的运动中不能找到合理的姿势使身体随时趋于稳定。

4. 平衡功能的训练

（1）**平衡训练的原则和顺序**：平衡训练与其他运动疗法的顺序原则一样，都是从易到难，其中包括支持面从大到小，从静态平衡到动态平衡，身体重心从低到高，从睁眼时保持平衡到闭眼时保持平衡，从注意下保持平衡到不注意下保持平衡。

（2）**训练方法**：在平衡练习前，应首先要求患者学会放松，减少紧张或恐惧心理。平衡练习中，必须保持头部于稳定的位置。平衡练习可分静态平衡和动态平衡练习。

1）静态平衡练习：静态平衡主要依靠肌肉相互协调的等长收缩，用以维持身体的平衡。在静态平衡训练中先从比较稳定的体位开始，然后转至较不稳定体位，如前臂支撑俯卧位→前倾跪位（前臂支撑跪位）→跪坐位→半跪位→坐位→站立位。站立位时也可先睁眼，后闭眼进行。

2）动态平衡练习：包括对抗外力干扰能力，重心转移能力和在不稳定的支撑面上保持身体平衡等功能的训练。

抗干扰能力的训练应在患者能够独立维持静态平衡的基础上进行。当患者能够在某一体位独立保持平衡后，治疗师可从其身体的前、后、左、右施加外力干扰，使其在重心偏移的情况下重新将其调整至支持面以内。开始时先向患者预报干扰动作的方向再做动作，或按照一定顺序进行各方向的干扰，逐步过渡到不做预报并且随机从各个方向进行干扰，干扰动作亦逐步由轻到重。注意在训练中治疗师要一手做干扰动作，一手在一定距离内保护患者，既能使患者的身体产生一定程度的晃动令其尝试自行调整回平衡位置，又不致使患者跌倒摔伤。

患者具备了在外力干扰下调整重心的能力后，可在治疗师的保护下练习自己进行身体重心的前、后、左、右移动。同样的训练原则是：重心转移幅度由小到大，从每次转移后再回到初始位置，逐步过渡到各方向转移之间的直接变换。治疗师的保护原则亦与抗干扰训练时相同。

如果患者在上述训练中能够应付自如，可利用博巴斯球（一种充气、有弹性的大球，直径 1m 左右，患者可在其上仰卧、俯卧或坐，在治疗师的保护下训练平衡控制能力）、平衡板（底面为弧形，上面为平板，可供患者站立）等训练器材，使患者不仅能够适应这些器材的自然晃动，又能通过调整自身平衡，在保持自身平衡的同时控制器材的晃动幅度和方向，与自己身体融为一个活动的整体。也可使患者处于一种不平衡的体位，然后让其自行纠正。

在上述训练均能完成的基础上，可结合日常生活所需进行行走、转弯、折返等行进过程中的平衡训练，还可增加跳跃、上下阶梯以及利用抛接球、投篮、乒乓球等游戏类项目训练患者在复杂运动中保持平衡和注意力被分散的状态下维持自身平衡的能力。

（六）协调功能训练

1. 基本概念　协调功能指人体自我调节，按照一定的方向和节奏，采用适当的力量和速度，完成平滑、准确且有控制地随意运动的一种能力。

2. 维持协调功能的因素　维持好的协调功能需要视觉、触觉、本体感觉（包括位置觉和运动觉）、前庭觉等感觉健全，维持躯体运动功能的肌力、肌张力正常，各种反射性运动灵敏，并且能够顺利接收到来自锥体系和锥体外系上位中枢的修正、调节和统合，才能很好地控制运动中的姿势以及运动的力度、幅度、节奏等方面的准确性。

3. 协调功能障碍的表现　即共济失调。主要表现为患者在空间和时间方面对动作的控制障碍。

（1）**辨距不良**：即动作幅度过大或过小。

（2）**动作分解（震颤）**：参与运动的各肌群之间不能相互配合，使得本应平滑流利的动作变成若干孤立的肌肉收缩和松弛。

（3）**轮替性动作困难**：原因是肌肉收缩和松弛之间转换不及时。

4. 协调功能训练　是训练患者将一个复杂动作所涉及的一系列简单动作在神经系统中形成调控程序,在反复实践练习过程中逐渐修正这一程序,直至产生的动作准确、流畅,并使这一修正好的程序在神经系统中形成记忆印迹,以便今后随时提取运用。

（1）训练思路及原则

1）在完成具体任务的过程中进行练习。

2）任务应与日常生活中的实用动作密切相关,可将生活实用动作进行适当简化或增加其娱乐性。

3）将复杂动作分解成单个动作分别练习,再将不同的单个动作按顺序累加,逐渐增加动作的复杂性。

4）无论单个动作还是复杂任务,都要求重复相当多的次数,要求完成动作从慢到快,以使之逐渐熟练、协调。

5）任务动作的设计应在现有功能的基础上,使患者感到有信心完成任务,但按标准、有质量地完成却有一定难度,才能在反复练习中逐渐使动作趋于完善。

6）任务应从易到难,从粗大动作到精细动作,另一方面,还需练习参与任务的身体部位从少到多。

（2）训练方法

1）上肢的协调性训练:①双上肢交替上举、交替屈肘、交替用双手摸对侧肩,交替用双手摸同侧肩等。②做前臂旋前旋后的轮替动作,双手掌心互拍与掌背互击交替进行等。③左手握拳击右掌与右手握拳击左掌交替进行等。④双手手指一一对应,顺序相触,双手五指顺序、有节奏地击打桌面等。

2）下肢的协调性训练:①仰卧位双下肢交替屈伸髋、膝关节,将一侧足跟放置于另一侧膝上,再沿胫骨滑至足背。②坐位双脚足跟固定,交替用脚掌拍击地面,或一只脚有节奏地拍击地面,速度由慢到快。③站立位用协调性差的下肢做迈步的分解动作,再逐渐将动作连贯起来。

3）全身协调性训练:例如跳跃击掌、跳绳和打太极拳等。

（七）神经肌肉促进技术

1. 概述　神经肌肉促进技术（neuromuscular facilitation technique）简称促通技术或易化技术（facilitation technique）,是根据神经生理与神经发育的规律,应用促进正常运动形式,抑制异常的姿势和动作模式的方法,以提高运动控制能力,改善中枢神经损伤者功能障碍的康复训练技术。

脑部中枢神经系统损伤造成的瘫痪不是单纯的肌力减退的问题,而是异常的姿势反射和异常的运动模式干扰了肢体的正常运动。因此,中枢性瘫痪的康复治疗方法就不能仅以改善肌力和ROM等为目标,而应通过合乎神经生理,顺应神经发育规律的方法帮助患者恢复正常的运动模式。这就是神经肌肉促进技术的本质。

其中有代表性的方法有布伦斯特伦（Brunnstrom）的神经生理学技术（neurophysiological technology,NPT）、博巴斯（Bobath）的神经发育学技术（neurodevelopmental treatment,NDT）、卡巴特（Herman Kabat）的本体感觉神经肌肉促进技术和鲁德（Rood）的多种感觉刺激法。

这些技术具有以下共同特点:①以中枢神经系统损伤患者作为主要治疗对象。②治疗中重视与日常生活实用功能的结合。③基本动作的练习按照运动发育顺序进行。④主张肢体训练由躯体近端向远端进行。⑤应用多种感觉刺激,包括躯体、语言、听觉、视觉等。⑥强调运用人类正常运动模式反复强化训练。⑦强调早期治疗、综合治疗以及各相关专业的全力配合。

2. 神经肌肉促进技术的适用范围　神经肌肉促进技术主要适用于各种类型的神经性瘫痪,如偏瘫、脑瘫、精神发育迟缓等疾患的治疗。

3. 常用神经肌肉促进技术

（1）布伦斯特伦技术（Brunnstrom technique）:脑损伤后中枢神经系统失去了对正常运动的控制能力,重新出现了在发育初期才具有的运动模式,如原始的姿势反射、联合反应和共同运动。脑损伤后偏瘫患者的恢复过程也与周围神经损伤造成的瘫痪不同,要经过中枢神经系统损伤—异常运动模式—脱离异常模式—正常运动模式的过程(图 3-2)。在此过程中,异常运动模式的出现是功能恢复的必经之路,应该先诱发出这种异常模式使患者肢体出现运动功能,再利用专门技术打破这种模式,帮助患者恢复对肢体的良好控制。

布伦斯特伦技术的特点是精细的手法和特定的徒手技术;稳定的姿势及诱发主动的运动。基本的治疗方法是早期充分利用一切方法引出肢体的运动反应,并利用各种运动模式(无论是正常的还是异常的)强化训练,再从异常模式中引导、分离出正常的运动成分。

图 3-2　中枢神经损伤恢复过程及其与周围神经损伤恢复过程的区别

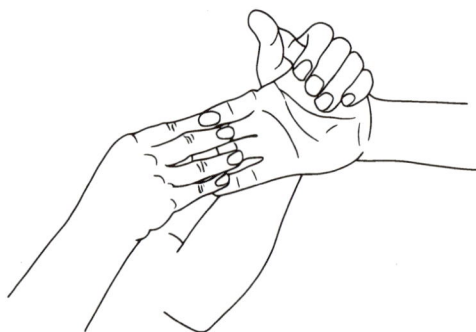

(2)**博巴斯技术**(Bobath technique):特点是首先通过关键点的控制及其设计的反射抑制模式和肢体的恰当摆放来抑制肢体痉挛,再通过反射、体位变化诱发其平衡反应,让患者进行主动的、小范围的、不引起联合反应和异常运动模式的关节运动,最后通过各种运动控制训练,逐步过渡到日常生活动作的训练而取得康复效果,最终达到各种生活能力的自理。该技术主要用于小儿脑瘫和偏瘫的康复治疗。

关键点指可影响身体其他部位肌张力的关键控制点,主要包括头部(可控制全身)、胸骨柄中下段(可控制躯干张力)、肩部(可控制肩胛带部的张力)、手指(可控制上肢及手部的张力)、足(可控制下肢的张力)等。如治疗师可以通过一手握住患者的拇指,使其呈外展、伸展位,另一只手握住其余四指(图 3-3),持续牵拉片刻,即可缓解上肢和手的屈肌张力;而将患者的踝关节背屈并外翻,则可缓解下肢较强的伸肌痉挛,包括踝关节的跖屈和内翻。

反射抑制模式指与偏瘫患者痉挛模式(躯干向偏瘫侧屈、肩胛带后撤、下沉,肩关节内收、内旋,肘屈曲,前臂旋前,腕、指关节屈曲,拇内收、屈曲,患侧骨盆上抬,髋、膝关节伸展,踝关节跖屈)相反的姿势(图 3-4),即患侧躯干伸展,患侧上肢外展、外旋、伸肘、前臂旋后、腕指伸展同时拇指外展,下肢轻度屈髋、屈膝、内收、内旋同时踝、趾背屈。

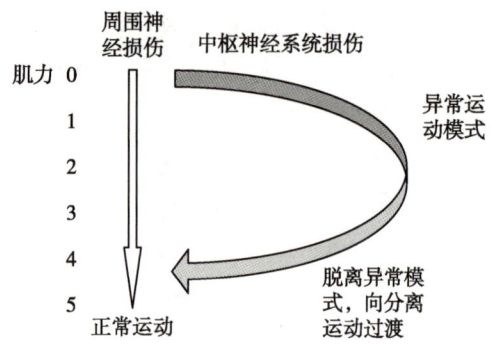

图 3-3　通过手部关键点控制上肢和手的屈肌痉挛

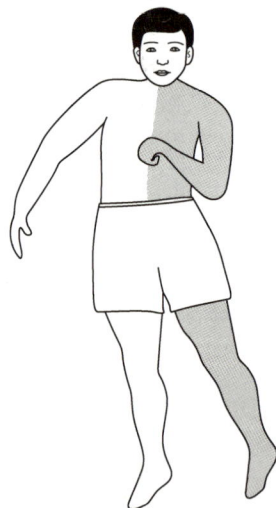

图 3-4　偏瘫患者的痉挛模式(灰色部分为偏瘫侧)

抑制异常运动模式,诱发和促进正常反应的出现是博巴斯理论的核心。其具体方法除了用放置并维持某肢位、姿势来克服病理性活动及控制关键点来抑制痉挛外,还通过利用指导性技术、挤压、牵引和拍打等手段使患者获得正常的运动感觉,从而改善或恢复其对运动的控制能力,促进正常运动的出现。同样以对患侧踝关节的训练为例,博巴斯技术并不急于诱发踝背屈肌肉的收缩,而是从偏瘫早期开始,时刻注意将踝关节摆放于背屈、外翻的状态,在训练髋、膝关节的运动时仍不忘用一只手保持踝关节的这一姿势；在坐位进行膝关节屈曲大于90°的训练时，保持足跟不离地；在进行患侧下肢迈步训练时，治疗师托住患足足趾使其伸展，并将踝关节控制在背屈、外翻位，引导患肢迈步过程中以微屈膝关节的标准动作向前迈步，注意勿抬脚过高（避免发生下肢伸肌痉挛或以骨盆上提、躯干侧屈代偿的摆腿姿势），再慢慢以足跟着地，同时用手体验患足足趾有无屈曲动作，若有，在患足落地前，指导患者再次抬高足部，放松足趾后用足跟着地。必要时可戴保持踝关节于良好位置的踝足矫形器。

（3）**本体感觉神经肌肉促进技术**（proprioceptive neuromuscular facilitation，PNF）：是通过刺激人体组织的本体感受器来促进神经肌肉系统反应的治疗方法，最早用于脊髓灰质炎患者的康复治疗。PNF的首要目标是帮助患者取得最高水平的运动功能。它是一种综合的方法，是对人整体功能的指导，而不是仅仅针对某个具体的问题或部位。

PNF以神经发育和神经生理学原理为理论基础，强调整体运动而不是单一肌肉的活动，其特征是模仿日常生活中的功能活动，以躯十和肢体的对角线和螺旋方式（如上肢以肩关节为轴心做屈曲、内收、外旋—伸展、外展、内旋—屈曲、外展、外旋—伸展、内收、内旋）的助力、主动或抗阻运动，来刺激本体感觉器，同时结合言语和视觉刺激，尽可能地激活和募集最大数量的运动单位参与活动，从而改善运动控制、肌力、协调性和ROM。PNF技术还注重激励患者自身积极主动的精神，激发其潜力来促进神经肌肉功能的恢复，最终达到改善功能的目的。

（4）**鲁德技术**（Rood technique）：又称多种感觉刺激法，可用于运动控制能力差的患者。其理论基础：人体活动都是由先天存在的各种反射，通过不断地应用和发展，并根据反复的感觉刺激不断地作出修正，直到在大脑皮质意识水平上达到最高的控制为止。因此鲁德技术的最大特点是强调有控制的感觉刺激，并根据人体运动的发育顺序，利用运动来诱发有目的的反应。

1）感觉刺激：作用是通过对表皮的刺激，使γ传出神经兴奋，从而诱发所需要的肌肉收缩或放松，使肌张力正常化，并诱发所需要的运动反应。常用的感觉刺激：①机械性刺激。一种是利用电动旋转式毛刷在皮肤表面沿逆毛发生长的方向旋转，这是经典的机械性刺激；另一种形式是拍打，对欲收缩肌肉进行轻拍，可产生类似牵张反射的作用。②温度刺激。用冰块沿肌肉走行轻划数次，可提高肌肉的兴奋性；用冰敷、温热敷可降低肌肉的兴奋性，缓解肌痉挛。③对关节面的刺激。两关节面的分离可刺激相应关节的屈曲；两关节面相互加压可刺激相应关节的伸展。④有节律的运动。关节向两个方向的缓慢而有节律的运动可起到放松的作用。如仰卧位双下肢屈曲，双脚平放在床面上，双膝均匀地向两侧摆动；或侧卧位，治疗师扶住患者的肩和髋部做屈伸交替动作等。

2）运动发育的规律：鲁德的人体运动发育顺序，是从婴幼儿的运动发育过程，即仰卧屈曲模式—转体或滚动模式—俯卧伸展模式—颈肌协同收缩模式（即俯卧位抗重力抬头）—俯卧屈肘模式—手膝位支撑模式—站立—行走这8个阶段（图3-5），而总结出了运动控制发育的4个水平。①新生儿舞动上下肢—肌肉的全范围收缩，即主动肌收缩、拮抗肌抑制所形成的肢体自由屈伸。②通过肌

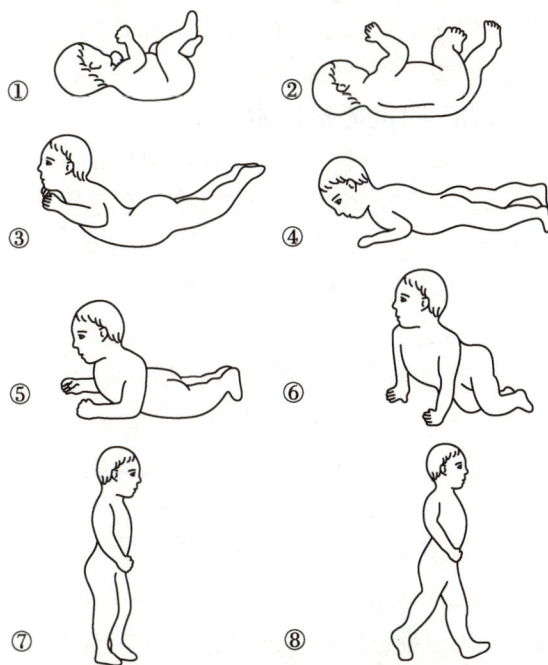

图 3-5　婴幼儿的运动发育过程
①仰卧屈曲模式。②转体或滚动模式。③俯卧伸展模式。④颈肌协同收缩模式（即俯卧位抗重力抬头）。⑤俯卧屈肘模式。⑥手膝位支撑模式。⑦站立。⑧行走。

肉的协同收缩支撑体重—固定近端关节,允许远端部分活动。③婴儿手膝位支撑,尚未学会爬行,只会前后摆动躯干—远端固定,近端关节活动,即一边支撑体重一边活动。④爬行、走和手的使用等技巧运动,即肢体的近端关节起固定作用,远端部位活动。

根据患者运动障碍的性质和程度,按照运动控制能力的不同阶段,由简单到复杂,由低级到高级,利用各种感觉刺激逐级诱发肌肉的运动。治疗原则是按一定的顺序进行刺激,通常由颈部开始,骶尾部结束;由近端向远端进行;先刺激外感受器,后刺激本体感受器;颈部和躯干先进行难度高的运动,后进行难度低的运动;四肢先进行难度低的运动,后进行难度高的运动;先诱发反射运动,再过渡到随意运动。

(八)悬吊训练技术

1. 概述　悬吊训练技术(sling exercise therapy,SET)是以神经肌肉激活技术(neuromuscular activation)为基础,利用悬吊装置将患者肢体或躯干悬挂后,在不稳定的状态下进行闭链运动,以提高核心肌群的稳定性,从而达到改善肌肉骨骼疾病的目的,包括评估和治疗。

2. 悬吊技术的治疗机制　脊柱和骨盆是人体连接上下肢的桥梁,位于人体的核心区域,是人体各运动链的中间环节,其稳定性直接影响到四肢肌群的用力效果和运动质量,因此只有改善核心区域的稳定性,整体的运动才能更加协调。大量研究证明,疼痛或长时间的失用会使核心稳定肌出现"关闭"的倾向,弱链的出现会干扰力的传递,使前馈机制减弱,从而导致运动质量、肌力及神经肌肉系统控制能力的降低。悬吊技术的治疗核心是激活相应区域"休眠"或失活的核心稳定肌(弱链),重建其正常功能模式及神经控制模式,而想要有效地激活和募集核心稳定肌,就需要在支撑面高度不稳定的状态下进行训练。

3. 悬吊技术的要点　包括四个主要方面:①提供不稳定支撑面。②闭链运动(closed kinetic chain,CKC)。③无痛治疗。④振动技术的应用。

4. 悬吊技术的操作流程　从生物力学的角度看,肢体的运动可以看作力在由一个个关节构成的运动链上的传递,而生物力学链上的薄弱环节被称为弱链(weak link)。悬吊技术治疗前首先要找到运动过程中的弱链,评估方法称为弱链测试(weak links test),然后根据患者弱链测试的结果,设计个性化的训练方案。

(九)肌肉能量技术

1. 概述　肌肉能量技术(muscle energy technique,MET)作为一种基于软组织实施的手法,治疗师通过诱导患者沿着精确控制的角度和方向,主动进行不同强度的等长和/或等张收缩,以达到治疗目的。

2. 肌肉能量技术的治疗作用　肌肉能量技术主要针对肌肉骨骼功能障碍,能够降低过度紧张肌肉的张力,延展短缩的肌肉,增强肌力,改善ROM,促进局部血液循环,减轻水肿。

3. 肌肉能量技术的治疗机制　MET的治疗原理基于两个重要的神经生理学原则。第一个是,随着肌肉的持续收缩,高尔基腱器官会感受到肌张力的增加,经由 I 型 β 纤维传递信号至脊髓,继而抑制 α 运动神经元的信号输出,该抑制作用使神经冲动减少从而使肌张力下降,随后肌肉更容易被牵拉至一个新的静息位长度。第二个是,当主动肌收缩时产生的神经冲动使拮抗肌受到抑制。

4. 肌肉能量技术的操作方法　MET主要包括等长收缩后放松(post isometric relaxation,PIR)和交互抑制(reciprocal inhibition,RI)两种操作方法。MET的治疗原则首先是无痛,同时治疗师需要施加适度的阻力,患者只需要20%左右的力量进行对抗。

(1)PIR 操作方法:治疗师牵伸目标肌肉,直至能够感觉到肌力和筋膜的阻力位置或引发疼痛之前,让患者在抵抗治疗师阻力的情况下,目标肌肉进行等长收缩,持续5~10s后放松,治疗师缓慢牵拉目标肌肉至新的静息位长度。重复上述步骤3~5次。

(2)RI 操作方法:治疗师牵伸目标肌肉,直至能够感觉到肌力和筋膜的阻力位置或引发疼痛之前,让患者在抵抗治疗师阻力的情况下,让患者主动收缩目标肌肉的拮抗肌,持续 5~10s 后放松。重复上述步骤 3~5 次。操作时治疗师施加的阻力不宜过大,以免引起主动肌和拮抗肌的同时收缩。

三、以脑可塑性理论为基础的康复治疗技术

在过去的几十年里,脑损伤后运动障碍的康复治疗主要应用以神经发育学为基础的神经肌肉促进技术,促进了 20 世纪中后期脑损伤患者运动功能的恢复。20 世纪 50 年代以来,随着神经发育学、神经生理学、神经影像学等技术的发展,新的治疗方法,特别是以脑的可塑性为基础理论的治疗方法开始应用,如运动再学习法、强制性运动疗法、运动想象疗法、镜像疗法等。

(一) 运动再学习法

20 世纪 80 年代,澳大利亚物理治疗师 Janet H.Carr 和 Roberta B.Shepherd 依据最新的神经生理学、运动行为学等理论,认为中枢神经损伤后运动功能的恢复过程是患者重新学习运动功能的过程,强调患者的认知能力在治疗中的重要作用,强调训练中应用功能性活动和真实环境,按照科学的运动学习方法对患者进行教育,即运动再学习法(motor relearning program,MRP)。

1.MRP 的主要观点

(1)重新获得运动能力是一个学习的过程。

(2)残疾人和非残疾人具有同样的学习需要。

(3)以预期的和变化的两种形式进行运动控制训练,把姿势调整和患肢运动结合起来。

(4)特殊的运动控制最好通过练习该运动来获得,同时,这样的运动需要在各种环境中练习。

(5)与运动有关的感觉输入有助于动作的调节。

2.MRP 的训练要点　MRP 将基本的 ADL 归纳为 7 个部分,即上肢功能、口腔颜面功能、坐位功能、站位功能、起立、坐下和行走。上述每一个功能的训练,都经过 4 个步骤:

(1)观察患者的功能活动,与正常的功能活动进行比较,分析患者的问题,找出妨碍患者进行该项功能活动的因素。例如,用患手去拿桌上的物品这项任务,需要上肢肩关节前屈,肘伸展,腕关节轻度背伸,手指张开,拇指与其他四指相对。上述要素中无论哪一部分动作出现异常都将妨碍整体动作的完成。

(2)针对妨碍因素进行训练。

(3)训练整体功能活动。如首先发出指令"拿起这个纸杯,不要让它变形",在患者拿纸杯的过程中检查患者握杯的姿势和抓握的松紧程度,纠正不适当的动作。

(4)将训练贯穿于患者的日常生活之中。

因此,MRP 的每一项功能的训练都包括了评定和训练的内容,它要求治疗师了解运动学,能够分析患者的运动行为并向患者清楚地解释,以有利于患者发挥主动参与意识。

(二) 强制性运动疗法

强制性运动疗法(constraint induced movement therapy,CIMT)是 20 世纪 60—70 年代神经科学研究人员通过动物实验而发展起来的治疗脑损伤的一种治疗方法。该方法通过限制使用健侧上肢,达到强制使用和强化训练患侧肢体的目的,主要用于偏瘫患者的上肢治疗。

CIMT 的基本概念是在生活环境中限制脑损伤患者使用健侧上肢,强制性反复使用患侧上肢。该疗法的优点是需要的人力少,花费小,能达到较好的治疗效果。其理论基础来源于行为心理学和神经科学的研究成果——习得性废用的形成及其矫正过程。

(三) 运动想象疗法

运动想象指运动活动在内心反复地模拟、排练,而不伴有明显的身体活动。运动想象疗法(mental imagery therapy,MIT)指为了提高运动功能而进行的反复运动想象,没有任何运动输出,根据运动记忆在大脑中激活某一活动的特定区域,从而达到提高运动功能的目的。其主要是建立在

心理—神经—肌肉理论基础上的。该理论认为个体中枢已经储存了进行运动的计划或"流程图"，假定在实际活动时所涉及的运动"流程图"和在"运动想象"时所涉及的"流程图"是同样的，那么在"运动想象"过程中就有可能将这个"流程图"强化和完善。通过"想象"可以改善运动技巧形成过程中的协调模式，并给予肌肉额外的技能训练机会，从而有助于学会技能或完成活动。

运动想象疗法的训练程序可以概括为以下6个步骤：①说明任务。②预习。③运动想象。④重复。⑤问题的解决。⑥实际应用。需要强调的是运动想象疗法需要与相应的功能性活动结合起来才能取得良好的效果。所以"想象"的活动应该是具有针对性地从功能活动中进行选择。

（四）镜像疗法

镜像疗法（mirror therapy, MT）指利用平面镜成像原理，将健侧活动的画面复制到患侧，让患者想象患侧运动，通过视错觉、视觉反馈以及虚拟现实，结合康复训练的一种治疗手段。

镜像疗法最先是用于治疗截肢后幻肢痛，后来越来越多地应用于卒中后运动功能障碍、单侧忽略等的治疗，尤其是手功能及上肢功能的康复。操作时是将镜子垂直放置于患者的正中矢状位，患侧肢体置于镜子背面，患者通过观察镜中健侧肢体的活动，并同时用患侧肢体尝试完成对称运动，使其感觉患侧肢体也完成了正常运动。其可能机制是镜子中正常运动的假象增加了患侧本体感受信息的传入，由此激活了镜像神经元系统，并通过不断的视觉反馈刺激初级运动皮质，促使脑功能重组和可塑性改变，从而促进患者运动功能的恢复。由于镜像疗法操作简单易行，不仅适合大型医院应用，也适合社区和居家康复治疗。

四、物理因子疗法

物理因子疗法指利用声、光、电、磁、水和温度等物理因子作用于人体来治疗疾病或缓解症状、改善功能的方法。物理因子疗法具有消炎镇痛、兴奋神经和肌肉、改善血液循环、松解粘连及软化瘢痕等作用，无创伤、风险低、副作用少，对许多病、伤、残者的病理过程和功能障碍有良好疗效，因此在临床上被广泛应用。

在开始物理因子治疗前，每次都应检查设备是否正常工作，电极、电缆等有无破损，开关、调节器有无故障，接头是否牢固，不得将有故障、破损、接触不良或输出不正常的设备用于治疗。同时主动和患者进行充分的沟通，交代好注意事项以及可能出现的不良反应。治疗时应严格遵守操作规范，并及时询问患者有无不适，做好风险管理，防止烫伤、电击伤等意外事件的发生。

本章介绍常用物理因子疗法的分类、作用原理和临床适用范围，具体操作方法及注意事项请在操作前认真阅读所用仪器设备的说明书及相关专业书籍。

（一）电疗法

应用电流、电场治疗疾病的方法称为电疗法（electrotherapy）。电流频率的基本计量单位为赫兹（Hz）、千赫（kHz）、兆赫（MHz）和吉赫（GHz）。临床常用的电疗法有直流电及直流电药物离子导入疗法、低频电疗法、中频电疗法和高频电疗法。

1. 直流电及直流电药物离子导入疗法　方向不随时间而变化的电流称为直流电。应用直流电治疗疾病的方法称为直流电疗法（galvanization）。借助直流电将药物离子通过完整的皮肤、黏膜或伤口导入人体以治疗疾病的方法称为直流电药物离子导入疗法。此种方法兼有直流电和药物的双重作用，是临床常用的方法之一。目前临床上多用平稳直流电，电压不超过100V。

（1）直流电的主要生理及治疗作用： 直流电对人体的作用取决于它在组织中引起的复杂的物理化学变化。在直流电场的作用下，机体组织内各种不同电荷的离子发生极向迁移，导致局部组织离子浓度比发生变化，是直流电作用于机体产生治疗作用的基础。

1）当直流电通过人体时，由于离子的移动及电泳、电渗的结果，阴极下组织水分增多，细胞膜通透性增加，有软化瘢痕、松解粘连的作用；阳极下蛋白质密度增加，细胞膜通透性降低，有消肿、使渗出物多的病灶干燥的作用。

2)改善血液循环,加强组织营养,消除炎症。

3)直流电对中枢神经系统的兴奋和抑制过程的失调有调整作用,可用以治疗神经症和外伤、炎症等引起的大脑皮质功能紊乱的症状;对周围神经可促进神经纤维再生和消除炎症,用以治疗神经炎、神经痛和神经损伤;通过刺激皮肤或黏膜的感觉神经末梢感受器,可反射性地影响自主神经的功能,从而影响内脏器官和血管的舒缩功能。

4)电流强度较大的直流电可促进静脉血栓机化、从阳极松脱、退缩,当退缩到一定程度时,血管重新开放。

5)微弱直流电作用于阴极可促进骨再生修复。

6)利用直流电的电解、电泳、电渗作用,造成阳极下脱水并产生酸性电解产物、阴极下细胞水肿并产生碱性电解产物等不利肿瘤生存的条件,最终可导致肿瘤组织变性、坏死。

(2)直流电药物离子导入的原理、途径:直流电药物离子导入疗法是根据电学上"同性相斥"的原理,将带正电荷的药物离子放在阳极下,带负电荷的药物离子放在阴极下导入人体。药物离子经皮肤上的汗腺、皮肤腺管口或黏膜、伤口的细胞间隙进入人体。用于离子导入的药物应具备以下条件:①易溶于水,能电离,不易被酸或碱破坏。②明确极性,药物成分要纯。③局部应用有效。从阳极导入的常用药物离子有钙、维生素 B_1、透明质酸等;从阴极导入的离子有碘、维生素 C 等。

(3)临床应用

1)适应证:高血压、周围神经损伤、慢性关节炎、慢性溃疡、血栓性静脉炎、瘢痕、慢性附件炎、自主神经功能紊乱、结膜炎、视神经炎、慢性咽喉炎、下颌关节炎等。另电化学疗法适用于皮肤癌、肺癌、肝癌等。

2)禁忌证:恶病质、高热、昏迷、心力衰竭、出血倾向疾病、急性湿疹、恶性肿瘤(局部电化学疗法除外)、金属异物、戴心脏起搏器者、对直流电过敏者。

2. 低频电疗法 应用频率 1 000Hz 以下的脉冲电流治疗疾病的方法称为低频电疗法(low frequency electrotherapy)。脉冲电流形态多样,主要由呈一定规律变化的脉冲上升时间、持续时间、下降时间和间歇时间所组成。以上参数的变化形成不同波形,常用的有方波、三角波、正弦波、梯形波、指数曲线波、锯齿波等。脉冲分单向、双向。目前临床常用的有神经肌肉电刺激疗法、功能性电刺激疗法、经皮神经电刺激疗法。

(1)神经肌肉电刺激疗法(neuromuscular electrical stimulation,NMES):指应用低频脉冲电流刺激神经肌肉以治疗疾病的方法,又称电体操疗法。波形采用三角波和方波,根据肌肉失神经支配的程度,选择相应的参数。

1)治疗作用:对失神经支配而发生变性的肌肉进行适宜的电刺激,可以引起肌肉节律性收缩,改善血液循环和营养,延缓病肌萎缩,防止肌肉纤维化和挛缩,增强已萎缩肌肉的肌力,也可使健康肌肉变得更强壮;并可促进神经再生和神经传导功能的恢复。

2)临床应用:①适应证,下运动神经元损伤引起的肌肉萎缩及瘫痪。②禁忌证,上运动神经元损伤引起的痉挛性瘫痪、有心脏起搏器者、恶性肿瘤部位。

(2)功能性电刺激疗法(functional electrical stimulation,FES):指应用低频脉冲电流刺激丧失功能的器官或肢体,以所产生的即时效应来代替或纠正器官或肢体的功能的方法。波形多采用方波,也有梯形波、三角波等。

1)治疗作用:功能性电刺激多用于中枢性瘫痪患者。中枢性瘫痪患者的下运动神经元是完好的,不仅通路存在,而且有应激功能,但失去了来自上运动神经元的运动信号,不能产生正常的随意肌收缩运动。这时对周围神经施以恰当的电刺激,兴奋经神经传至相应的肌肉,引起肌肉收缩,可以诱发丧失的功能;同时也刺激了传入神经,经脊髓投射到高级中枢,促进功能重建以及心理状态的恢复。

2）临床应用：①适应证，卒中、脊髓损伤、脑瘫后的上下肢运动功能障碍、脊髓损伤后的排尿功能障碍等。②禁忌证，有心脏起搏器者、意识模糊、关节挛缩畸形、下运动神经元损伤、神经应激性不正常者。

（3）**经皮神经电刺激疗法**（transcutaneous electric nerve stimulation，TENS）：指通过皮肤将特定的低频脉冲电流输入人体刺激神经达到镇痛的方法。波形采用单向或双向不对称方波。

1）治疗作用：脉冲电流作用于皮肤后，通过"闸门控制"机制及内源性吗啡样物质释放而达到直接镇痛作用；同时，可通过促进局部血液循环，减轻水肿，促进炎症吸收，而起到间接的镇痛效果。

2）临床应用：①适应证，各种急慢性疼痛。②禁忌证，有心脏起搏器者、颈动脉窦部位、妊娠妇女下腹部。

3. 中频电疗法（medium frequency electrotherapy）　指应用频率为 1~100kHz 的电流治疗疾病的方法。中频电与低频电相比具有以下优点：电流频率越高，人体对其产生的阻抗越低，故中频电流可作用于更深的部位；中频电流的电流方向变化更快，不易引起电极下的电解反应，故治疗中不易损伤人体组织；中频电不易引起肌肉的强直性收缩，对皮神经和感受器也不产生强烈的刺激，只有轻微的震颤感，故中频电疗时人体能够耐受较大的电流强度。目前临床常用的有等幅中频电疗法、干扰电疗法、调制中频电疗法。

（1）**等幅中频电疗法**：应用频率为 1~5kHz 的等幅正弦电流治疗疾病的方法称为等幅中频电疗法。由于频率在音频段，故又称音频电疗法。

1）治疗作用：消炎、消肿、镇痛、软化瘢痕、松解粘连、促进局部血液循环、调节神经系统功能等。

2）临床应用：①适应证，瘢痕增生、注射后硬结、血肿机化、肩周炎、狭窄性腱鞘炎、血栓性静脉炎、声带麻痹、咽喉炎、肠粘连、慢性盆腔炎、硬皮病、神经炎、带状疱疹后遗神经痛等。②禁忌证，急性炎症、出血倾向、恶性肿瘤、活动性肺结核、有心脏起搏器者、孕妇腰腹部。

（2）**干扰电疗法**（interference current therapy）：将两组或三组不同频率的交流电同时交叉地输入人体，就会发生干扰现象，产生一种不断变化的综合电流。这种电流称为干扰电流。干扰电流的特点：强度比两组中的任何一组电流都大；两组电流在三维空间交叉，能产生立体的空间刺激效应，且随着电流相位的变化，刺激的强度会有动态变化，变化的频率即为差频。干扰电流不仅是幅度的变化，处于各电极之间的范围内接收到最明显刺激的部位也有所变化。

1）治疗作用：由于干扰电场在人体内部产生低频调制中频电流，因此，干扰电疗法兼有低频电与中频电的作用。主要治疗作用有：镇痛、改善局部血液循环、引起神经肌肉兴奋、调节内脏器官功能、调节自主神经功能等。

2）临床应用：①适应证，软组织损伤、扭挫伤、骨关节炎、颈椎病、腰椎病、肌筋膜炎、坐骨神经痛、骨折延迟愈合、术后粘连、肠麻痹、胃下垂、习惯性便秘、尿潴留、张力性尿失禁、慢性盆腔炎等。②禁忌证，与等幅中频电疗法相同。

（3）**调制中频电疗法**（modulated medium frequency electrotherapy）：中频电流被低频电流调制后，其幅度和频率随着低频电流的幅度和频率的变化而变化，这种电流称为调制中频电流。应用这种电流治疗疾病的方法为调制中频电疗法。调制中频电流含有 1~150Hz 的低频电流和 2~8kHz 的中频电流，其中低频电流有不同的频率和波形、不同的调幅度（0~100%）、不同的调制方式（连续调制、间断调制等）。因此，其兼有低频电与中频电两种电流的作用，作用较深，人体不易产生适应性。

1）治疗作用：消炎、镇痛、促进局部血液循环、锻炼肌肉、提高平滑肌张力、调节自主神经功能等。

2）临床应用：适应证与禁忌证同干扰电疗法。

4. 高频电疗法（high frequency electrotherapy）　指应用高频电流作用于人体以治疗疾病的方法。医学上把频率大于 100kHz 的交流电称为高频电流，按波长分为长波、中波、短波、超短波、微波 5 个波段，目前临床应用最多的是超短波和微波疗法。进行高频治疗前必须检查导线接触是否良好、极板有无裂纹、破损等并告知患者注意事项,治疗时应除去患者身上的金属物品,擦去汗液和伤口分泌物,保持治疗部位干燥,防止电击伤。

(1)**超短波疗法**(ultrashort wave therapy):指应用超短波电流治疗疾病的方法。波长 1~10m、频率 30~300MHz 的电流称为超短波电流。国产超短波电疗机的波长为 7.37m(40.68MHz)和 6m(50MHz)。大型机输出功率 250~300W,小型机输出功率 25~50W。治疗方式为电容场法。治疗时采用电容电极,电极放置方法有对置法、并置法和单极法。对置法的作用较深,在脂肪层中产热较多。超短波治疗的剂量可分为 4 级。①无热量:即治疗时患者无温热感。②微热量:有刚能感觉到的温热感。③温热量:有明显的温热感。④热量:有可耐受的灼热感。

1)治疗作用:①小剂量能促进周围神经再生,并有促进肉芽组织和结缔组织再生的作用,能促进伤口的愈合,但大剂量长时间则可使伤口及周围结缔组织增生过度、脱水老化、坚硬,影响伤口愈合。②无热量超短波可使急性化脓性炎在进入化脓期之前快速消散,如炎症已经化脓则可用微热量和温热量促其早熟使炎症局限化,当炎症发展为亚急性和慢性期,可促进炎症产物的吸收。③无热量和微热量超短波作用于人体均可引起毛细血管扩张,比其他物理因子疗法引起的血管扩张更持久、作用更深。④微热量超短波可促进胃肠分泌和胃肠吸收功能,解除胃肠道痉挛。⑤温热量超短波作用于肾区治疗肾功能衰竭(尿路阻塞除外)可以解除肾血管痉挛,增加肾血流量,有显著的利尿作用。

2)临床应用:①适应证,软组织和五官的感染、气管炎、肺炎、胃炎、肠炎、胃肠功能紊乱、肾炎、急性肾衰竭、膀胱炎、盆腔炎、附件炎、乳腺炎、扭挫伤、肌筋膜炎、骨髓炎、关节炎、颈椎病、肩周炎、腰椎间盘突出症、坐骨神经痛、骨折、冻伤、神经炎、周围神经损伤、神经痛、末梢神经炎等。②禁忌证,高热、出血倾向、心血管功能代偿不全、活动性结核、恶性肿瘤(高热疗法除外)、妊娠、有心脏起搏器者、局部金属异物。

(2)**微波疗法**(microwave electrotherapy):指应用微波电流治疗疾病的方法。波长 1mm~1m、频率 300MHz~300GHz 的特高频电流,称为微波电流,根据其波长分为 3 个波段:分米波(波长 10cm~1m,频率 300~3 000MHz)、厘米波(波长 1~10cm,频率 3 000~30 000MHz)和毫米波(波长 1~10mm,频率 30~300GHz)。微波的波长介于超短波与红外线之间,因此,兼有无线电波与光波的物理特征。微波可在空间传播,遇到不同介质可产生反射、折射、散射和吸收。治疗方式为辐射场法。微波辐射器包括接触式和非接触式两种,辐射治疗方法包括距离辐射法、隔砂辐射法、接触辐射法。微波治疗时组织产热较均匀,无皮下脂肪过热现象,对肌肉等较深层组织的作用比超短波作用更有效。毫米波生物学作用以非热效应为主。

1)治疗剂量与疗程:与超短波疗法相同。

2)临床作用:①适应证,神经痛、神经炎、颈椎病、骨关节病、肌肉劳损、肩周炎、腱鞘炎、风湿性关节炎、软组织扭挫伤、肺炎、支气管炎、胃炎、胃及十二指肠溃疡、结肠炎、喉炎、中耳炎、盆腔炎、附件炎、乳腺炎、软组织感染等。②禁忌证,同超短波疗法;还禁用于眼部、阴囊部及小儿骨骺部。

(二)超声疗法

频率超过 20kHz 的声波为超声。应用超声治疗疾病的方法称为超声疗法(ultrasound therapy)。超声能在固体、液体、气体中传播(不能在真空中传播)。在介质中传播时能量逐渐被吸收而衰减,在空气中衰减迅速。传统的超声疗法多采用频率为 800~1 000kHz 的超声。近年有研究采用 1~3MHz 高频超声及 30~50kHz 低频超声进行治疗。

1.治疗作用 超声作用于人体,由于机械振动作用产生了微细按摩效应、温热效应及多种理化效应,从而对人体产生了一系列治疗作用。

(1)加速局部血液循环,提高细胞膜通透性,改善组织营养,促进炎症消散。

(2)降低痉挛肌肉的张力,减轻痉挛造成的疼痛。

(3)小剂量超声可促进纤维结缔组织增生,较大剂量则促进结缔组织分散,有松解粘连,软化瘢痕的作用。

（4）小剂量可刺激细胞内蛋白质合成,促进组织修复,还可刺激骨痂生长,有利于骨折愈合,大剂量则可在骨与其他组织的界面产生高温,引起骨痛。

（5）作用于交感神经节时可以调节其分布区神经血管和内脏器官功能。

（6）动物实验显示:超声有溶栓作用。

2. 临床应用

（1）适应证:脑血管病后遗症、神经痛、扭挫伤、关节炎、软组织损伤、鼻窦炎、颞颌关节功能紊乱、盆腔炎、输卵管闭塞、注射后硬结、瘢痕增生、冠心病等。

（2）禁忌证:恶性肿瘤(超声治癌技术除外)、活动性肺结核、高热、化脓性炎、出血倾向、孕妇下腹部、有心脏起搏器者、眼、睾丸、小儿骨骺部。

（三）光疗法

光疗法是利用日光或人工光线(红外线、紫外线、可见光线、激光)防治疾病和促进机体康复的方法。光是一种辐射能,在真空中以 3×10^8 m/s 速度直线传播。它既是一种电磁波又是一种粒子流,它可引起热效应,光化学效应,光电效应和荧光效应等。

1. 红外线疗法 红外线是波长为 0.76~1 000 μm 的一段光谱,用红外线照射人体治疗疾病的方法称为红外线疗法。红外线治疗作用的基础是温热效应,红外线辐射可引起受照射物质的分子或原子核运动加速,从而产生热效应。红外线治疗时应注意对患者眼睛的防护,避免红外线直射。

（1）治疗作用:红外线可以改善局部血液循环,促进肿胀消退,促进渗出性病变表现干燥,还可以缓解肌痉挛,降低感觉神经兴奋性从而起到镇痛作用。

（2）临床应用

1）适应证:慢性关节炎,亚急性或慢性软组织损伤、扭伤,神经根炎,多发性末梢神经炎,慢性静脉炎、冻疮、术后粘连,瘢痕挛缩,慢性盆腔炎,湿疹等。

2）禁忌证:高热,有出血倾向,活动性肺结核,重度动脉硬化。

2. 紫外线疗法 应用紫外线照射治疗疾病的方法称为紫外线疗法。紫外线系不可见光,波长180~400nm,可分为长波紫外线、中波紫外线和短波紫外线。紫外线照射可引起红斑反应和色素沉着,二者均可自行消退。紫外线照射首次治疗前应先测定患者的生物剂量,并就治疗后局部可能出现的红、肿、痛等表现进行充分解释说明,同时治疗时需要对非治疗部位的皮肤做相应的保护,尤其是面部和男性患者生殖器部位应进行遮盖。

（1）治疗作用:紫外线可杀菌,消炎,改善局部血液循环;小剂量紫外线照射可脱敏,促进组织再生;能产生红斑的照射量可镇痛,促进化脓组织液化;对身体较大范围的照射可增强机体免疫功能,促进维生素 D 的合成,预防和治疗维生素 D 缺乏性佝偻病。

（2）临床应用

1）适应证:红斑量紫外线照射常用于治疗急性化脓性炎(疖、痈、急性蜂窝织炎、急性乳腺炎等)、静脉炎、肌炎、腱鞘炎、胸膜炎、慢性支气管炎、哮喘、慢性溃疡、急性风湿性关节炎、玫瑰糠疹、带状疱疹、银屑病、神经炎、神经痛等。全身无红斑量紫外线照射常用于预防和治疗维生素 D 缺乏性佝偻病,骨软骨病,长期卧床骨质疏松等。

2）禁忌证:活动性肺结核、有出血倾向、恶性肿瘤、急性肾炎或其他肾病伴有重度肾功能不全、肝功能不全、甲状腺功能亢进和某些皮肤病(急性湿疹、光过敏症、红斑性狼疮、天疱疮、色素性干皮病)等。

3. 激光疗法 利用激光治疗疾病的方法称为激光疗法。激光相比普通光具有方向性强,亮度高,单色性好,相干性好的特点。

（1）治疗作用:激光作用于生物组织会产生光效应、热效应、压力效应、电磁效应及生物刺激作用,可促进周围神经再生,加速溃疡和伤口愈合,消炎止痛,并可以通过对体表特定部位或穴位的照射调节相应内脏的生理活动。

（2）**激光疗法的临床应用**

1）适应证：特发性面神经麻痹、三叉神经痛、神经性头痛、慢性溃疡、肩周炎、风湿性关节炎、原发性高血压、闭塞性脉管炎、哮喘、变应性鼻炎等。低能量氦氖激光血管内照射法可用于缺血性心脏病和急性卒中。

2）禁忌证：系统性红斑狼疮、光过敏症、口腔黏膜白斑病等。

（四）磁疗法

磁疗法是利用磁场作用于人体治疗疾病的方法。磁场作用于人体对人体生物电、酶的催化活性、神经及内分泌系统均可能产生影响，使组织器官的功能和代谢发生变化。

磁场具有消炎、消肿止痛、镇静和降低血压等作用。临床常用于治疗软组织损伤、外伤性血肿、冻伤、烫伤、神经痛、炎症性疼痛、内脏器官疼痛、失眠、高血压、冠心病、喘息性支气管炎、哮喘等。

（五）传导热疗法

通过各种储热介质将热传至机体，产生温热效应，以治疗疾病的方法称为传导热疗法。常用的储热介质有水、石蜡、泥、砂、中药等。

温热作用于机体可刺激神经、加速血液和淋巴循环，影响组织的代谢，促进上皮组织再生，解除痉挛，减轻疼痛等。临床常用于治疗非结核性关节炎、肌炎、肌腱和韧带的扭伤、滑囊炎、腱鞘炎、纤维织炎、冻伤、表浅的血栓性静脉炎、局部水肿、肌肉痉挛、神经炎等。

（六）低温冷疗法

应用制冷物质和冷冻器械产生的低温，采用冷敷法或冰水浸浴等方法作用于人体治疗疾病的方法，称为低温冷疗法。

局部冷刺激可使血管收缩，血流减慢，改变血管的通透性，可减少损伤或炎症早期的局部出血和渗出，防止水肿。冷刺激持续作用于皮肤感受器后，对其产生抑制，使神经传导速度减慢，有镇痛和麻醉作用；另外还可使肌张力降低，有抑制痉挛的作用。

低温冷疗法适用于急性软组织损伤，慢性疼痛，肌肉痉挛等。

在低温冷疗过程中，要注意防止冻伤、过敏反应等。对于血栓闭塞性脉管炎、雷诺病、冷变态反应、严重心血管病、感觉障碍的患者要禁用或慎用低温冷疗法。

（七）生物反馈疗法

生物反馈疗法（biofeedback therapy，BFT）指利用仪器采集人体的生理学指标，如心率、血压、皮肤温度、脑电及肌电等信息并加以处理、放大，然后以可视或可听到的方式显示出来，使患者通过训练认识这些信号，并学会操纵甚至改变这些信号，从而达到自我控制或改变体内原来觉察不到的、不受人的意识支配的生理活动，调整机体功能，防病治病的目的。目前使用较多的是肌电生物反馈、脑电生物反馈和皮肤温度生物反馈。

肌电生物反馈（electromyographic biofeedback，EMGBF）可以通过检测和放大肌纤维产生的微小电信号来评估肌肉的活动，并将采集到的肌电信号反馈给患者，故能借此直接观察肌紧张与松弛的程度。患者经过反复的训练即能掌握调节肌肉紧张程度的方法，重获神经肌肉控制能力。EMGBF基于运动再学习理论，可以促进代偿功能，开通受抑制的神经通路，最大限度地动员保留的神经肌肉组织的潜力，使其重新发挥正常生理功能。

生物反馈疗法适用于焦虑症、抑郁症、注意缺陷多动障碍、应激障碍、偏头痛、紧张性头痛、神经症、失眠、大小便失禁等。康复医学中主要用于中枢神经系统损伤导致的运动功能障碍、周围神经损伤、癔症性瘫痪、原因不明的肌痉挛、假肢活动的功能训练等。

（八）体外冲击波疗法

体外冲击波疗法（extracorporeal shock wave therapy，ESWT）是利用体外冲击波治疗疾病的一种方法。冲击波是一种通过振动、高速运动等导致介质极度压缩而聚集产生能量的具有力学特征的声波,可引起介质的压强、温度、密度等物理性质发生跳跃式改变。压力急剧变化产生的冲击波具有很强的拉应力和压应力,能够穿透任何弹性介质,如水、空气和软组织。

1.冲击波的生物物理学效应

(1)**机械应力效应**:冲击波进入人体后,由于声阻抗的不同,在不同组织的界面处产生不同的机械应力效应,表现为对组织细胞的拉应力和压应力,进而引起组织间的松解和细胞弹性变形,改善微循环,增加细胞摄氧,从而产生治疗效应。

(2)**空化效应**:冲击波的张力使组织液体产生低压并生成气泡,在张力波的不断作用下,这些气泡在短时间内发生生长与破裂,当气泡破裂时所携带的巨大能量就被释放出来,从而对结石或组织产生作用,有利于疏通闭塞的微细血管,松解组织粘连。

(3)**成骨效应**:一定强度的冲击波在骨组织表面产生应力作用,而应力在骨的生长、吸收和重建中起重要调节作用,同时骨组织在机械应力的作用下产生压电效应和电荷,可以激活成骨细胞、抑制破骨细胞,促进骨的形成。

(4)**镇痛效应**:冲击波可对神经末梢产生刺激作用,引起细胞周围自由基改变,释放抑制疼痛的物质,同时也可以使神经敏感性降低,神经传导被阻断,从而缓解疼痛。

(5)**代谢激活效应**:冲击波可以促进局部血液循环,加快组织的新陈代谢,引起组织局部细胞膜通透性的改变,加快细胞内离子交换,从而促进软组织损伤的修复。

2.临床应用

(1)**适应证**:①骨组织疾病,骨折延迟愈合及骨不连、成人股骨头坏死、膝骨关节炎等。②慢性软组织损伤性疾病,钙化性冈上肌腱炎、肱骨外上髁炎、足底筋膜炎、跟腱炎、肱二头肌长头肌腱炎、股骨大转子疼痛综合征等。③其他临床问题,肌痉挛、伤口延迟愈合等。

(2)**禁忌证**:①出血性疾病。②治疗区域存在血栓。③严重认知障碍和精神疾病患者。④肌腱、筋膜断裂或严重损伤或急性损伤患者。⑤冲击波焦点位于脑、脊髓、肺组织、大血管及重要神经干走行者。⑥关节液渗漏患者。⑦儿童骨骺区域。

五、康复治疗技术新进展

随着科技的发展和研究的深入,康复医疗的很多传统技术或经典治疗手段也在与时俱进,取得了相应的发展,因此,我们有必要熟悉常用的康复治疗技术方面的最新进展,以实现为患者提供更加优质和先进的康复治疗,使其可以更好地回归社会。

(一)智能康复技术

1.康复机器人 是医疗机器人的一个重要分支,用以取代或协助人体完成某些功能,帮助功能障碍患者进行康复训练,包括手部机器人、上肢机器人、下肢机器人和踝关节机器人。在下肢康复机器人中,研究多集中于悬吊减重式步态训练机器人和完全穿戴式外骨骼机器人。

悬吊减重式步态训练机器人由动力活动平台、减重系统、一个与腿部或足部相连的驱动装置组成。可通过计算机对平台步行速度进行控制和调整,以尽可能提供给患者平滑的、准确的、协调的步行运动,并为患者肢体提供外部支持,在步行时使患肢产生正常的运动模式。根据动力输入方式,驱动装置可分为腿部驱动和足底驱动两种类型:一类是基于脚踏板的末端驱动装置;另一类是基于跑步机并与下肢平行的外骨骼驱动装置,其中最具代表性的是我国自主研发的 ZEPU-AI1 步态训练与评估系统以及瑞士 Lokomat 系统等。在训练时,步行机器人通过不断重复地运动不但可以提高步行训练的次数,同时可以保证训练中患者步态的对称性。但缺点是在行走中骨盆和下肢的活动自由度受到限制,肌肉的运动启动模式与正常人不同,缺少外界环境变化的反馈控制策略。优点是安全性好,可重复运动,不受发病时间限制,可客观地进行功能评价。现在研发的目标是尽量实现生物反馈控制,以提高康复效果。

完全穿戴式外骨骼机器人近年来逐渐应用到了医疗康复领域,其中具有代表性的有我国自主研发的 Bear H 系列、Fourier X 系列外骨骼机器人及以色列 ReWalk 外骨骼机器人等。穿戴式外骨骼机器人可以通过传感器、肌电信号等设备监测肢体运动并自动调节辅助强度及方向,以模拟人体的正常步态。穿戴式外骨骼机器人的特点是便携、可移动,适用于 ADL,可在真实路面行走以提供丰富环境与视觉刺激,可改善卒中患者的下肢运动功能、平衡及步行能力,有利于卒中患者功能的恢复及自信心的提升。但其稳定性相对于固定式机器人较弱,在使用中存在一定跌倒风险,需要患者具备一定的运动及平衡能力,所以在卒中急性期难以开展相关训练。

2. 虚拟现实(virtual reality,VR)技术 是利用计算机建模生成具有多种感知觉(视觉、触觉、运动觉等)的三维虚拟环境,并通过各种交互设备让患者与环境中的对象产生互动,使其产生"身临其境"感觉的一种综合集成技术。VR 技术集成了计算机图形技术、计算机仿真技术、人工智能、传感技术、显示技术、网络并行处理等最新发展成果,通过将康复内容巧妙地与虚拟现实结合,凸显了相较于传统方法无法比拟的优势,提高了训练的趣味性、针对性及反馈的时效性。

VR 技术具有沉浸性、交互性和构想性三大特征,其中沉浸性是 VR 技术的核心特点,交互性是实现人机互动的关键因素。按照不同的物理实现形式,VR 技术可以分成四个不同类别:①桌面级VR,即将计算机屏幕作为观察虚拟环境的窗口。②沉浸式 VR,是利用头盔或头戴式显示器将参与者的视觉、听觉和其他感觉封闭起来,产生一种身在虚拟环境中的错觉。③增强式 VR,是利用计算机技术将虚拟的信息应用到真实环境中,两种信息相互补充、叠加并同时存在于一个画面或空间以增强用户对真实环境的理解。④分布式 VR,是将多个用户通过网络连接同时参加一个虚拟空间,共同体验虚拟经历。

目前国内常见的 VR 系统有虚拟情景互动康复训练系统以及智能化整合运动分析与训练系统等。虚拟情景互动康复训练系统采用最新的计算机图形与图像技术,将患者放置在一个虚拟的环境中,通过抠像技术,使患者在屏幕上看到自己或自己的虚拟形象,并根据屏幕中情景的变化和提示完成相应的训练目标。训练内容包括上肢综合训练、平衡训练、步态训练、ADL 能力训练、认知功能训练等,每个治疗方案有多种训练方式,可以进行不同强度的功能训练,并实时反馈,以促进患者功能的恢复。VR 技术相对于常规治疗可以提供视觉、听觉及本体感觉的反馈,并且更加强调患者的主动参与,能够根据患者的功能水平制订个性化的训练方案,具有挑战性的同时又能让患者获得成功的喜悦,激励患者不断地挑战并最终获得功能水平的提高。

3. 脑机接口(brain-computer interface,BCI)技术 脑机接口是一种前沿、热门的中枢神经干预新方法,通过将大脑活动的电、磁或代谢性信号转换为可直接控制外部设备的控制信号,从而替代、增强或补充神经功能的输出,实现大脑与外部或内部环境之间的交互。BCI 系统主要由信号采集装置、计算机及输出设备这三大部分组成。基本流程可分为四步:信号采集、特征提取、信号翻译及设备输出。大脑的神经活动与运动意图相关,当患者产生运动意图时,通过信号采集装置将患者的大脑信号进行收集,再使用计算机对这些信号进行特征提取及分析处理,之后通过特殊的计算方法,将提取出的特征转化为指令传递给输出设备,最后由输出设备完成指令,从而达到控制外周的目的。

BCI 被分为侵入式与非侵入式两类。非侵入式 BCI 通过脑电图、脑磁图、近红外光谱或功能磁共振成像等方式采集信号,具有安全、无创等优点,但由于头皮、颅骨以及背景噪声等因素的影响,采集的信号不稳定且质量欠佳。侵入式 BCI 需要将电极植入脑内,植入式电极可直接采集皮层脑电图和皮质内神经元的放电活动,避免了信号转导的衰减,大大地改善了信号质量,使患者能够实现多自由度运动的控制,作出更复杂和具有功能性的动作,缺点是存在感染风险。

BCI 通过外部设备(如功能性电刺激、智能机器人、VR 技术等)帮助肢体被动或主动运动以代偿丧失的运动功能,并刺激受损的神经网络,改善卒中患者大脑的可塑性。由我国某大学研制的BCI-FES 系统(神工一号康复机器人),解码患者的运动意图后驱动多级电刺激产生模拟神经肌电,控制患肢完成对应动作,在患者体外构筑了一条人工神经通路,经过反复训练促进神经通路的修复和重建。由我国某公司研制的 BrainRobotics 智能仿生手,将假肢直接与肢体残端的神经和肌肉连接,患者可以通过大脑来控制它,除了可以进行握手、抓杯子等日常操作,还可以让患者实现写字、弹钢琴等复杂的操作。

BCI也可以与VR技术结合,通过采集脑电信号来控制虚拟现实中的角色,并同步提供听觉、视觉以及触觉等反馈,可以显著激活或抑制大脑的特定区域如感觉运动区和联合皮质区等,从而促进受损运动神经通路的恢复。BCI不仅弥补了传统医学治疗方式的缺陷,同时丰富了治疗手段和治疗思路,因此BCI在康复领域具有巨大的发展前景。

(二)通过环境刺激开发的康复方法

1. 音乐治疗(music therapy) 音乐的加工涉及运动、语言和认知等神经网络。音乐治疗是一个系统的干预过程,在这个过程中,治疗师利用音乐体验的各种形式,以及在治疗过程中发展起来的、作为治疗动力的治疗关系,帮助患者达到改善、恢复或保持健康的目的。可根据患者不同康复目的及肢体运动功能选择不同的乐器和治疗方法。音乐治疗机制大体可概括为以下几个方面:

(1)**节律作用**:音乐刺激可激活基底节区、运动前区、辅助运动区和小脑半球,能够易化运动,规整运动节奏,从而减少代偿动作,促进分离运动,改善异常步态,提高运动的稳定性和协调性。另外通过音乐的节奏感、旋律性等加强患者对声音的感知,通过反复强化,控制发音的清晰度、呼吸、节奏和频率,改善失语症患者语言的流畅性,提高语言表达能力。

(2)**生理作用**:音乐治疗可调节心血管反射,抑制肾上腺素和去甲肾上腺素的释放,诱导外周生成和释放一氧化氮,舒张血管,降低血压,减缓呼吸与心率。另外大脑听觉中枢与痛觉中枢同在颞叶,音乐刺激听觉中枢对疼痛有交互抑制作用,提高垂体脑啡肽的浓度,起到抑制疼痛的作用。

(3)**心理作用**:音乐治疗直接作用于下丘脑和边缘系统等人脑主管情绪的中枢,引起腹侧的新纹状体和腹侧被盖区多巴胺的释放,进而对患者的情绪进行调节,缓解患者紧张、焦虑、忧郁等不良心理状态。

2. 丰富环境(enriched environment) 设置原则是要增加患者主动运动、社会性刺激及交流的机会。研究发现,在丰富环境下,神经元树突变长,树突状分枝增加,密度增大,树突棘数目增多;轴突增多;突触及突触小结变大,新突触连接形成增加,突触囊泡聚集密度增强。在临床中,丰富环境被广泛用于卒中后意识、认知、语言、心理等康复治疗。

但是由于人类生活环境的多样性和复杂性,丰富环境的判断标准存在一定的困难。确切地说,丰富环境是康复的一种训练理念,许多新的康复技术如VR技术,即基于该理念。治疗师应该鼓励患者选择发病前个人的爱好和活动,包括音乐、有声读物、书、单词、数字拼图和棋类游戏活动等,而非强迫患者进行丰富环境训练。

(三)非侵入性脑部刺激技术

1. 经颅直流电刺激(transcranial direct current stimulation,tDCS) 指使用一对电极将恒定、低强度直流电(1~2mA)作用于特定脑区,调节大脑皮层神经元活动的技术。与其他非侵入性脑刺激技术不同,tDCS不是通过阈上刺激引起神经元放电,而是通过调节神经网络的活性发挥作用。目前认为tDCS对皮质兴奋性调节的基本机制是利用不同极性的刺激引起神经元静息膜电位去极化或超极化改变。除了改变膜电位的极性外,tDCS还可以调节突触的微环境,如改变N-甲基天冬氨酸(NMDA)受体或γ-氨基丁酸(GABA)的活性,从而调节突触可塑性;同样可以调节远隔皮层及皮层下区域兴奋性。目前tDCS已应用于卒中、阿尔茨海默病、帕金森病、脊髓损伤、癫痫、抑郁症、精神分裂症、疼痛等疾病的治疗。

2. 经颅磁刺激(transcranial magnetic stimulation,TMS) 是利用高强度时变的脉冲磁场,作用于中枢神经系统,通过在大脑皮质内产生的感应电流调节皮质神经细胞的动作电位,从而影响脑内代谢和神经电生理活动的一种磁刺激技术。磁刺激相对于电刺激有明显的优势,刺激线圈不需要与身体接触,不需要对皮肤进行任何处理,磁场更容易穿透颅骨达到颅内深层组织,在此过程中较少衰减,更容易实现深部脑刺激,具有无痛、无创、安全、方便且能评价大脑皮质兴奋与抑制功能等优势。TMS的治疗机制包括刺激皮层部位可以产生运动诱发电位,改变大脑局部皮质兴奋性,产生长时程效应等生理作用;另外其对皮质代谢、脑血流和神经递质具有调节作用。

重复经颅磁刺激(repeated transcranial magnetic stimulation,rTMS)指一种重复使用脉冲磁场在颅外作用于局部中枢神经系统,改变皮质神经细胞的膜电位,使之产生感应电流,影响脑内代谢和神经电活动,从而引起一系列生理生化反应的治疗技术。rTMS基于安全性和生物学效应划分为低频rTMS和高频rTMS。一般认为频率≤1Hz的为低频rTMS,其可使刺激区域皮质的兴奋性降低;频率≥5Hz的为高频rTMS,其可使刺激区域皮质的兴奋性增高。

rTMS可以改善大脑半球间的失平衡,从而更好地促进偏瘫患者运动功能的恢复。rTMS最早是用于治疗精神心理障碍(如抑郁症、焦虑症、精神分裂症等),随着研究的深入,还可用于神经系统疾病(如卒中运动功能障碍、失语症、偏侧忽略、认知障碍、吞咽障碍、帕金森病、脊髓损伤等)和疼痛(如神经病理性疼痛等)的康复治疗。但是rTMS确切机制、参数设置、定位问题、疗效的评估和远期的安全性仍有待研究。

本节小结

物理治疗是康复医疗过程中重要的治疗手段,也是最基础的康复治疗方法。同时随着计算机和微电子技术日新月异的发展,康复训练手段的多样性不断增加。社会进步和医学模式的转变也更促使物理治疗被广泛应用于临床,涉及骨科、神经科、重症医学科、心血管科、呼吸科、儿科、妇产科等几乎所有的临床学科。同学们在学习本节内容时需注重理论与实践相结合,在实践过程中需掌握好适应证和禁忌证,针对患者功能障碍采用更具针对性的治疗手段,同时增加训练的科学性和趣味性,才能更好地为患者服务。

(袁孟哲)

思考题

1. 运动处方包括哪些内容?
2. 肌力训练的基本方法有哪些?
3. 常用的物理因子疗法有哪些,其适应证与禁忌证分别是什么?

第二节　作业疗法

学习目标

1. 掌握作业疗法的概念、适应证和禁忌证。
2. 熟悉作业活动的主要内容和治疗方法的选择。
3. 了解作业疗法的分析、分类和发展历史。
4. 能根据患者的需求和功能水平及周边环境条件,理论联系实际,提供针对性的日常生活、工作、学习和娱乐等活动训练的指导,开展康复教育。
5. 具有爱心、耐心、责任心及良好的职业道德,树立以患者为核心的康复思想,为患者提供全方位的康复医疗服务。

案例导入

患者,女,28岁。职业:图书馆管理员。文化程度:专科。个人爱好:听歌、看书和旅游。住址:某市市区,家庭背景、经济条件一般。右侧尺桡骨粉碎性骨折内固定术后4周,骨折愈合情况良好,已经拆除外固定,未进行相关康复干预,现发现右手轻度肿胀,前臂不能做旋前旋后的运动,肘关节屈伸活动受限,肩关节出现轻度疼痛。

请思考:

1. 根据该患者的功能障碍,应进行什么康复评定?
2. 该患者可以选择的主要作业疗法的内容是什么?

一、概述

作业疗法(occupational therapy,OT)指有选择性和目的性地应用与日常生活、工作、学习和休闲等有关的各种活动来治疗患者躯体、心理等方面的功能障碍,预防生活及工作能力的丧失或残疾,发挥患者身心的最大潜能,以最大限度地改善和恢复患者躯体、心理和社会等方面的功能,提高生存质量,促其早日回归社会的一门康复治疗技术或方法。

现代作业疗法起源于美国。美国Adolf Meyer(1866—1950年)主张有意义地利用时间及使用有目的性的活动去治疗精神疾病的患者。1914年,George Barton首先提出作业疗法的名称。第一次世界大战期间,肢体伤残患者的数量剧增,作业疗法扩展到肢体障碍的治疗。第二次世界大战后,随着康复医学的兴起和全面康复概念的提出,作业疗法在恢复躯体的功能、认知和生活自理能力方面的作用越来越受到重视,逐渐成为康复医学的一个重要组成部分。1952年,世界作业治疗师联盟(World Federation of Occupational Therapists,WFOT)正式成立。20世纪80年代,随着康复医学的发展,作业疗法引进我国。

作业疗法与运动疗法均属于康复治疗技术,作为独立的专业,具有完整而独立的学科体系。与运动疗法相比,作业疗法具有浓厚的趣味性,不仅治疗躯体疾病,而且治疗心理疾病,使患者在生活适应力上发挥最大的潜能(表3-3)。

表3-3 作业疗法与运动疗法的区别

项目	作业疗法	运动疗法
治疗重点	从事作业活动的能力,体现患者的综合能力,增加功能活动的控制能力和耐力,增强手的灵活性、手眼的协调性,以上肢或手的精细、协调运动为主	增加肌力及ROM,改善运动协调性、运动耐力及躯体平衡
治疗目标	改善和提高日常生活、工作和学习等方面的能力	最大限度地发挥运动功能
治疗范围	躯体和心理功能障碍	躯体功能障碍
治疗内容	日常活动、生产性和休闲娱乐活动及辅助器具的使用和训练等	肌力训练、神经肌肉促进技术、牵引、手法治疗、器械训练、医疗体操等
患者参与	主动参与	主动为主,被动为辅
趣味及积极性	强	弱

二、作业疗法的目的和主要内容

(一)目的

1. 增强肢体,尤其手的灵活性及协调性。

2. 增加功能活动的控制能力和耐力。

3. 调节患者心理状态及改善认知功能。

4. 改善和提高日常生活和工作能力。

5. 提高其生存质量，使其早日回归社会。

（二）内容

作业疗法的过程主要包括评定→设定预期目标→制订治疗方案→实施作业疗法→（反复）再次评定→决定康复去向。作业疗法评定关注患者的功能障碍，以各种方法判断患者的残存功能及恢复能力，掌握患者的身体、心理和社会生活的状态，并分析出妨碍恢复的因素。相比其他康复治疗评定，作业疗法评定更强调患者的整体状况，尤其强调患者的日常生活、工作和娱乐等的独立活动状况。

三、作业疗法的分类

（一）按作业活动的项目分类

1. 木工作业。

2. 五金、金工作业。

3. 皮工、纺织作业。

4. 黏土作业。

5. 制陶作业。

6. 园艺作业。

7. 编织作业。

8. 手工艺作业。

9. 电气装配与维修。

10. 计算机作业。

11. ADL。

12. 书法、绘画。

13. 治疗性娱乐、游戏。

14. 认知作业。

15. 虚拟场景及人工智能活动等。

（二）按治疗目的和作用分类

1. 减轻疼痛的作业活动。

2. 增强肌力的作业活动。

3. 增加耐力的作业活动。

4. 改善 ROM 的作业活动。

5. 改善手眼协调性和平衡控制能力的作业活动。

6. 改善知觉技能的作业活动。

7. 改善视、听、触觉的作业活动。

8. 改善记忆力、定向力、注意力、理解力等认知功能的作业活动。

9. 增强语言表达及沟通能力的作业活动等。

四、作业活动的分析和治疗方法的选择

（一）作业活动的分析

在选择作业活动之前，首先应对作业活动的性质、特点、治疗作用等进行全面的分析，以选择简单、有效的作业活动。

1. **分析作业活动类型** 分析该作业活动是属于体力型的还是脑力型的,是日常活动的还是职业活动的,是社会心理的还是躯体功能的,是提高认知功能的还是休闲娱乐的等。

2. **分析作业活动的技能** 在作业活动时,要分析患者能否完成每个作业活动所需的技能。如运动技能、感知觉技能、行为智力技能和社会心理技能等。

3. **分析作业活动的需求** 作业疗法的活动要符合患者的愿望和需求,例如是否与患者兴趣、爱好及需求相一致。

4. **分析患者的个体状况** 要根据患者年龄、性别、受教育程度、家庭生活背景以及自身的功能状况等,选择与之相适应的作业活动。

5. **分析患者完成作业活动的过程情况** 排除该项作业疗法的禁忌证,做好安全预防措施,清楚注意事项的情况下,观察、记录和分析患者在进行作业活动过程中,患者能做什么,不能做什么;是否需要帮助,需要哪种帮助,需要帮助的程度如何;是否需要辅助器具或适应性设备等。

6. **分析患者所处的环境条件,因地制宜地选择作业活动** 主要根据患者回归后所处的环境,分析可能会阻碍患者独立完成活动的不利因素;如果患者不能克服这些因素,作业疗法师应对患者所处的不利环境因素,提出调整或改造意见,因地制宜地制订作业疗法活动方案,以提高患者作业疗法的针对性和实用效果。

(二) 治疗方法的选择

在对作业活动分析和功能评定的基础上,进行治疗方法的选择。在具体实施时,要根据如下情况进行治疗方法的选择:

1. **因地制宜** 根据患者所处的环境,因地制宜地选择作业活动。在患者医院住院治疗期间,可重点训练患者的日常生活自理能力及沟通能力,学会掌握各种生活技能;患者回归后,根据其生活或工作环境,训练患者适应其所处的环境,学会自理及能独立生活等。并且可利用当地的条件就地取材,如在纺织业为主的地区,可以开展纺织作业活动等。

2. **因人而异** 在选择作业疗法方法时,应根据患者的功能状态和个体情况,选择患者能主动参与并能完成 70%~80% 以上的作业活动。为了更好地达到治疗目的,我们选择作业活动时要考虑到患者的年龄、性别、文化背景的不同,个人爱好、兴趣的差异等,选择能够充分调动患者的积极性及参与意识,调节患者心理状态的活动,才会获得相对较好的康复效果。

3. **因时而异** 应根据患者当时的身体状态及个体不同情况,选择患者能够承受的作业活动强度和活动时间。如果作业疗法的强度过大,时间过长,则患者难以忍受,不能完成作业活动;如果作业疗法的强度很小,时间过短,则达不到作业疗法的效果。因此,选择的作业活动强度即治疗量要适宜。

4. **按治疗目的选择**

(1) **按运动功能训练的需要选择**:主要根据生物力学的原理,从某一活动的动作特点出发进行选择。目的在于增加 ROM、增强肌力和耐力、掌握实用性动作技巧。

1) 增加肩肘屈伸活动能力的作业训练:锯木、擦桌面和推砂磨板等。

2) 增加腕关节活动能力的作业训练:粉刷、捶打和打乒乓球等。

3) 增加手指精细活动能力的作业训练:编织、弹琴和捡拾豆等。

4) 增加髋关节屈伸活动能力的作业训练:踏自行车、上下楼等。

5) 增加踝关节活动能力的作业训练:脚踏缝纫机、蹬自行车等。

6) 增强上肢肌力的作业训练:砂磨、拉锯和调和黏土等。

7) 增强手部肌力的作业训练:捏橡皮泥或黏土、捏饺子和木刻等。

8) 增强下肢肌力的作业训练:踏功率自行车、蹬圆木等。

9) 改善眼手协调能力的作业训练:剪贴、刺绣和打字。

10）改善下肢协调能力的作业训练：脚踏缝纫机、脚踏风琴等。

11）改善上下肢协调能力的作业训练：健身操、保龄球等。

12）改善平衡能力的作业训练：套圈、推小车和投球等。

（2）按心理及精神状态调整的需要选择：适用于慢性病情绪不佳者及神经症者。

1）转移注意力的作业训练：绘画、下棋和社交等。

2）增强兴奋的作业训练：观看或参加竞技比赛、游戏等。

3）镇静情绪的作业训练：园艺、书法和音乐欣赏等。

4）增强自信心和自我价值观念的作业训练：编织、泥塑等能完成作品的活动。

5）减轻罪责感的作业训练：打扫卫生，帮助别人劳动等。

6）宣泄情绪的作业训练：锤打、锯木、挖土和游戏。

（3）按社会生活技能和素质训练的需要选择

1）培养集体观念的作业训练：集体性游戏或球类活动、文娱活动等。

2）培养时间观念、计划性和责任感的作业训练：计件作业、有明确的质量检验标准的生产性作业、协助治疗师安排作业疗法计划等。

五、作业疗法的临床应用及注意事项

（一）临床应用

1. 适应证　作业疗法的临床应用十分广泛，适用于各种原因导致的在生活、工作或休闲娱乐活动中存在功能障碍的患者，如脑瘫、截肢、手外伤、肩周炎、卒中、阿尔茨海默病、焦虑症和抑郁症等。

2. 禁忌证　严重的精神、意识障碍且不能合作的患者，急、危重症和病情不稳定的患者以及需要绝对休息的患者等不宜进行作业疗法。

（二）作业疗法的注意事项

1. 作业疗法师应根据患者的个体功能障碍的特点和评定结果，综合分析，有目的地选择作业活动。

2. 作业疗法的选择，应与患者所处的环境相适应，具有实用性；并且应考虑患者在回归社会后，环境因素对其功能的影响。

3. 作业疗法过程中，要充分重视患者的参与作用，必须充分调动患者的主观能动性。如患者主动性不足，应适时调整治疗方案，使患者主动参与。

4. 作业疗法应遵循渐进性的原则，并对治疗量可进行调节。

5. 作业疗法时，必须有医护人员或家人监护和指导，以保证安全，防止发生意外；作业疗法活动中，注意密切观察，如患者出现疲劳、疼痛、关节红肿等应暂停治疗。

6. 采取正确的姿势和体位，治疗台的高度要合适。

7. 疗程中要定期评定，根据病情的变化及时调整、修订治疗处方。

8. 作业疗法需与其他疗法密切结合，以提高疗效。

本节小结

作业疗法是康复治疗技术最具有特色的治疗方法之一。临床上同学们要根据患者的功能状况、性别、年龄、个人爱好等特点，因地制宜地选择适宜的、个性化的作业疗法方案，掌握和遵循作业疗法的临床适应证、禁忌证和注意事项，开展作业疗法训练，以获得较佳的康复效果。

（宋　锐）

1. 作业疗法和运动疗法的区别是什么？
2. 作业疗法的适应证和禁忌证有哪些？

第三节　言语及吞咽障碍治疗

学习目标

1. 掌握失语症、构音障碍和吞咽障碍的治疗方法。
2. 熟悉言语治疗及吞咽障碍的原则和注意事项。
3. 了解言语治疗及吞咽障碍治疗的新进展。
4. 能够与患者和家属进行有效的沟通,开展健康教育,能够与相关医务人员进行专业交流。
5. 具备基本的医疗思维与素养;能与团队进行协作,规范地进行康复治疗。

案例导入

患者,男性,55 岁,右利手,主因"言语不清 1 个月余"入院。患者于 1 个月余前突发言语不清,不能表达自己意愿,不能说出常用物品名称,可理解他人讲话,无肢体活动不利、饮水呛咳等,头颅 MRI 提示左侧额叶脑梗死,给予对症治疗后病情平稳,但仍有表达不清,不能说出常用物品名称等问题,为求进一步康复治疗入院。

请思考:
1. 患者的康复目标是什么?
2. 患者的康复治疗方案是什么?

案例导入

患者,男性,45 岁,主因"声音嘶哑、饮水呛咳 2 个月余"入院。患者于 2 个月余前无明显诱因出现声音嘶哑、饮水呛咳,伴头晕、视物旋转,无明显肢体无力。头颅 MRI 提示右侧延髓脑梗死,给予对症治疗后病情平稳,现仍有声音嘶哑、饮水呛咳、不能经口进食,为求进一步康复治疗入院。康复评定:口颜面功能唇舌下颌活动幅度减弱,胸腹式呼吸 16 次/min,最长呼吸 5s,最长发音 3s,声音嘶哑,自主咳嗽,咽反射减弱,饮水试验 4 级,喉上抬 1.5cm。吞咽造影检查提示环咽肌开放不完全,喉镜检查提示声带麻痹。

请思考:
1. 患者的康复目标是什么?
2. 患者的康复治疗方案是什么?

一、概述

言语治疗(speech therapy,ST)又称言语训练或言语再学习,指通过各种手段对有言语障碍的患者进行针对性治疗。其目的主要是通过言语训练来改善患者的言语功能,提高交流能力。对经过系统训练效果仍不理想者,或因重度语言障碍而很难达到正常的交流水平时,应加强非言语交流方式的训练或借助于替代言语交流的方法如手势语、交流板和言语交流器等。

言语治疗在一些国家已有半个多世纪的历史,目前该领域已形成完整的教育体系。在我国,言语康复工作开始于20世纪80年代末到90年代初,近年来有较快的发展,但目前从事此项工作的人员仍然较少。发展壮大言语治疗人员队伍和不断提高从业人员业务水平是当前的重要工作之一。

吞咽障碍的治疗主要是恢复和提高患者的吞咽功能,改善患者的营养状况;改善因为不能经口进食而产生的心理恐惧与抑郁;增加进食安全,减少因为食物误吸、误咽入肺引起吸入性肺炎等并发症的机会。

二、言语治疗的原则

(一) 早期开始

早期发现有言语障碍的患者是关键。只有早期发现才能早期治疗。

(二) 及时评定

治疗前应进行全面的言语功能评定,了解障碍的类型及其程度,制订相应的治疗方案。要定期评定以了解治疗效果,及时调整治疗方案。

(三) 循序渐进

言语治疗应遵循循序渐进的原则,先易后难。如果听、说、读、写均有障碍,治疗应从听理解开始,重点应放在口语的训练上。合理安排治疗时间及内容,避免患者疲劳及出现过多的错误。

(四) 及时反馈

言语治疗是治疗人员给予某种刺激,使患者作出反应。正确的反应要强化(正强化),错误的反应要加以更正(负强化),反复进行可以形成正确反应,纠正错误反应。

(五) 患者主动参与

言语治疗是训练者与被训练者之间的双向交流过程,需要患者的主动参与。

(六) 语言环境

为激发患者言语交流的欲望和积极性,要注意设置适当的语言环境,采用集体治疗、个别治疗或家庭治疗。

三、失语症的治疗

(一) 治疗目标

利用各种方法改善患者的语言功能和交流能力,使其尽可能地像正常人一样生活。①轻度失语:改善语言和心理障碍,适应职业需要。②中度失语:充分利用残存的语言功能以改善功能障碍,适应日常交流需要。③重度失语:尽可能利用残存的语言能力和代偿方法,进行最简单的日常交流,适应回归社会需要。

(二) 治疗方法

1. 刺激疗法 许尔失语症刺激疗法(Schuell aphasic stimulation approach)是多种失语症治疗方法的基础,以对损害的语言符号系统应用强的、控制下的听觉刺激为基础,最大限度地促进失语症患者的语言再建和恢复。其原则:①采用强的听觉刺激。②采用恰当的语言刺激。③利用多途径的语言刺激。④反复利用感觉刺激。⑤每个刺激均应引出反应。⑥正确反应要强化,并不断矫正刺激。

(1) 听理解训练:①采用图片—图片匹配、文字—图片匹配、文字—文字匹配、图片选择等方法。一般从3张常用物品的图片,由单词的认知和辨认开始,逐渐增加难度。如患者单词听理解正确率近100%时,可进行语句理解训练。②把一定数量的物品或图片放在患者面前,让其完成简单的指令,如"把牙刷拿起来"。逐渐增加信息成分,使指令逐渐复杂。③记忆跨度训练:治疗师出示一系列图片,患者按治疗师要求去做。如"把笔、帽子和牙刷拣出来"等,逐渐增加难度。

(2)**口语表达训练**:①语音训练。模仿治疗师发音,包括汉语拼音的声母、韵母和四声。治疗师告诉患者发音时舌、唇、齿等的位置。开始练习时可面对镜子进行练习,以便纠正不正确的口型。然后进行单音节、双音节练习。②命名训练。按照单词→短句→长句的顺序进行,给患者出示一组卡片,就卡片上的内容进行提问。如一张有一支钢笔的图片,可问"这是什么?""它是做什么用的?"等反复训练,也可进行反义词、关联词等的训练。③复述练习。从单词水平开始,逐渐过渡到句子、短文。每个单词反复听10次,其间隔应为患者能够接受并试着复述的长度。④实用化练习。将练习的单词、句子应用于实际生活。如问"你口渴的时候怎么办?",让患者回答。⑤自发口语练习。看动作画,让其用口语说明;看情景画、漫画,让患者自由叙述。与患者进行谈话,让患者回答自身、家庭及日常生活中的问题等。逐渐增加句子的长度和复杂性,同时要注意进行声调和语调的训练。

(3)**阅读理解及朗读训练**:①视觉认知训练。将一组图片摆在患者面前,将相对应的文字卡片让患者看过后进行"文字—图片"匹配。可以逐渐增加图片的数量。②听觉认知训练。将一组文字卡片摆在患者面前,患者听治疗师读一个词后指出相应的字卡。③语词理解训练。治疗师在一堆字卡中挑选出两个字,让患者指出先后顺序;然后选择多个字让患者排成词组;用句子或短文的卡片,让患者指出情景画,进行"语句—图画"匹配。并让患者执行书面语言的指令等。④朗读单词、句子、篇章。出示单词卡,让患者出声读出。如不能进行,由治疗师反复读给患者听,然后鼓励患者一起朗读,最后让其自己朗读。用同样的方式进行句子及短文的朗读,由慢速逐渐接近正常。尽量选择有趣的读物,每日坚持,以提高朗读的流畅性。

(4)**书写训练**:①抄写。让患者抄写一定数量的名词、短语和句子。②听写。听写单词、短句、长句及短文等。③描写。让患者看图片,写出词句。④鼓励患者记日记和写信。

(5)**计算能力训练**:从患者现有的计算能力开始,逐渐增加难度。可结合日常生活中熟悉的内容进行,如买票、买菜等。

以上介绍的训练方法可能适合部分失语症患者,因为失语症患者的程度和表现不同,所以应在总的原则下,根据患者的水平灵活应用。经过一个时期的治疗后,要进行再评价,以决定是否维持原训练计划,或修改部分训练计划,最终完成长远治疗目标。

2. 实用交流能力的训练 失语症患者经过系统的言语治疗后,如果言语功能仍没有明显改善,则应考虑进行实用交流能力的训练。其目的是使言语障碍的患者最大限度地利用其残存的能力(言语的或非言语的),掌握日常生活中最有效的交流方法。

促进实用交流能力训练的主要原则:①重视日常性,以日常活动的内容作为训练课题,通过多种方式提高交流能力,并在日常生活中练习和体会训练的效果。②重视传递性,通过多种方式,达到综合交流能力的提高。③调整交流策略,患者学会选择适合不同场合及自身水平的交流方法,并让其体验运用不同对应策略的成败。④重视交流,设定更接近于实际生活的语境变化,并在交流中得到自然的反馈。

(1)**交流促进法**(promoting aphasics communication effectiveness,PACE):由 Davis 和 Wilcox 创立的 PACE 技术是目前国际上公认的实用交流训练法之一。此方法是在训练中利用接近于实用交流的对话结构,在治疗师与患者之间双向交互传递信息,使者尽量调动自己的残存和潜在能力,以获得实用化的交流技术。此法适用于各种类型及程度的言语障碍患者,尤其对重度失语症者,亦可用于小组或家庭训练。具体训练方法:将一叠图片正面向下扣置于桌上,治疗师与患者交替摸取,不让对方看见自己手中图片的内容。然后双方运用各种表达方式(如呼名、迂回法、手势语、指物、绘画等)将信息传递给对方,接收者通过重复确认、猜测、反复提问等方式进行适当反馈,以达到训练目的。治疗师可根据患者的能力提供适当的示范。

交流促进法的评分方法见表3-4。

表 3-4 交流促进法的评价

评分	内容
5	首次尝试即将信息传递成功
4	首次传递信息未能令患者理解,再次传递即获成功
3	通过治疗师多方提问或借助手势、书写等代偿手段将信息传递成功
2	通过治疗师多方提问等方法,可将不完整的信息传递出来
1	虽经过多方努力,但信息传递仍存在错误
0	不能传递信息
U	评价不能

交流促进法的注意事项和停止训练的标准:①内容选择应适用于患者水平,对重症患者应限制图片的数量。②对需要示范代偿方法者,可同时采取手势语、绘画等代偿手段。③如果患者习惯于过去的训练方法,对交流促进法不理解或感到压力过大,不应强制施行。④经过一段时间的训练,患者的言语功能已超过应用此法所能达到的水平时,可停止交流促进法的训练。

(2)非言语交流方式的利用和训练:非言语交流除了具有传递信息的功能外,对失语症患者来说也是一种重要的交流方式。非言语交流作为一种社会交往技能,可以通过训练而得到加强。对重症失语症患者可将其作为最主要的交流代偿手段来进行训练。

1)手势语训练:手势语不单指手的动作,还应包括头及四肢的动作。训练可以从常用的手势开始(如用点头、摇头表达是或不是等)。训练时,治疗师示范手势语→患者模仿→与图或物的对应练习→确立手势语。

2)画图训练:对重度言语障碍但具有一定绘画能力的患者,可以利用画图来进行交流。训练中鼓励患者结合其他的传递手段,如画图加手势等。

3)交流板或交流手册:适用于口语及书写交流都很困难,但有一定的文字认知和画图能力的患者。其将日常生活中的活动通过常用的字、图片或照片表示出来,患者通过指出上面的字或图片等来表明自己的意图。

4)电脑交流装置:包括按发音器、电脑说话器、环境控制系统等。

四、构音障碍的治疗

(一)轻度至中度构音障碍的治疗

轻度至中度构音障碍时,有时听不懂或很难听懂和分辨患者的言语表达。其部分构音器官运动受限。

1.构音改善的训练 ①本体感觉刺激训练:用长柄冰棉棒按唇→牙龈→上齿龈背侧→硬腭、软腭→舌→口底→颊黏膜顺序进行环形刺激。②舌唇运动训练:唇的张开、闭合、前突、缩回;舌的前伸、后缩、上举、向两侧运动等。为了使患者便于模仿和纠正动作,训练时最好面对镜子。较重患者可用压舌板或手法协助完成动作。③发音训练:让患者尽量长时间保持双唇闭合、伸舌等动作,然后做无声的构音运动,最后做轻声的引导发音。先训练发元音,然后发辅音,再将元音与辅音相结合。按单音节→双音节→单词→句子的顺序进行。可以通过画图让患者了解发音的部位、主要问题所在,并告诉患者准确的发音音位。④减慢言语速度训练:用节拍器或治疗师轻拍桌子,由慢到快,患者随节拍发音可明显增加可理解度。节拍的速度应根据患者的具体情况而定。此方法不适合重症肌无力的患者。⑤辨音训练:通过口述或放录音,让患者分辨出错音。也可通过小组训练的方式。

2. 鼻音控制训练 鼻音过重是因为软腭、腭咽肌无力或不协调,导致鼻音以外的音发成鼻音。治疗方法:①"推撑"疗法。患者两只手放在桌面上向下推或两手掌相对推,同时发短"啊",也可训练发舌后部音[k]等。这种疗法可以与打哈欠、叹息疗法结合应用。②引导气流法。这样可以引导气流通过口腔,减少鼻漏气。吹吸管、气球、蜡烛、纸张等都可以引导和集中气流,还可以训练患者延长呼气时间。

3. 克服费力音的训练 此音是由于声带过分内收。治疗方法:①让患者处在一种很轻的打哈欠状态时发声,打哈欠可以完全打开声带而停止声带的过分内收。②颈部肌肉放松法:低头、头后仰、向左右侧屈以及旋转。③咀嚼练习。④训练患者随着"h"发音。

4. 克服气息音练习 此音的产生是由于声门闭合不充分引起的。通常练习方法有"推撑"法、咳嗽法。如单侧声带麻痹的患者可用注射硬化剂(硅)来增加声带的体积。也可采用手法辅助发音(如辅助甲状软骨的运动等)。

5. 语调训练 语调不仅是声带振动的神经生理变化,而且是说话者表达情绪的方式。多数患者表现为音调低或单一音调。训练时可采用可视音调训练器来帮助训练。

6. 音量控制训练 呼吸是发音的动力,自主的呼吸控制对音量的控制和调节也极为重要。训练时指导患者持续发声,并由小到大,使呼气时间延长。如音量小时,可指导患者增大音量。另外,儿童可以利用声控的玩具进行训练;成人可使用具有监视器的语言训练器。

7. 呼吸训练 ①上肢上举、摇摆,可改善呼吸功能。②双上肢伸展吸气,放松呼气,可改善呼吸协调动作。③进行吸气→屏气→呼气训练,并使用吸管在水杯中吹泡、吹气球等,尽量延长呼气时间。

(二)重度构音障碍的治疗

重度构音障碍是由于严重的肌肉麻痹及运动功能严重障碍以致难以发声和发音。这些患者即使经过言语治疗其言语交流也难以进行。对急性期患者训练使用替代言语交流的方法(如图画板、词板、句子板等),同时利用手法辅助进行呼吸、舌唇运动训练等,并进行本体感觉刺激训练;对病情长且已形成后遗症或病情逐渐加重的退行性患者进行适当的替代言语交流的方法训练,以保证基本的交流需要,构音的训练往往难以奏效。

(三)注意事项

1. 针对言语表现进行治疗 从言语治疗学的观点出发,强调针对异常的言语表现而不是按构音障碍的类型进行治疗。

2. 按评价结果选择治疗顺序 一般情况下,按呼吸、喉、腭和腭咽区、舌体、舌尖、唇、下颌运动逐个进行训练。治疗从哪个环节开始和先后的顺序,要根据构音器官和构音评定的结果而定,应遵循由易到难的原则。

五、吞咽障碍的治疗

(一)训练方法

营养是首要问题,应首先进行营养评估,确定患者进食的途径,是经口进食、经鼻管饲,还是需要胃造瘘。患者如能经口进食、食物的性状要求、进食的体位,注意事项,营养的量等都需要考虑。

(1)**食物选择**:由于患者的吞咽功能不一,因此,所选食物的黏稠度和质地都应有不同的选择。黏稠度指食物对剪切力的耐受力,通过黏稠度检测仪可以客观地检测出。食物给予的顺序通常是:黏稠度由半流质、流质到水;质地由软食、半固体到固体。

（2）**进食体位和进食**：体位为 30°~45° 仰卧位，这种体位在重力的作用下有利于吞咽，能够放松颈前肌群，进一步利于吞咽。一口量指每位患者每口进食最适合的量。应根据患者的不同而定量，从小量开始，逐渐增加，直至达到患者最适合的一口量。进食时应该缓慢开始，每次时间控制在 45min 左右，因很多患者无法坚持，故可采取少量多次的方式训练，延长进食时间，减少用餐的次数。每次进食后检查口腔有无残留物，防止残留食物引起误吸误咽。

（3）**促进吞咽功能恢复的训练**

1）呼吸训练：正常吞咽时呼吸停止，而吞咽障碍患者在吞咽时会有吸气而引起误吸。呼吸训练的目的：提高呼吸控制能力，学会随意咳嗽，及时排除误吸入气道的食物、强化声门闭锁。首先训练缩口呼吸和腹式呼吸，腹式呼吸是让患者卧位，腹部放一定重量的物体，嘱咐患者吸气和呼气，感受腹部回缩和隆起的感觉。强化声门闭锁训练有助于去除残留在咽部的食物。

2）口面运动感觉训练：下颌的运动训练，下颌的张开、左右移动，唇的运动训练、舌的运动训练，包括伸舌、缩舌、向左右移动、舌面、舌根的抬高训练、环绕舌运动，以及抗阻训练，腭咽闭合功能训练。口颜面感觉刺激，冰棉棒，柠檬水等刺激舌面部，腭咽弓等，可以提高对食物知觉的敏感性。

3）球囊扩张术：脑干损伤后环咽肌不开放的或者开放不全的患者，用 12~14 号球囊导尿管插入食管，确定穿过环咽肌后，用分级注水的方式向球囊内注水，持续扩张环咽肌，以恢复其功能。

4）电刺激治疗：目前临床上常用的神经肌肉低频电刺激治疗和肌电生物反馈治疗以及咽腔内电刺激治疗，已被广泛应用。

5）代偿方法：①门德尔松手法。这种手法最常用于咽部，强调动作轻软，与吞咽动作同步。方法为：嘱咐患者在进行吞咽的同时，护理人员应用拇指和示指托起甲状软骨和环状软骨，上提后使食物能够顺利下咽。②声门上吞咽。此法应用的原理是吸气后，呼吸停止声门闭锁，可以防止食物的误吸。方法为让患者在进食之前先吸一口气，然后屏住呼吸，开始咀嚼，然后吞咽，吞咽后嘱咐患者咳嗽 1~2 次，让患者进行 1 次空吞咽，最后恢复到正常呼吸。③吞咽和空吞咽交替。防止咽部的食物残留可以采取此种方法。在每次摄食时，进行几次吞咽，可以去除残留食物。④侧方吞咽。适用于一侧舌肌或咽肌麻痹患者，将头转向健侧侧倾吞咽，使食物由于重力作用移向患侧，同时患侧梨状隐窝变窄挤出食物。⑤低头吞咽。适用于咽期吞咽启动迟缓。颈部前屈可使会厌和咽后壁后移，气管入口变窄，有利于保护气道。

（二）注意事项

1. 合理选择食物　对于吞咽障碍患者的食物选择应该有利于吞咽，而且不容易发生误吸，所以要根据患者病情和个体化差异合理地选择食物。流动性较强的食物如液体、稀汤容易导致误吸；而不易流动的食物如香蕉、米糊等食物则不容易导致误吸。对于食物，剁碎和煮烂比较容易吞咽，而质地粗糙的食物吞咽起来比较困难。

2. 注意进食的体位　进食的体位很重要，应采取 30°~45° 坐位。在坐位进食时，头不要低下，更不能后仰，因为低头时，呼吸道关闭不好，容易呛入气管。如果发生吞咽无力，可用冷或热刺激，如用温度高的毛巾去擦嘴、喉部、颈部来促进喉部的运动功能。卧位时，最好将头和全身向健侧倾斜，这样有利于食物正常流入食管，吞咽容易些，同时降低被吸入到气管的危险。

3. 注意吞咽技巧　教会患者掌握一口量的应用，一般一口量的大小为一匙，饮水尽量不用吸管，选择用汤匙。进食时让患者多做吞咽动作，轻咳，用力吞咽。

4. 食具的选择　开始时以长柄或粗柄、小且边缘钝滑的汤匙为宜。逐渐可以改变为正常的用具。

5. 心理护理　恐惧是多数患者在训练前共有的心理，影响和干扰了正常的训练。因此，在功能训练前要对心理进行疏导。护理人员要劝解患者，教会如何克服恐惧心理，让患者配合康复训练和治疗以及护理。如遇到儿童、智力障碍患者以及个别伴有抑郁和焦虑的患者，运用语言耐心地教导，让患者稳定情绪，尽量配合治疗。

6. 其他　口腔的清洁很重要,定期保持口腔卫生,防止食物残渣在口腔内存留。为防止食管反流造成误吸,患者在餐后应保持原体位 30min 以上。

言语、吞咽障碍常见于脑损伤等神经系统疾病。语言是人类主要的沟通方式,也是从事社会活动的基础。言语障碍的治疗是通过言语训练来改善患者的言语功能,提高交流能力。吞咽障碍康复最根本的方法是接受正规系统的康复训练,归纳为间接训练(基础训练)和直接训练(摄食训练)。间接训练是不用食物、针对功能障碍的训练,直接训练(摄食训练)是使用食物同时并用体位、食物形态等补偿手段的训练,从而提高患者的生活质量。

(孟宪国)

思考题

1. 失语症和构音障碍的治疗方法有哪些?
2. 吞咽障碍的训练方法和注意事项有哪些?
3. 口颜面运动感觉训练包括哪些?

第四节　心理治疗

学习目标

1. 掌握心理治疗的常用治疗方法。
2. 熟悉心理治疗的治疗原则。
3. 了解心理治疗的理论基础。
4. 学会运用心理治疗基本技术来观察、分析和解决问题。
5. 具备关心患者、尊重他人、精益求精、换位思考的良好职业道德。

案例导入

患者,男,42 岁,胸椎外伤后双下肢功能障碍、大小便功能障碍 3 个月。患者 3 个月前不慎从高处坠落,即感全身疼痛,双下肢丧失知觉、麻木无力,大小便功能障碍。胸椎 MRI 示胸 4、5 椎体骨折,脊髓损伤。患者由于在日常生活中大小便不能自理、佩戴导尿管、行动不便、正常的生理功能无法完成,感觉非常自卑,觉得无颜见人,不愿与人交往,有明显的焦虑、恐惧、抑郁情绪。

请思考:
1. 针对患者存在的心理问题如何进行有效的心理治疗?
2. 对该患者进行心理治疗时有哪些注意事项?

一、概述

心理治疗指医务人员应用以心理学为基础的方法,如语言、表情、姿势、行为或其他心理学技术,通过治疗者与患者之间的相互作用关系,影响和改变患者的心理、情绪、认知行为等心理活动,以缓解或消除患者的各种不良情绪、行为及症状,使之恢复健康。心理治疗者应该是受过心理治疗理论和技术的训练,并能熟练掌握这些理论和技术的合格的专业人员。

患者在受伤致残后心理上的变化和调整有一定的规律,基本上需经历震惊、否定、抑郁或焦虑反应、对抗独立反应及适应等几个阶段。多数时候各期无法截然划分,可能出现交叉。心理治疗者要了解患者受伤致残后经历的几个阶段,顺应其变化规律,及时对心理治疗措施进行调整,帮助患者顺利渡过各个阶段,最后达到适应残疾,回归社会。

二、治疗原则

心理治疗是合作努力的行为,不同于医学治疗,也不同于一般的安慰帮助,心理治疗必须在密切医患关系的原则上进行。心理治疗必须遵循以下几个原则。

1. 尊重原则　心理治疗的基础是治疗者与患者之间产生相互信任的关系。无论采用何种治疗方法,尊重原则是治疗能否成功的关键。治疗者应对所有患者保持尊重、理解、同情、关心和支持的态度,耐心倾听,取得患者的充分信任。只有这样,患者才能毫无保留地袒露个人的心理问题,才能进一步接受治疗者的解释、支持与鼓励。

2. 保密原则　治疗者应对患者的一切资料进行保密,包括患者的姓名、职业、病情及治疗过程等,在同事间交流或公开发表时都应注意。这是心理治疗者必备的基本职业道德。

3. 支持原则　治疗者通过与患者言语与非言语的信息交流,给予他们精神上的支持和鼓励,减轻和解除焦虑不安的情绪,使其建立起治愈的信心。要对心理治疗的理论有深刻的理解和自信心,对患者的心理疾病或心理障碍,要从科学的角度给予解释、说明和指出正确的解决方式,要自信、沉着、冷静,并将这种情绪传递给患者,使其获得强大的心理支持。

4. 灵活原则　注意个体化治疗,根据患者的自身情况和表现的心理问题不同而选择不同的治疗形式和方法。

三、常用治疗方法

康复心理治疗根据治疗目的和方法分为一般性心理治疗和特殊心理治疗。一般性心理治疗又称支持性心理治疗。特殊心理治疗包括行为疗法、认知疗法、来访者中心疗法等。根据参与心理治疗的人数,康复心理治疗分为个别心理治疗和集体心理治疗。心理治疗方法很多,选择哪种方法取决于患者个体特点和所患疾病类型。此外,还应考虑患者的年龄、文化水平、职业、民族、性格、与社会环境的关系等因素。

(一)支持性心理治疗

支持性心理治疗指通过治疗者对患者的指导、劝解、鼓励、安慰、疏导、调整环境等方法给予患者以心理上的支持和安抚,增强患者对残疾和疾病的适应能力,是一种基础性心理治疗。治疗目的是减轻应激反应。

当残疾或疾病发生后,患者往往处于焦虑、易怒、恐惧、郁闷和悲观等负性情绪之中。治疗者应充分倾听患者陈述;就患者有关的躯体和心理问题给予解释和知识教育,矫正不正确的认识或卫生知识;理解患者因遇到挫折而感到悲观绝望、愤怒敌对的情感体验,鼓励患者表达情绪来减轻苦恼或心理压抑;鼓励患者提高自信心,学会自助,学会使用治疗过程中学到的各种知识或技术来调节自己的心理功能,而不是长期依赖于医生。

(二)行为疗法

行为疗法是运用学习理论和条件反射原理,帮助患者消除或建立某种行为,从而达到治疗目的的方法。

1. 理论基础

(1) **社会学习理论**:认为人的心理病态和各种躯体症状都是一种适应不良或异常的行为,是在以往的生活经历中,通过观察或模仿"学习"而固定下来,同样可以通过"学习"过程来消除或纠正。

(2) **经典条件反射理论**:条件反射是后天习得的,是条件刺激与非条件刺激先后多次结合后才产生的,而且受非条件刺激增强,如较长时间不给予增强,条件反射将会消退,如巴甫洛夫的经典条件反射实验。

(3) **操作条件反射理论**:该理论强调个体从操作活动中自己获得奖罚,认为行为可以分为两大类。一类是应答性行为,由特殊的可观察到的刺激引起,如瞳孔对光反射;另一类是操作性行为,是一种自发的行为,其出现与环境发生的某些后果有关。如婴儿啼哭可引来母亲的爱抚等,这些结果可促使行为反复出现。

2. 常用行为治疗方法

(1) **系统脱敏**:是采用深度肌肉放松技术拮抗条件性焦虑的方法,包括3个步骤,即放松训练、制订等级脱敏表及二者相结合的脱敏治疗,主要用于治疗焦虑的患者。一般先同患者一起分析、制订一份导致焦虑的境遇等级表,然后在治疗中用习得的放松状态来抑制焦虑反应,这一过程又称交互抑制。一般而言,如果能够确定引起焦虑的诱因,而这种焦虑又可引起适应不良性行为的话,就可以采用系统脱敏。

(2) **厌恶疗法**:是根据操作条件反射理论,如果在一种行为之后得到奖赏,那么这种行为在同样的环境条件下就会持续和反复出现。如果行为之后得到的是惩罚或根本就没有反应,那么这种行为在同样的环境条件下就会减弱或不再出现。在某一行为反应之后紧接着给予一个厌恶刺激(如电击、体罚等),最终会抑制和消除此行为。厌恶疗法常用于治疗酒精依赖或药瘾、性欲错乱以及其他冲动性或强迫性行为障碍。

(3) **阳性强化**:指给患者一定的阳性刺激来强化其适应性行为。这种刺激可以是直接的、实际的物质,如患者喜爱的食物或饮料;也可以是精神鼓励,如表扬;或者是患者认为有价值的纪念品、钱币,并且应该在良性行为后立即以明确而肯定的方式给予,这一点十分关键。

(三) 认知疗法

认知疗法指通过认知和行为技术来改变患者的不良认知,从而改善患者情感和行为的治疗方法。其理论基础:认知过程可以影响情感和行为。心理障碍的产生是由于错误的认知,错误的认知导致异常的情绪反应(如抑郁、焦虑等)。通过分析、批判错误的认知,代之以合理的、现实的认知,就可以解除患者的痛苦,使之更好地适应现实环境,包括艾利斯的合理情绪疗法和贝克的认知疗法。

对病伤残患者,要让患者接受已经存在的事实,既不要自怨自责,更不要怨天尤人。要看到适应能力可通过锻炼而改善,且能使器官功能处于一种新的动态平衡,从而更好地执行各种康复措施。

(四) 来访者中心疗法

来访者中心疗法的理论基础是人本主义心理学。该心理学派认为人们具有"自我实现"的潜能,不需要治疗者直接干预就能自己解决困扰,但防御性、紧张及焦虑往往会阻碍这些潜能的"自我实现"。最了解患者自己的是当事人,只要给患者提供适当的心理环境和气氛,他就能在渐增的自我察觉、自我理解基础上,为自己找到更合适的行为。因此,治疗师应提供一种完全接受的氛围,接纳患者的情感,理解患者试图表达的内容,帮助患者清晰地表达自己的情感,同时在恰当的时候适时对患者正在表达的内容作出反应。这样,患者便能接受自我,排除焦虑和防御机制的干扰,达到自我调节的目的。

(五) 集体心理治疗

集体心理治疗指治疗者同时对多个具有共性的患者进行心理治疗的一种方法。集体心理治疗的作用机制包括团体的情感支持、群体的相互学习、正性群体体验、重复并矫正"原本群体经验"与情感。主要方法有普及性集体疗法、动力交互关系法、经验性集体疗法、交往模式校正疗法和心理剧启示法等。

（六）生物反馈治疗

生物反馈治疗是利用现代生理科学仪器，训练患者根据肌电、体温、血压、脉搏等反馈信号等来学习调节自己的心理、生理活动，使疾病得到治疗和康复。临床应用时往往与多种放松训练相结合，常用于治疗焦虑症、恐怖症及与精神紧张有关的心身疾病，如高血压、偏头痛、消化性溃疡等。

本节小结

病、伤、残后的心理变化会严重影响残疾的程度、治疗措施的进展以及治疗的后果，心理治疗对患者的康复具有重要意义。同学们在学习本节时应充分理解心理治疗的原则，熟悉心理治疗的常用方法，具有作为心理治疗工作者的良好的职业道德。

（刘立夏）

思考题

1. 支持性心理治疗的方法有哪些？
2. 常见的行为疗法有哪些？

第五节　康复工程

学习目标

1. 掌握康复工程技术和康复辅助器具的基本概念。
2. 熟悉康复辅助器具产品的分类和选配原则。
3. 了解常见康复辅助器具的基本功能和临床应用。
4. 能根据患者的功能水平和需求，推荐适合的康复辅助器具产品。
5. 具有良好的职业素质，耐心细致地为患者提供专业且个性化的服务。

案例导入

患者，男，63岁，卒中后3个月，现左侧肢体活动不良，患侧上肢不能拿筷子自己吃饭，穿衣轻度困难，坐位向立位体位转换困难，能短时站立，患侧下肢足下垂，划圈步态，步态不稳。

请思考：

1. 针对该患者的情况，可以采取什么办法，在最短时间帮助患者独立使用餐具进食，独立穿衣、步行和改正异常姿势？
2. 适合该患者的辅助器具产品有哪些？

一、概述

（一）康复工程基本概念

康复工程（rehabilitation engineering，RE）是生物医学工程的分支，指工程技术人员在康复医学临床中,运用工程技术的原理和各种工艺技术手段,对人体的功能障碍进行全面的评定后,通过代偿、替代或辅助重建等方法来矫治畸形、弥补功能缺陷、预防和改善功能障碍,使功能障碍患者最大限度地实现生活自理和改善生活质量,回归社会。

康复工程技术产品指能帮助功能障碍患者改善功能,最大限度提高生活自理能力,提高生活质量,回归社会而开发、设计、制造的特殊产品或现成产品。

（二）康复辅助器具基本概念

康复辅助器具技术又称康复工程技术,根据学科分类,属于康复医学领域中的分支学科。它利用辅助技术将辅助器具因人而异地配置于功能障碍者,用于其居家生活、社会交往、教育、就业和休闲娱乐等生存发展,以帮助其改善功能状况、提高社会适应能力和实现自我价值为目的。

康复辅助器具（rehabilitation assistive appliance）指为帮助功能障碍患者改善功能,最大限度提高生活自理能力,提高生活质量,回归社会而开发、设计、制造的特殊产品或现成产品,简称"康复辅具"。其主要作用:①替代失去的功能,如假肢能使截肢患者重新站立行走、骑车和负重劳动。②补偿减弱的功能,如助听器能使具有残余听力的失聪患者重新听到外界声音。③恢复和改善缺失和减弱的功能,如偏瘫患者可以借助康复训练器具的不断训练,重新站立行走。

（三）康复工程产品、康复辅助器具与医疗器械的区别

康复工程产品、康复辅助器具和医疗器械三者既有联系又有区别。康复工程包括康复工程学和康复工程产品两个方面,前者是后者的基础,后者是前者的归宿。医疗器械其目的是治病救人,对象是患者;康复辅助器具目的是治疗、预防、克服功能障碍和恢复健康,对象包括各种有功能障碍的老弱病伤残及亚健康人群等。可见康复辅助器具和部分医疗器械都属于康复工程产品,只是目的和对象不同。例如,既属于康复辅助器具也是医疗器械的有人工耳蜗、植入式仿生眼、内植入式骨整合式假肢和种植牙等,都是康复工程产品;属于康复辅助器具但不是医疗器械的有助听器、助视器、假眼、假肢和义齿等;无障碍环境控制系统所需要的硬件是康复工程产品,但既不是医疗器械,也不是康复辅助器具。我国根据国情和康复辅助器具的市场需求,已将部分康复辅助器具纳入医疗器械的范畴。

（四）康复辅助器具产品的分类

2014年6月《中国康复辅助器具目录》发布,对康复辅助器具业发展具有重要意义。2023年12月《中国康复辅助器具目录（2023年版）》印发,旨在加强康复辅助器具行业管理,推动康复辅助器具产品、服务规范化建设。2023年版目录收录了12个主类、101个次类、432个支类,共计1490个品名。

12个主类依次是矫形器和假肢、个人移动辅助器具、个人生活自理和防护辅助器具、家庭和其他场所使用的家具和适配件、沟通和信息辅助器具、个人医疗辅助器具、技能训练辅助器具、操作物品和器具的辅助器具、环境改善和评估的辅助器具、家务辅助器具、就业和职业训练辅助器具和休闲娱乐辅助器具。

（五）康复辅助器具产品的选配原则

1. 最适合就是最好　对每个康复辅助器具需求者而言,选配康复辅助器具重要的是适合自身需求,有利于发挥残存的功能和更好地改善功能。如脊髓损伤患者能够使用手动轮椅,这样有助于锻炼和增强上肢功能,所以就不适合选择电动轮椅,这样会减少上肢功能的锻炼;居住在山区、年龄较大的大腿截肢患者,拐杖比假肢更适合。

2. 适时适用　康复辅助器具的选配不仅要适用,而且适时。如骨折的患者,第一时间需要复位和固定,矫形器是最好的选择,下肢骨折的患者还可以借助轮椅和拐杖及早下地活动,以促进骨折愈合;假肢的装配原则上应当在截肢3个月后待残肢消肿定型后进行,在这之前一般为患者装配临时假肢。

3. 因人适配　康复辅助器具产品的选配就如同配义齿和眼镜一样,应由专业的康复工程技术服务人员对患者进行功能评估,选配最合适的康复辅助器具产品。

二、假肢

假肢（prosthesis）又称义肢，指用于整体或部分替代缺失或缺陷肢体的体外使用装置。假肢可替代已失肢体的部分功能，使肢体缺损者恢复或重建一定的生活自理、活动和社会参与的能力。

（一）分类

1. 按解剖部位分类　分为上肢假肢和下肢假肢。

2. 按穿戴时间分类　分为临时假肢和长期假肢（又称正式假肢）。

3. 按用途分类　分为装饰性假肢、功能性假肢和专用假肢。

4. 按结构分类　分为内骨骼式假肢（又称骨骼式假肢）和外骨骼式假肢（又称壳式假肢）。

5. 按驱动来源分类　分为自身力源假肢（又称体内力源假肢）、外部力源假肢和混合力源假肢。

6. 按组件化水平分类　分为组件式假肢和非组件式假肢。

（二）康复评定

1. 一般情况的检查　包括评估患者全身状况和心理、精神状态，详细询问患者的年龄、性别、肢体缺损的原因、截肢日期、截肢部位、截肢水平、术后伤口处理，了解家庭、工作以及经济情况。

2. 残肢的评定　理想的残肢有一定的长度、无畸形、关节活动正常、皮肤及软组织条件良好、皮肤感觉正常、肌力正常、血运良好、无幻肢痛和残肢痛等。

3. 假肢的评定　在假肢装配时，要进行舒适度和对位对线等检查，使其达到代偿功能最佳而又符合人体形态的要求。

4. 穿戴假肢后整体功能的评定　根据外观和功能改善的程度进行分级，如Ⅰ级，完全康复，略有不适，生活完全自理，能恢复原工作；Ⅱ级，部分康复，轻微功能障碍，生活能自理，需改换工作；Ⅲ级，生活自理，但不能参加普通工作；Ⅳ级，生活部分自理；Ⅴ级，仅外观改善，功能无好转。

（三）康复训练

为了能戴合适的假肢，截肢手术的前、后需要进行相应健肢的训练和残肢的处理，其他同先天性肢体缺损者。戴假肢后的训练，一般从训练假肢的穿脱开始，逐步进行相应的功能训练。

（四）注意事项

1. 不适合安装假肢的情况包括　①体质极度衰弱者。②平衡与协调功能严重障碍者。③血液病或出血性疾病患者。④严重心脏病患者。⑤严重高血压、低血压患者。⑥意识障碍或无表达意识能力者。⑦视力严重障碍者。⑧严重精神疾病、癫痫、癔症患者。⑨对假肢材料过敏者等。

2. 保护残肢的皮肤和瘢痕，及时处理损伤的皮肤等。

3. 为保证残肢与接受腔一直相配，装配假肢者应保持体重稳定。若因某种原因不能穿戴假肢，则需每日用弹力绷带适当缠绕残肢，使残肢的体积保持稳定。

4. 若下肢假肢穿戴者更换与原假肢鞋跟高度不同的鞋，在使用前，需要对假肢重新对线调整。

三、矫形器

矫形器（orthosis）指用于改变神经、肌肉、骨骼和关节等系统的功能特性或结构的体外装置，又称夹板、矫形器具、矫形装置、支撑物、辅具和矫形架等。矫形器可以预防、矫正四肢和躯干的畸形，辅助治疗骨关节及神经肌肉疾病并补偿其功能等。

（一）分类

1. 按装配部位分类　分为脊柱和颅部矫形器、腹部矫形器、上肢矫形器、下肢矫形器。

2. 按作用分类　分为保护用矫形器、稳定用矫形器、站立用矫形器、步行用矫形器和功能性骨折治疗用矫形器等。

3. 按主要材料分类　分为塑料矫形器、金属矫形器、皮质矫形器和木质矫形器等。

4. 按辅助治疗的疾病分类 包括脊髓灰质炎后遗症用矫形器、脊柱侧弯矫形器、先天性髋关节脱位矫形器和骨折治疗矫形器等。

（二）基本功能

1. 稳定和支持 通过限制肢体或躯干的异常活动，保持关节的稳定性，恢复其承重或运动的能力，例如股骨头无菌性坏死时，坐骨承重矫形器可以减轻躯体对髋关节的负荷。

2. 固定和保护 通过固定病变的肢体或关节，保持其正常的对线关系，保护周围神经、血管等组织，减轻疼痛，促进疾病的痊愈，例如骨折矫形器。

3. 预防和矫正畸形 通过固定病变部位或限制其活动，预防、矫正畸形或防止畸形加重，例如胸腰椎矫形器。

4. 代偿和助动 通过某些装置提供动力储存能量，如橡皮筋、弹簧等，代偿失去或减弱的部分功能，提高独立生活的能力，如有的腕手矫形器可以帮助患者握持汤匙等。

5. 补偿肢体长度 通过下肢矫形器或矫形鞋、矫形垫的作用，使双下肢恢复等长状态，改善站立姿势和行走步态，防止骨盆倾斜、脊柱旋转等合并症的发生。

6. 抑制痉挛 通过控制关节运动，减少肌肉的反射性痉挛，如踝足矫形器用于脑瘫，可以防止步行中出现痉挛性的马蹄内翻足，从而改善步态。

7. 促进康复 应用矫形器可改进患者的步行、饮食及穿衣等各种日常生活、工作的能力，从而帮助功能障碍的患者进行各种康复功能训练，促进早日恢复其功能。

有时，某一矫形器可能具有以上一种或几种基本功能。

（三）临床适配性检查

1. 初检 是对制作矫形器进行试样前的检查。只有通过初检，才能将其交付患者使用，若不符合要求应进行调整和修改。

2. 终检 是矫形器试样以后进行的检查。其主要内容包括矫形器的连接是否牢固、符合矫形器生物力学要求等。

3. 随访 是对交付矫形器进行的定期复查。其主要目的是对矫形器实际使用效果进行评价，确定是否放弃或继续使用矫形器治疗。

（四）使用训练

终检后，要交付给康复治疗师进行适应性训练。训练的内容根据功能障碍情况、矫形器的种类、矫形器的生物力学要求和其他方面的情况而定。

（五）注意事项

1. 预防制动引发的失用性肌萎缩与肌无力。

2. 预防关节固定造成挛缩。

3. 预防制动诱发骨质疏松。

4. 预防肌痉挛加重。

5. 预防压力作用造成压疮。

6. 预防心理依赖性。

四、助行器

助行器（walking aid）指辅助人体支撑体重、保持平衡和站立行走的工具和装置，又称步行辅助器等。助行器可帮助一侧下肢残缺、短缩、不能完全承重、迈步，单侧或双侧下肢神经损伤、肌力异常和步行困难的人群，如身体虚弱的老人和下肢手术不久的患者等。

（一）分类

根据工作原理和功能，助行器可分为无动力式、动力式和功能性电刺激助行器三类。

1. 无动力式助行器 因结构简单、价格低廉和使用方便,是使用最多和最常见的助行器,包括拐杖(手杖、肘杖、前臂支撑杖及腋杖等)和助行架(无轮助行架、轮式助行架及助行台等)。

2. 动力式助行器 由人体外部动力驱动的助行器,能穿戴于瘫痪的下肢,辅助站立和行走,例如机器人套装和仿生机器腿。

3. 功能性电刺激助行器 通过适当的电刺激,使全部或部分丧失神经支配的下肢肌肉、肌群发生相应收缩,使关节产生运动,例如用于改善因失去神经支配,导致踝关节背屈障碍,引起足下垂的偏瘫患者。

(二) 基本功能

1. 保持平衡 助行器可通过增加单个或多个支撑点来增大使用者的身体支撑面,从而有助于保持站立或步行过程中身体的稳定性。

2. 支持体重 助行器可减轻对下肢的负荷,降低对关节的负重要求或弥补下肢的肌力不足,可用于因一侧或双侧下肢不能完全承重,导致行走困难的人群。

3. 增加肌力 在控制和使用助行器的过程中,上肢和躯干的相关肌群的肌力相应增加,如挂拐一侧上肢比非挂拐一侧上肢肌力高。

4. 辅助行走 下肢无力、行走困难、不能长时间步行或徒步旅行和登山爱好者,可用助行器帮助步行。

5. 其他 ①肢体障碍患者脊柱侧弯或肢体变短时,用来代偿畸形。②骨性关节炎或下肢骨折后,用来缓解疼痛。③偏盲或全盲时,用作探路器。④提醒别人注意自己走路慢且不稳,避免自己受到伤害。

(三) 助行器的选择和调节

1. 助行器的选择 主要是对无动力式助行器类型的选择。选择助行器前,应明确使用助行器的目的,全面了解患者相关情况,如生活习惯、个人爱好、所处环境,并对患者的认知能力,上、下肢的肌力和身体平衡能力等进行全面评估。

(1)**拐杖**:要求使用者上肢功能较好,以便控制拐杖和支撑部分体重。

1)**手杖**:适用于腕部肌力和握力较好,能部分承重,下肢病情较轻或特殊人群。①单足手杖:适用于上肢支撑力强,握力好者,如偏瘫患者的健侧上肢。②多足手杖:适用于平衡能力欠佳,臂力较弱,使用单足手杖不安全者,如上肢存在震颤麻痹的患者。③带座手杖:需要在行走中坐下休息的年老体弱者等。

2)**肘杖**:是一种带有一个拐的立柱、一个手柄和一个向后倾斜的前臂支架的拐杖。因支撑架上部的肘托托在肘部的后下方,故而得名肘拐;又因带有一个向后倾斜的前臂支架,又称前臂拐。肘杖适用于:①上肢支撑力和握力不足,不能使用手杖者。②双侧上、下肢肌力下降或不协调者,如进行性肌营养不良。③双侧下肢无力或不协调者,如脊髓损伤后。④单侧下肢不能承重者,如踝部骨折的早期等。

3)**前臂支撑杖**:包括一个特殊设计的手柄和前臂支撑支架的拐杖,前臂为承重部位,适用于腕、手不能承重的单侧或双侧下肢无力者,如类风湿关节炎等。

4)**腋杖**:能提供更大的支撑和承重,提高稳定性。腋杖适用于:①单侧下肢不能部分或完全承重者,如下肢骨折早期。②双侧下肢不能交替迈步者,如双髋固定者。

(2)**助行架**(walking frame or walker):用于辅助人体行走的框架类器具的统称,又称步行架。在所有步行辅助器具中,助行架所能提供的支持力及稳定性最大,但行走速度最慢。助行架适用于:①对于单侧下肢无力或截肢、身体虚弱和需要更大支撑者,如老年性骨关节炎患者。②双侧下肢或全身肌力低或不协调,需要稳定站立者,如帕金森病患者。③需广泛支持者,如长期卧床身体虚弱者。

2. 助行器高度的调节 高度适合的助行器才能最大限度地发挥助行的功能和保证使用者的安全。

（1）**拐杖**：可以在两种体位下进行测量。一是站立无困难者，站直，双腿均匀承重，目视前方，肩臂放松，身体保持正中、无倾斜；二是站立有困难者，仰卧，身体伸直，双手分置于体侧。

1）手杖：无站立困难患者穿着普通高度的鞋，双下肢伸直站立，杖足置于小趾前外侧 15cm 处。把手的高度常用确定方法包括：①肘关节屈曲 25°~30°，手腕背伸的掌面为把手的高度。②大转子的高度平齐把手的位置。站立困难患者应仰卧位，双下肢伸直，双手置于身体两侧，尺骨茎突到足跟的距离加上 2.5cm（鞋底或鞋后跟的高度），即手杖的适合长度（图 3-6）。

2）肘杖：手柄的高度等于手杖的高度；前臂套的高度在肘与腕关节连线中点的稍上方，以免太低前臂支撑力不足或太高妨碍肘的活动和碰擦尺神经，引起神经损伤，导致小指和环指的感觉丧失或刺痛。

3）前臂支撑杖：其高度等于尺骨鹰嘴至地面（穿鞋）的距离或足跟底的距离加上 2.5cm。

图中文字：
150°
41cm
大转子高度
身长
15cm
站立时，腋杖和手杖的长度确定法

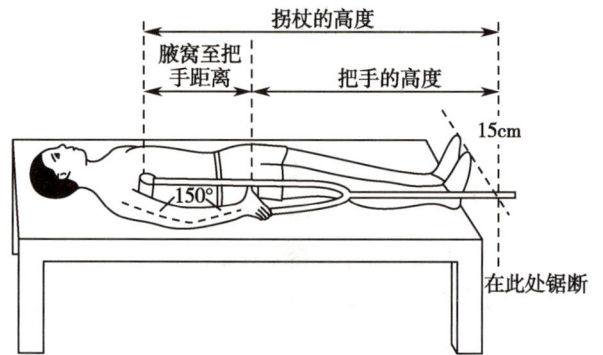

拐杖的高度
腋窝至把手距离
把手的高度
150°
15cm
在此处锯断
卧位时，腋杖和手杖的长度确定法

图 3-6 杖的长度选择

4）腋杖：手柄高度的测量同手杖。腋杖的高度常用的测量方法包括：①身高乘以 77%。②身高减 41cm。③腋垫顶部距离腋窝 5cm 或三横指（图 3-7）。避免腋垫过高，以免压迫臂丛神经；或避免腋垫过低，以免腋托不能抵住侧胸壁，难以稳定肩部和提供平衡，导致步态不良。

（2）**助行架**：与测量手杖或前臂支撑杖（助行台）高度的方法相同。

（四）康复训练

1. 使用助行器前 应着重进行增加上肢伸肌的肌力、提高腕关节的控制力、手的握力，改善上肢 ROM 和身体稳定度的训练。

2. 使用助行器后 为确保使用者的安全，一般在步行训练双杠内的步态训练达到预期效果后，再进行借助拐杖行走的训练，最后达到离开助行器，独立步行的目的。

（五）注意事项

1. 使用手杖行走时，应双眼注视前方，而不是低头看着地面。

2. 使用四足手杖时，手柄的开口侧应向后，手杖距离患者远近适中。

3. 使用肘杖时，注意保证前臂套的松紧适中，以免太紧难以移动肘杖或太松失去肘杖的依托力。

4. 使用前臂支撑杖时，手柄与臂托（托槽）前沿之间的距离不应过短，以免硌伤尺骨茎突部的皮肤；或者过长，以免压迫尺神经。

5. 使用腋杖时，承重点应是手柄，而不是腋托处，以免因长期压迫腋窝损伤臂丛神经和影响血液循环。一般腋杖与躯干侧面成 15°的夹角较恰当。

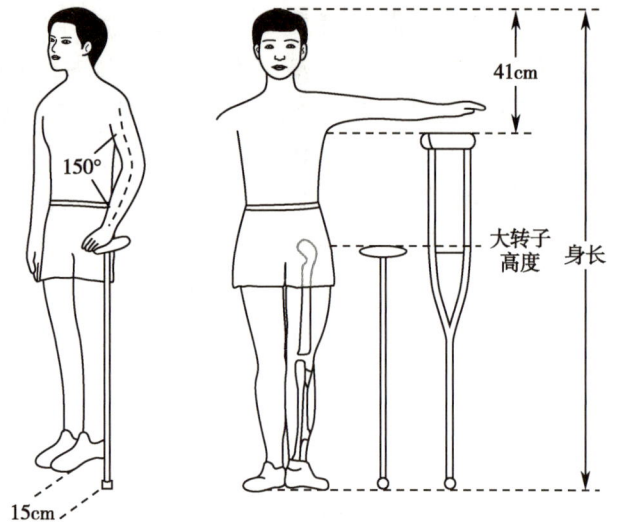

6. 使用无轮助行架时,迈步时,距离步行架应远近适中,以免发生因距离步行架太近而躯干后倾,导致跌倒的情况,或者因身体离助行架太远,导致在行走过程中,躯干被动弯曲或步行架不稳等。

7. 使用轮式助行架前,必须确定患者已经完全掌握轮闸的使用方法和注意事项,如在下斜坡时保持稳定,才能令其单独使用。

五、轮椅

轮椅(wheelchair)是带有轮子的座椅,是下肢残缺、神经损伤、肌肉或关节病变等原因导致下肢功能严重减退、丧失,以及因病情或年龄等问题不能行走者的代步工具,也是个人转移的重要辅助器具。轮椅不仅为不能步行者进行户外活动,回归社会提供机会,也有助于改善长期卧床患者的心血管功能,并提高使用者的独立性,扩大生活范围。

(一)分类

1. **按驱动方式分类** 分为手动轮椅和动力轮椅。

2. **按轮椅大致结构分类** 分为折叠式和固定式轮椅。

3. **按使用对象年龄分类** 分为成人用、儿童用和婴幼儿用轮椅。

4. **按轮椅的主要用途分类** 分为标准型、偏瘫用、截瘫用和竞技用轮椅等;也可分为站立用轮椅和站起轮椅。

(二)轮椅的选择

1. **一般状况的评定** 了解使用者的年龄、疾病诊断、运动、感觉、认知功能、康复需求以及对使用轮椅的态度、能力、使用者所处的环境和家庭条件等,根据评估情况选择适合使用者的轮椅。

2. **尺寸的选择** 轮椅各部位尺寸是否合适,直接影响使用的舒适度和安全性。轮椅的选择应符合使用者的实际情况和要求(图3-7)。

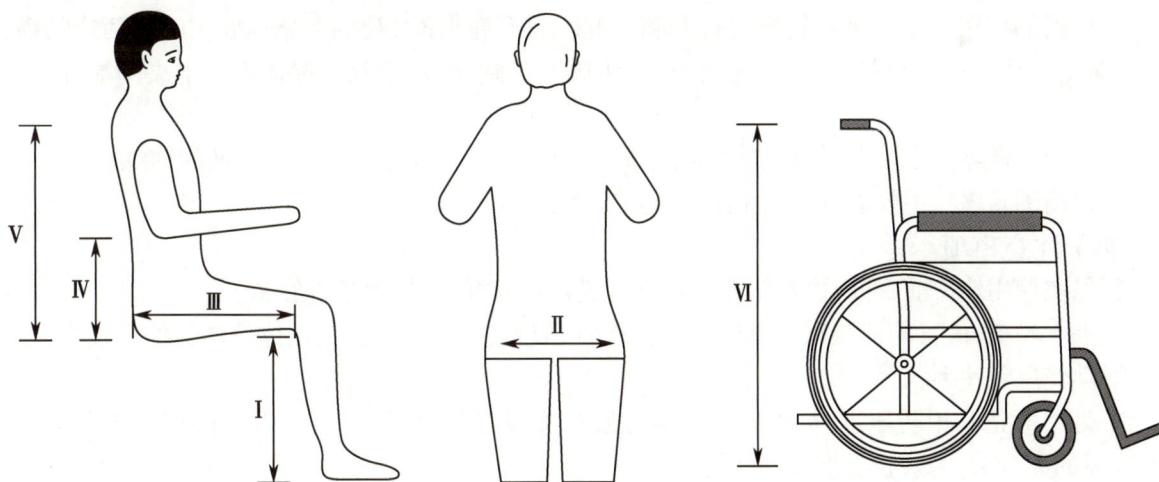

图 3-7 轮椅尺寸的选择
I.座位高度;II.座位宽度;III.座位长度;IV.扶手高度;V.背靠高度;VI.轮椅全高。

(1)**座位高度**:坐好后,足跟或鞋跟至腘窝的距离加4cm。

(2)**座位宽度**:坐好后,两臀最宽的尺寸加5cm。

(3)**座位长度**:坐好后,后臀部最突出处至小腿腓肠肌之间的水平距离减去5~6.5cm,或小腿后方上段至座位前缘的距离为5~6.5cm。

(4)**扶手高度**:坐好后,上臂垂直,前臂平放于扶手上,肘关节屈曲90°,座位平面至前臂下缘的高度加2~3cm是适当的扶手高度,有坐垫者还应加上坐垫高度。

(5)**背靠高度**:分低靠背与高靠背的高度。①低靠背:座位面至上肢平伸时腋窝的距离减去10cm。②高靠背:座位面至肩部或后枕部的实际高度。靠背越高,越稳定;靠背越低,上身及上肢的活动就越大。

(6)**轮轴高度**:轮轴高度指地面与轮轴之间的距离。理想的轮轴高度是患者在轮椅中坐直且将手放松至车轮顶部时,肘关节的屈曲角度在100°~120°。

(7)**脚踏板高度**:坐好后,先降低脚踏板至双足刚好碰触它,然后上抬1.3~1.5cm,为合适的高度。通常脚踏板面至少离地5cm,以免碰触到地面突出物。

3. 轮椅类型及附件的选配

(1)双侧上肢无力,但手指可搬动小手把或按动电开关者,选配电动轮椅。

(2)肩肘部有力,而手的握力不够者,可将手轮加粗,或选配带推把的手轮。

(3)力弱者,可安装车闸延长杆。

(4)不能独立进出轮椅者,选配可向两侧分开的脚踏板。

(5)髋关节屈曲受限者,选配可倾斜式靠背轮椅。

(6)膝关节屈曲受限者,选配可抬起的脚踏板支架。

(7)双下肢完全瘫痪者,选配带腿托和脚跟环的轮椅。

(8)不能维持稳定坐位者,可加用安全带。

(9)下肢截肢,特别是双侧大腿截肢者,要把轮椅的车轴后移,安装倾斜杆,防止重心后移,导致轮椅后翻。

(10)在室内、城市街道使用,选配实心轮胎,直径较小的脚轮;在农村及路面差的环境中使用,选配充气轮胎,直径稍大的脚轮。

(11)需坐在轮椅上工作和就餐者,选配台阶式短扶手,或轮椅桌。

（三）康复训练

1. 轮椅的使用 主要练习轮椅的打开和收起。打开轮椅时,双手掌分别放在座位两边的横杆上,同时向下用力压即可打开;收起轮椅时,先将脚踏板翻起,然后双手握住坐垫中央两端,同时向上提拉。

2. 轮椅的操纵 主要在平地上进行向前推动轮椅,向后倒推轮椅和上下斜坡的训练。

3. 轮椅的转移 主要进行床-轮椅间的转移训练。

（四）注意事项

1. 每次使用轮椅前,都应检查轮椅的安全装置是否完好,各螺丝是否旋紧。

2. 上下轮椅、进行轮椅与床或座椅间的转移时,应先刹车制动,以免在体位转移的过程中,轮椅意外滑动使患者摔倒。

3. 为了舒适和预防压疮,可以配备泡沫橡胶或凝胶坐垫;为防止座位下陷可在坐垫下放一张0.6cm厚的胶合板;为防止受伤,应戴手套。

4. 高位截瘫患者使用轮椅时,应有专人保护,以免发生意外。

六、自助具

自助具(self-help device)指为弥补降低或丧失的功能,利用残存功能,便于使用者省时、省力地独立完成一些日常生活、工作或娱乐活动的器具。自助具的使用有助于树立患者的自信心,同时也是一种积极的治疗手段。

自助具的主要作用:①代偿因关节活动受限、肌肉无力或瘫痪所导致的部分运动功能障碍。②代偿因不自主运动所导致的运动功能障碍。③代偿部分感觉功能障碍。④增加物体或器皿的稳定性以便于使用。⑤在各种不同的体位对患者的身体给予支持。⑥帮助患者进行信息交流及社会交往等。根据用途自助具可分为饮食自助具、穿着自助具、修饰和梳洗自助具、阅读书写自助具、取物自助具、通信交流自助具、文娱自助具和职业活动及其他自助具等。

（一）常见的自助具

1. 饮食自助具 一般通过改良日常餐具获得，可方便进餐、防止食物倾倒或滑漏，包括自助叉、匙、自助筷、自助杯等（图 3-8）。

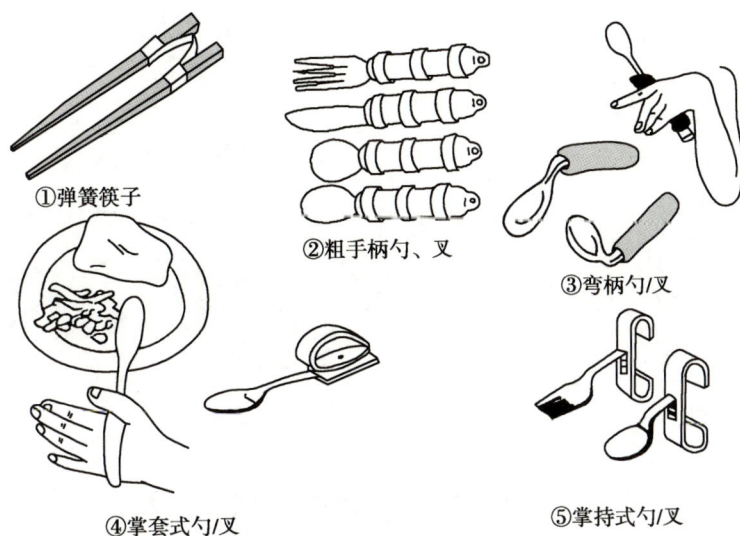

①弹簧筷子

②粗手柄勺、叉

③弯柄勺/叉

④掌套式勺/叉

⑤掌持式勺/叉

图 3-8　饮食自助具

2. 穿着自助具 包括穿衣棒、系衣钩、拉锁环、穿袜自助器等（图 3-9）。

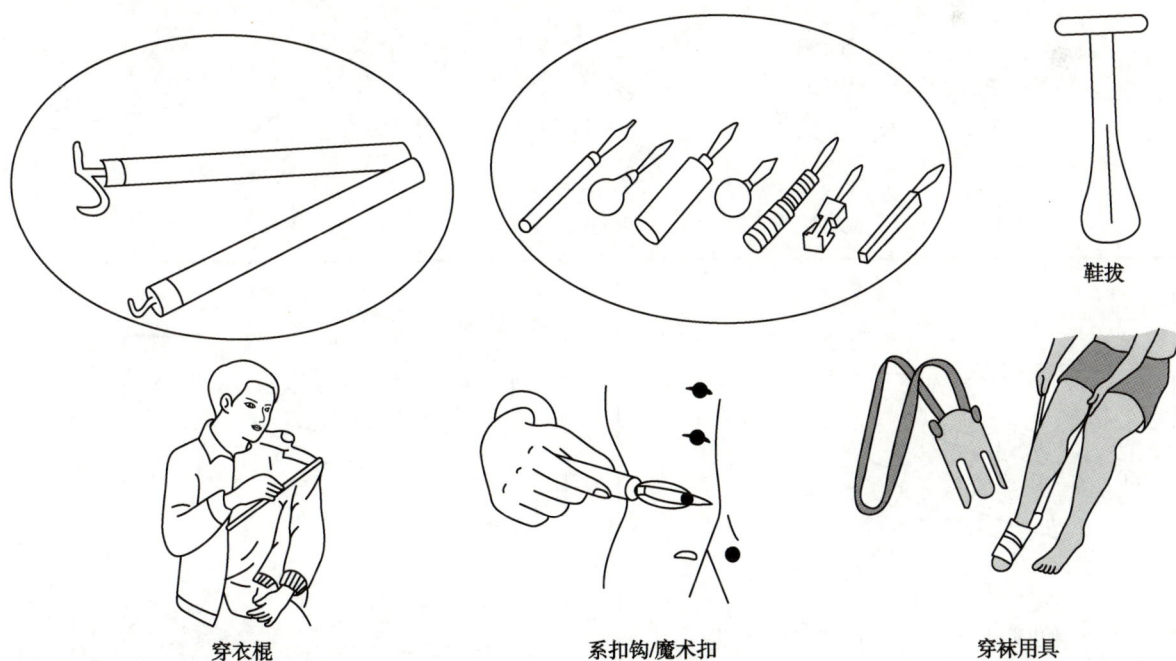

鞋拔

穿衣棍

系扣钩/魔术扣

穿袜用具

图 3-9　穿着自助具

3. 修饰和梳洗自助具 包括自助剃须刀、自助指甲刀、多功能袖套等（图 3-10）。
4. 阅读书写自助具 包括持笔自助器、加粗笔和翻页自助器等（图 3-11）。

长柄/弯柄梳子、刷子

牙刷

掌持式刷子、梳子

开口剪

弯管的清洁球

指甲刀

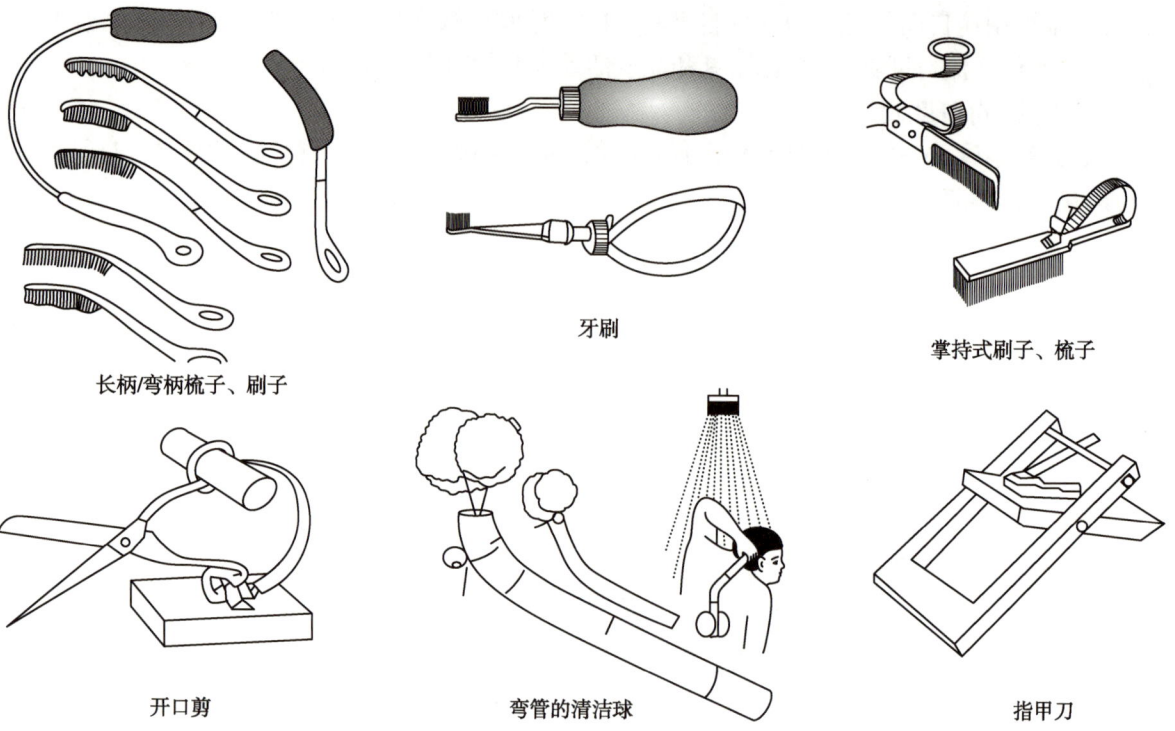

图 3-10　修饰和梳洗自助具

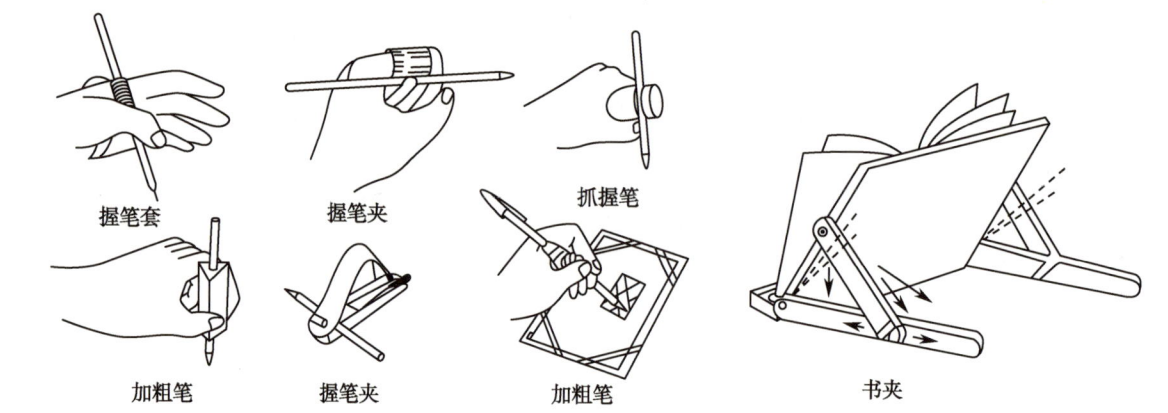

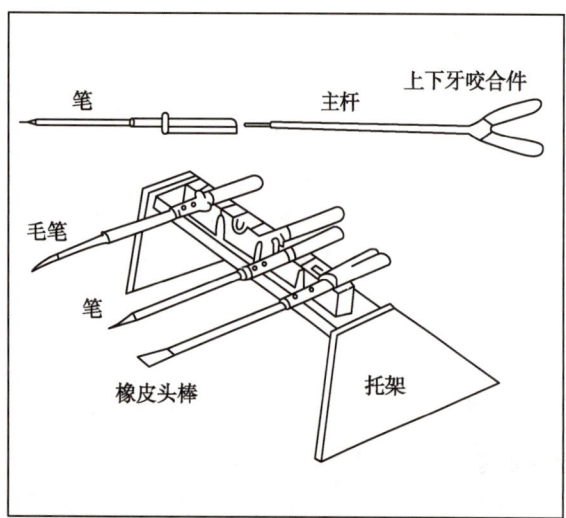

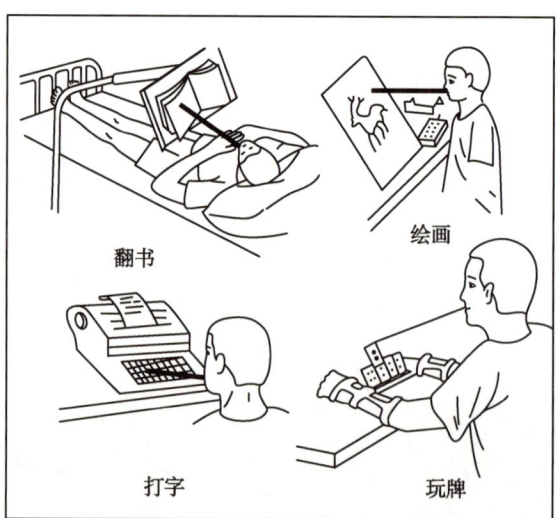

握笔套

握笔夹

抓握笔

加粗笔

握笔夹

加粗笔

书夹

笔　　　　主杆

上下牙咬合件

毛笔

笔

橡皮头棒　　　托架

口棍及附属结构

翻书

绘画

打字

玩牌

口棍的使用

图 3-11　书写自助具

（二）注意事项

1. 自助具与其他的康复手段和技术配合使用，才能达到最佳的康复效果。
2. 使用自助具前，应进行相应的康复训练，掌握自助具的使用范围和方法等。
3. 使用自助具过程中，应根据康复治疗的效果及时进行调整或更换。

本节小结

康复辅助器具技术又称康复工程技术，是将医学技术和工程技术相结合，以工程技术的方法实现人体功能障碍的康复，是康复医学的重要组成部分。对于需求者，选配康复辅助器具产品应遵守最适合就是最好、适时适用和因人适配的原则，才能达到良好的使用效果。

（宋　锐）

思考题

1. 康复工程产品、康复辅助器具与医疗器械的区别是什么？
2. 康复辅助器具产品的选配原则有哪些？

第六节　中国传统康复疗法

学习目标

1. 掌握针灸、推拿、拔罐等常用中国传统康复疗法的适应证。
2. 熟悉针灸、推拿、拔罐等常用中国传统康复疗法的基本操作方法。
3. 了解中药、食疗、调摄情志等常用中国传统康复疗法的适应证。
4. 能运用中国传统康复疗法对临床常见疾病进行康复。
5. 具有良好的职业道德和创新精神，传承中国传统康复疗法的精神。

案例导入

患者，男，59岁，退休工人，因"左侧肢体活动不利1个月"入院。患者1个月前晨起时发现左侧肢体活动不利，伴口角歪斜，无言语不清，无头疼、头晕、恶心、呕吐，无意识不清、二便失禁等，急送当地医院，经诊断为卒中，给予改善循环、抗血小板聚集等对症治疗，治疗后病情逐渐平稳，目前患者左上肢完全不能活动，左肩关节疼痛肿胀，左下肢可在室内行走。患者面红目赤、口苦咽干、尿赤便干、舌红苔黄、脉弦数，要求接受康复治疗。

请思考：

1. 患者目前可采用哪些中国传统康复技术进行治疗？
2. 运用中国传统康复治疗时，应注意哪些问题？

中国传统康复疗法指在中医学理论指导下对患者进行康复治疗的方法，是我国特色康复治疗方法，在临床康复治疗中起到了重要的作用。

一、针灸疗法

针灸疗法包括针法和灸法。针法又叫刺法,是用各种特制的金属针具,采用不同的方法,刺激人体有关腧穴或经络;灸法主要是用艾绒或其他药物在体表的穴位上烧灼、温熨,借灸火的热力以及药物的作用,通过经络的传导,以起到温通气血、扶正祛邪,达到防治疾病的一种治法。二者都是通过经络来调节人体的功能,从而达到防病治病的目的,临床上常配合使用。针灸疗法具有"简便验廉"等优点,几千年来深受广大人民群众的欢迎。

(一)治疗作用

中医学理论认为,根据机体的不同病理状态,针灸通过腧穴,作用于经络、脏腑,具有调和阴阳,扶正祛邪,疏通经络的作用。现代研究表明针灸有以下作用。

1. 镇痛作用 刺激穴位可以动员和激活体内的镇痛系统释放出阿片肽(脑啡肽、内啡肽、强啡肽等)等物质,从而产生镇痛作用。如针灸对腰腿痛、关节疼痛、扭伤、神经性头痛、三叉神经痛等均有较好的镇痛效果。

2. 调节作用 针灸对心血管系统、呼吸系统、消化系统、神经系统、泌尿生殖系统均有一定的调节作用。如针灸对血压、心率具有双向良性调节作用,对胃肠功能紊乱也有较好的调节作用。

3. 免疫作用 针灸能增强机体细胞及体液免疫功能。如针刺足三里、合谷穴后可使白细胞吞噬指数明显提高。如三伏灸可防治哮喘等疾病。另外针灸能调整生物体内多种关键性活性物质,对治疗过敏性疾病疗效较显著。

(二)治疗原则

针灸治疗的原则是根据八纲的理论,结合疾病的病位、病性,确定的治疗方法。即用针法,还是用灸法,或是针灸并用;用补法,还是用泻法,还是补泻兼施。现将常用的治疗原则分述如下。

1. 补虚与泻实 即扶正祛邪,是指导针灸的根本原则。补虚即扶助正气,泻实即去除病邪。"虚"指正气不足,"实"指邪气有余。虚者宜补,实者宜泻。这是针对虚证、实证提出的治疗原则。

2. 清热与温寒 热性病用"清"法,即以寒治热。寒性病用"温"法,即以热治寒。这是针对疾病寒、热的性质提出的治疗原则。

3. 标本缓急 针灸治病要分标本主次、轻重缓急。治病分标本缓急,就是要抓住主要矛盾。临床应用时体现为以下三个方面:急则治其标,缓则治其本,标本同治。如能灵活运用标本的理论指导针灸临床,就不会贻误病情。

4. 三因制宜 指因时、因地、因人制宜,体现中医的整体观念和辨证论治原则。即在治疗疾病时,要全面地看到在注重人的整体时,也要注意疾病发生的时令季节、所处的地理环境;要看到人是一个有机的整体,人与人之间有不同的特点,人和自然界的关系是密切的,把这些对疾病有影响的因素都进行考虑,才能灵活地运用针灸治病,取得较好的疗效。如小儿体质柔嫩,生机旺盛,针刺时不宜刺深,应用浅刺疾出不留针的方法,这样既不易损伤小儿的机体,又可收到预期的疗效。

(三)临床应用

针灸疗法在现代康复医学中的应用范围较广,常见的有以下几个方面:

1. 运动系统疾病 颈椎病、颈肩综合征、肩周炎、风湿性关节炎、类风湿关节炎、骨质增生性疾病、扭伤、腰椎间盘突出症和腰腿痛等。

2. 神经系统疾病 神经性头痛、三叉神经痛、截肢后幻肢痛、股外侧皮神经炎、面神经麻痹、面肌痉挛、周围神经损伤、共济失调症、癫痫、脑血管病、颈强直性综合征、自主神经系统疾病等。

3. 内科疾病 高血压、心绞痛、心律失常、哮喘、胃炎、消化性溃疡、胆囊炎、慢性结肠炎、性功能障碍等。

4.妇产科疾病 经前期紧张症、月经不调、痛经、闭经、围绝经期综合征、子宫脱垂、盆腔炎、产后腹痛、乳腺增生等。

5.儿科疾病 小儿遗尿、小儿消化不良、儿童精神发育迟缓、小儿脑瘫等。

6.五官科疾病 青少年近视、急性结膜炎、变应性鼻炎、急慢性咽炎,牙痛、口腔溃疡、神经性耳聋等。

7.皮肤科疾病 带状疱疹、荨麻疹、神经性皮炎、痤疮等。

(四)治疗方法及注意事项

1.刺法 目前针刺常用的工具是不锈钢制成的毫针。治疗时要根据患者的病情、性别、体质、年龄、胖瘦、针刺部位的不同选择规格不同的针具,并注意检查针尖是否带钩、变钝,针根和针身有否锈蚀、弯曲、缺损或折痕等。临床一般以25~75mm长和0.23~0.38mm粗细者为最常用。

针刺前要向初诊患者做好宣传解释工作,消除其思想顾虑,取得患者的配合,针具、施术部位、操作者的手指要消毒。针刺时,应根据腧穴部位的解剖特点选择不同的进针方法、针刺角度和深度,一般以出现较好的针感为原则。进针后,可通过各种针刺手法取得或增强针感。

2.灸法 是以艾绒或其他药物为材料,点燃后放置于穴位或体表其他部位烧灼,通过经络腧穴的作用,达到防治疾病的目的。灸法可分为艾灸类和非艾灸类两种。临床上最常用是以艾绒为施灸的主要原料,将干燥的艾叶捣制成艾绒,然后制成艾条或艾炷使用,所以该法常俗称艾灸。常用艾灸法主要有艾炷灸、艾条灸、温针灸和温灸器灸等。

(1)艾炷灸:艾炷是将艾绒捏成上小下大的圆锥状物。每燃完一个艾炷为一壮。艾炷灸有直接灸和间接灸两类。

直接灸是将艾炷直接放在皮肤上施灸的方法。根据灸后皮肤烧灼程度,又可分为瘢痕灸和无瘢痕灸。①瘢痕灸:又称化脓灸。施灸前用蒜汁涂敷在施灸的部位,然后放置艾炷点燃,直至艾炷燃尽,除去灰烬后再按所需壮数,重复操作,一般5~10壮。灸后1周左右化脓形成灸疮,经过45d左右,疮痂脱落,留下瘢痕。此法适用于某些慢性顽固性疾病,如哮喘、肺痨等。②无瘢痕灸:施灸时,先将施术部位涂以少量凡士林,放上艾炷点燃上端,当艾炷燃剩至1/4或2/5,患者感到施灸部位灼痛时,即移去未燃尽的艾炷,然后换炷再灸。一般灸3~5壮,以局部皮肤充血、红晕不起疱为度。此法适用于慢性虚寒性疾病。

间接灸是在艾炷与皮肤之间加一层间隔物,常用的有生姜、大蒜、食盐、附子饼等。

(2)艾条灸:施灸时将艾条的一端点燃,在距离皮肤2~3cm进行灸烤,灸至局部皮肤红晕为度。一般每穴灸3~7min,即"温和灸";亦可将点燃的艾条像鸟雀啄食状上下移动施灸,即"雀啄灸"。

(3)温针灸:指将针刺和艾灸结合施治的一种方法。操作方法:针刺得气后在留针时,将一小团艾绒捏裹在针柄上,或用一小段艾条插套在针柄上,点燃施灸,待艾绒燃尽后取针。

(4)温灸器灸:将艾绒装入温灸器的小筒中,点燃后将温灸器盖好,置于施灸部位,进行熨灸,直到所灸部位皮肤红润为止。此法对儿童、妇女,以及害怕灸治者较适宜。

3.针灸注意事项

(1)患者过于饥饿、疲劳、精神过度紧张时,不宜立即针刺。身体虚弱者,针刺时应采用卧位,手法不宜过重。

(2)对于孕妇,腹部、腰骶部不宜针刺,三阴交、合谷等穴禁止针刺。

(3)小儿囟门未闭者,头顶部不宜针刺。

(4)有出血倾向者,皮肤有感染、溃疡、瘢痕或肿瘤的部位不宜针刺。

(5)针刺应避开血管及防止刺伤重要器官。

(6)对面部和有大血管的部位,不宜采用瘢痕灸。

二、推拿疗法

推拿疗法是用手、肘、膝、足或器械等通过一定的方法作用于人体体表的特定部位来防治疾病的一种治疗方法。

(一) 治疗作用

中医认为推拿具有舒筋通络、理筋整复、活血化瘀、调整气血及内脏功能的作用。现代医学研究证明推拿具有以下作用：

1. 纠正解剖位置异常 推拿可纠正骨、关节、肌肉、肌腱、韧带等组织损伤后的解剖位置异常。

2. 改善血液和淋巴循环 推拿能够促进局部毛细血管扩张，血管通透性增加，增加局部皮肤和肌肉的营养供应，使肌肉萎缩得以改善；推拿使病变部位血液和淋巴循环改善，加速水肿和病变产物的吸收。

3. 止痛作用 推拿能消除伤病时体内所产生的致痛物质，从而产生止痛作用。另外，在伤处附近的强刺激可使原来疼痛在大脑皮质的兴奋灶得到暂时抑制，从而使疼痛得到缓解。

4. 提高机体免疫力 用拇指以强手法由上而下在背部平推后，经化验可见白细胞总数及白细胞噬菌能力增加，证实可提高机体的免疫力。

5. 促进组织修复 在组织创伤的后期，推拿可促进坏死组织的吸收及细胞的有序排列。

6. 其他 推拿可松解粘连，防止关节挛缩、僵硬，改善关节的活动度。强而快的推拿可使神经肌肉的兴奋性增强，轻而缓和的推拿则可抑制神经肌肉的兴奋性。

(二) 临床应用

推拿对内、外、妇、儿科的多种疾病均有一定治疗作用，在临床上，往往是综合治疗措施中的一个方面，有时起主要作用，有时起辅助作用，要根据实际情况来选用，不可滥用。

1. 适应证 腰椎间盘突出症、腰肌扭伤、梨状肌综合征、膝关节副韧带损伤、腕关节扭伤、指间关节挫伤、颈肌劳损、背肌劳损、腰肌劳损、颈椎骨质增生、腰椎骨质增生、肋间神经痛、坐骨神经痛、胃炎、胃下垂、半身不遂、高血压、小儿夜尿症、小儿脑瘫、小儿麻痹后遗症、小儿消化不良、腹泻等。

2. 禁忌证 各种开放性损伤，感染性疾病，有严重出血倾向者，妊娠妇女的腹部、腰骶部，禁用推拿疗法。饥饿、过度疲劳、酒后或推拿局部有皮肤病不宜用推拿疗法。

(三) 常用手法

1. 头面部

(1) **推抹印堂至神庭**。要领：拇指桡侧螺纹面操作，拇指伸直后拉。

(2) **抹前额**。要领：先有拇指螺纹面从印堂开始呈弧线抹至太阳，不要在印堂处转弯；抹至太阳后下压上提（有趋势即可，动作幅度不可过大）；再用双手鱼际分抹至鬓角。

(3) **压睛明**。要领：以局部酸胀感为度。

(4) **摩眼眶**。要领：拇指伸直指端朝前，用拇指上段重压下眼眶（骨性），用拇指下段轻扫上眼皮。

(5) **头部穴位按压**。要领：分别从印堂、攒竹、鱼腰、丝竹空直线按压至两耳尖连线水平后，汇聚于百会；按压力度适中以被操作者有酸胀感为度；两次按压要有些许重叠，每次按压要有明显停顿。

(6) **勾压风池**。要领：让被操作者头躺在操作者手上，操作者用中指指腹向后勾压，轻重交替有一定节律，勾后轻柔，被操作者感酸胀为度。

(7) **梳理头皮**。要领：操作者手呈抓物状，似抓皮球没抓住的感觉，手指要有一定力度，不可有搔抓感。如可上午用指端，下午用指腹。

(8) **揉耳郭**。要领：用拇指和示指桡侧面对揉，从耳垂捏揉至耳尖，后从内侧推下继续下一动作。

（9）振耳法。要领：双手掌侧放松呈虚掌状，轻压耳郭后振之，之后迅速离开。

2. 颈项部

（1）拿揉风池。要领：拇指与示指指端拿揉双侧风池穴，以局部酸痛为度。

（2）掌揉冈上肌。要领：双手掌根、鱼际按揉冈上肌即肩井穴处。

（3）**一指禅推项肌、项韧带要领**：沉肩、坠肘、悬腕、掌虚、指实；拇指着力向外推，要做到局部稳、用力深透。

（4）**拨两侧项肌**。要领：单手拇指按压于颈部竖脊肌与胸锁乳突肌之间的肌间沟内向棘突方向弹拨。一般针对阳性反应点或痉挛的肌肉局部进行重点弹拨，一般拨后轻揉。

（5）拿揉颈项。要领：拇指与示指、中指相对用力，实力面是手指掌侧面不可用指端，拿揉结合，边揉边移（从上向下）。

（6）擦颈部。要领：头大幅度屈曲，用第4、5掌指关节背侧为吸定点擦颈部。

（7）拔伸颈部。要领：被操作者头前倾15°，操作者采用肘托法牵引颈椎，用力要稳。

（8）颈椎摇。要领：一手托下颌一手托后枕部，在轻轻牵引的基础上摇颈椎。

（9）颈项旋转定位扳。要领：被操作者头前屈30°~45°，一手拇指抵按病变棘突一侧，一手前臂固定头部旋转到最大幅度，之后做超生理幅度0°~5°的扳法。

（10）归挤颈项。要领：双手十指交叉用掌根重点施力。

3. 胸腹部

（1）摩胸法。要领：患者取仰卧位。术者位于患者右侧，以单手掌面横放于患者胸骨柄上部，并以鱼际、小鱼际与掌根部着力为主，自上而下旋摩。

（2）舒胸法。要领：患者取仰卧位。术者位于患者右侧，先以右手以全手掌着力轻放于患者胸骨部，四指端朝向天突穴，然后全掌沿胸中线向下作快速左右摆动，至右肋弓下缘改为弧线抹法，势如蛇行。

（3）分推胸部至两胁。要领：双手虎口张开，拇指与余四指抱定被操作者胸廓，自正中线向两侧分推至腋中线，由上至下，对女性被操作者分推时应避开敏感区。

（4）轻揉腹部。要领：被操作者双膝屈曲，腹部放松，操作者叠掌轻揉被操作者腹部，先揉脐周，然后顺时针揉全腹。用力深沉，动作缓慢。

（5）轻拿腹直肌。要领：被操作者张口呼吸，双膝屈曲，腹部放松，操作者以双手拇指置于腹肌一侧，余四指置于腹肌另一侧，自上而下，提拿腹肌。有腹部较大手术者，应轻拿或不拿。

（6）点压腹部穴位。要领：以示指、中指、无名指指腹点压上脘、中脘、下脘穴，以拇指和示指点压天枢穴。再以示指、中指点压气海、关元穴，上腹不适以点压上脘、中脘、下脘为主；下腹不适以点按气海、关元为主；两侧不适以点压天枢穴为主。

（7）摩腹。要领：双膝屈曲，腹部放松。以掌心置于被操作者脐部，以脐为中心，先顺时针后逆时针，各旋转轻摩脐周。腕部放松，压力适中。

4. 腰背部

（1）直推腰背部。要领：双手掌叠加，推两侧膀胱经至腰骶部，动作深沉缓慢，直线推动。

（2）弹拨足太阳膀胱经。要领：双手拇指指端相对，拨后轻柔，先向下按压后前后拨动。

（3）按压足太阳膀胱经。要领：双手掌叠加，可边按边揉或按后再揉，被操作者耐受为度。

（4）擦脊柱两侧。要领：沿骶棘肌擦动。

（5）点揉膀胱经。要领：用拇指螺纹面点揉膀胱经内侧线。

（6）按揉肾俞穴（掌根推揉），搓命门穴。要领：指按后掌根搓揉反复三次。压力适中不能忽快忽慢。

（7）掌揉背腰部。要领：力度适宜，以被操作者背部温热为度。

（8）**拍打背腰部。** 要领：手握空拳，用拳心扣击。

5. 上肢部

（1）**拿揉肩部至腕部。** 要领：一手托住被操作者一侧腕部，另一手拇指与余四指相对，沿三阴三阳路线，拿揉上肢肌肉，由肩部至腕部，动作连贯。

（2）**对揉肩部（抱揉肩部）。** 要领：双手掌前后相对抱住肩部，向上推揉，使被操作者感到关节松动感和舒适感。

（3）**按揉肩四穴。** 要领：用拇指按揉或一指禅推肩髃、肩髎、肩贞、臂臑四穴，每穴不低于30s。

（4）**擦肩部。** 要领：一手托被操作者肘部使其肩部与上臂水平，另一手掌指关节擦被操作者肩部。

（5）**拨肩部肌肉。** 要领：用拇指弹拨三角肌的前中后三束，即从结节间沟拨至臂臑、肩髃拨至臂臑、肩贞拨至臂臑。

（6）**摇肩部。** 要领：一手扶着被操作者肘部，另一手握住四指，先顺时针后逆时针，环转摇动肩关节。幅度由小到大。

（7）**按揉手阳明三穴。** 要领：拇指按压曲池、手三里、合谷三穴，每穴不少于10s。

（8）**抖上肢。** 要领：双手同时握住被操作者一手鱼际、小鱼际部，在稍用力牵拉的基础上，进行上下抖动上肢。

（9）**搓上肢。** 要领：双手掌对压住被操作者上肢，从上向下迅速搓动。

（10）**推抹掌心，捻拔五指。** 要领：双手托住鱼际、小鱼际，拇指沿掌骨间隙由下至上推摩，然后以示指与中指依次夹住被操作者拇指、示指、中指、无名指、小指，捻动并拔伸指关节，并急速滑脱。

6. 下肢部

（1）**直推下肢前内外侧。** 要领：被操作者仰卧位，手掌紧贴大腿根部，分别自股内侧直推至足弓；自髀关推至足背；自环跳推至足外踝。用力持续深沉，力量均匀，避免滞涩。直线推动，避免歪斜。

（2）**拿揉下肢前内外侧。** 要领：被操作者仰卧位，自上而下，拿起的组织不宜过多或过少，用力由轻到重，节奏均匀。

（3）**抱揉膝关节。** 要领：被操作者仰卧位，双手如抱球状抱住被操作者膝关节两侧，使被操作者有轻度压迫感。

（4）**推摩足背活动踝关节。** 要领：被操作者仰卧位，一手托被操作者足背，以另一手拇指指腹、鱼际或掌根推摩足背。一手托住被操作者踝关节上方，另一手握住其足掌部，使踝关节背屈、背伸及环转摇动，先顺时针后逆时针。

（5）**擦下肢后侧。** 要领：被操作者俯卧位，采用标准擦法，两手交替，刚柔交替。

（6）**拿揉下肢后侧。** 要领：被操作者俯卧位，虎口张开，拿住的组织多一些；力量逐渐增加，腕关节放松，小腿部力量稍轻些。

（7）**点按环跳、承扶、殷门、委中、承山。** 要领：被操作者俯卧位，按后缓揉。按压环跳穴患者有酸痛向腿部传导，承山较敏感，力量应稍轻。

（8）**提拿跟腱。** 要领：被操作者俯卧位，即拿揉昆仑、太溪，拇指示指指腹相对操作，酸胀为度。踝关节略背屈。

（9）**推摩涌泉，叩击足底。** 要领：被操作者俯卧位，单手鱼际、掌根推摩足弓足底3~5次，使局部温热。后叩击足跟5~10次。

（10）**整理下肢。** 要领：被操作者俯卧位，双手掌心抱住下肢后侧1/3处，由上至下。重点抱揉下肢小腿后侧肌群。轻度酸痛。之后叩击。

三、中药疗法

中药疗法是在中医理论的指导下运用中药促进疾病康复的方法。中医理论认为中药具有行气活血、消肿散瘀止痛、接骨续筋、舒筋活络、补气养血、生肌拔毒等作用,所以中药在临床康复治疗过程中使用的范围较广。中药疗法可分为内治法和外治法。

(一)中药内治法

中药内治法即口服中药,是最常用的中医治疗方法。清代医家程松龄在《医学心悟》中把内治法概括为"汗、吐、下、和、温、清、消、补"八法。尽管临床治疗方法实际已超出这一范畴,但八法仍不失为提纲挈领地掌握中药治疗原则的主要方法。

(二)中药外治法

中药外治法是把一定剂型的中药外用于患者全身、局部或特定穴位以治疗疾病的方法。一般而言,凡用于内服治病的中药都可以用于外治法。外治法一般分为膏药疗法、熏蒸疗法、熨敷疗法和烫洗疗法。

四、拔罐疗法

拔罐疗法是利用各种方法造成罐内负压,使罐具牢固地吸附在人体施治部位以调节经络功能,从而治疗疾病的一种外治法。常用罐具有玻璃罐、竹罐、陶罐、牛角罐、抽气罐等。拔罐疗法的主要作用是扶正祛邪,调节阴阳,吸脓消肿,祛瘀止痛,疏通经络,宣通气血,开达郁遏,除湿逐寒。现代研究表明,拔罐疗法可促进皮肤血液循环,改善皮肤营养和生理功能,有利于汗腺和皮脂腺的分泌,改善关节、肌肉及神经的血液供应,促进无菌性炎症的吸收,减少炎性介质的释放及对末梢神经的刺激。

1. 操作方法 目前常用的火罐法:

(1)**闪火法**:用镊子夹住酒精棉球点燃后,在罐内闪火一圈后,迅速抽出,然后将罐倒扣在应拔的部位上,即可吸住。

(2)**贴棉法**:用一小块棉花,略浸酒精,贴在罐的内壁上中段,以火柴点着,即倒扣应拔的部位,就可吸住。

(3)**投火法**:用小纸条蘸油点燃后,投入罐内,不等纸条烧完,迅速将罐倒扣在应拔的部位上。

2. 适用范围 多用于风湿痹证如肩背痛、腰腿痛等,胃肠疾病如胃痛、腹痛,肺部疾病如咳嗽、哮喘,以及头痛、痛经、月经不调等疾病的康复。

五、饮食疗法

饮食疗法指将中药与食物和调料配制成药膳,用以防治疾病和强身健体,具有服食方便、防治兼顾、效果显著等特点。食疗的形式有鲜汁、药茶、饮料、汤、药酒、药粥、蜜膏、药饼、药糕、菜肴等。使用中应注意根据患者疾病的特点、季节特点、体质特点选择适当的药物和配制形式。

六、调摄情志疗法

情志是人体对客观事物的不同心理反应,包括喜、怒、忧、思、悲、恐、惊七种变化,中医理论认为不同的情志变化对机体产生不同的影响,而人体功能状态的变化也会影响情志的变化。中医调摄情志的具体方法有劝说开导和以情胜情,劝说开导相当于现代的精神支持和疏导疗法,以情胜情即有意识地采用另一种情志活动,去控制因某种情志刺激过度而引起的疾病。

本节内容需要学生结合中医学的基本理论去学习和理解。针刺、艾灸、拔罐、推拿技能的操作如需达到治疗的预期效果,需要学生课后坚持不断练习。学生应在今后的临床工作中继承和发扬中医文化,合理运用合适的中国传统康复疗法帮助患者解除功能障碍。

(卢健敏)

思考题

1. 简述针灸疗法的治疗作用及临床应用。
2. 简述推拿疗法的治疗作用及临床适应证。
3. 简述拔罐法的适应证。

ER 3-3

练习题

第四章 | 神经系统常见疾病和损伤的康复

教学课件

思维导图

第一节　卒中康复

学习目标

1. 掌握卒中的康复评定和常用康复治疗方法。

2. 熟悉卒中的定义和危险因素,以及脑血管病的分类。

3. 了解卒中的流行病学特点。

4. 能利用所学知识为患者制订康复治疗计划;在乡村、社区帮助和指导患者进行康复训练,并进行健康宣教。

5. 具备与康复团队成员团结协作的精神,关爱患者,具有良好的沟通能力、以"患者为中心"的高尚医德。

案例导入

　　患者,男,57 岁,教师,爱好音乐、下棋,主因"右侧肢体活动不利 14d"入院。患者 14d 前晨起时发现右侧肢体活动不利,症状进行性加重。10d 前症状达高峰,右侧肢体完全不能活动,完善相关检查考虑为脑梗死,给予对症治疗后病情逐渐平稳。现右上肢完全不能活动,右下肢可在床面平移,不能独站独坐,不能独立完成穿衣、洗漱、行走、如厕、转移等 ADL。门诊以"脑梗死"收入院,进行康复治疗。既往史:高血压 5 年,高血脂 15 年,均未规律服药。辅助检查:头颅 MRI 示左侧基底节区梗死灶。

　　请思考:

　　1. 患者目前的诊断是什么,存在哪些功能障碍?

　　2. 应为患者进行哪些康复评定?

　　3. 如何为患者制订康复计划,应该为患者进行哪些健康宣教?

一、概述

(一)定义

　　卒中(stroke)又称中风、脑血管意外(cerebrovascular accident),是一组突然起病、以局灶性神经功能缺失为共同特征的急性脑血管疾病,分为缺血性卒中和出血性卒中。

　　缺血性卒中是脑局部血液循环障碍所致的神经功能缺损综合征,症状持续时间至少 24h 或存在经影像学证实的新发梗死灶,其引起的神经系统局灶性症状体征与受累脑血管血供区域相一致。

如脑缺血的症状持续数分钟至数小时,且无CT或MRI显示的新发梗死病变则称为短暂性脑缺血发作。根据缺血性卒中病因学分型(TOAST分型),缺血性卒中分为大动脉粥样硬化型、心源性栓塞型、小动脉闭塞型、其他明确病因型和不明原因型。出血性卒中包括脑出血和蛛网膜下腔出血。

(二)流行病学

卒中具有高发病率、高致残率的特点。中国卒中学会发布的流行病学调查数据表明,70%~80%的卒中患者因为残疾而不能独立生活;在所有致残原因中,卒中位列第二,是导致严重残疾的重要原因;约75%的患者在发病最初3周内生活不能完全自理,到6个月时仍有约25%生活不能自理;但同时也应看到,约85%的生存者最终可以步行。

现代康复理论和实践证明,有效的康复训练能够减轻患者功能上的残疾,提高患者的满意度,加速卒中的康复进程,降低潜在的护理费用,节约社会资源。

(三)卒中的危险因素

卒中危险因素分为3类:第一类是生来就有的不可改变的因素,如年龄、性别、种族、家族史及以前曾有过卒中。第二类是由人体内外环境影响并且可以调节控制的因素,如全身或某些脏器的疾病,如高血压、心脏病、糖尿病等,以及个人生活方式和习惯而产生的可以改变的行为因素,如吸烟、饮酒及不合理饮食等。第三类是其他因素,如同型半胱氨酸、纤溶酶原激活物抑制剂等物质在血液中的浓度过高。了解卒中的危险因素,特别是深入了解可以后天改变的危险因素,对于卒中的预防及康复宣教和咨询是十分重要的。

(四)主要功能障碍

作为中枢神经系统的核心,脑的功能是极其复杂而广泛的,由于卒中损伤的部位、病灶体积、性质等的不同,其功能障碍也是各种各样的,患者单次发病后可能会有数种功能障碍同时出现。

1.运动障碍 最常见的是一侧肢体的瘫痪,即偏瘫(hemiplegia);此外还可出现共济失调及平衡障碍。

2.感觉障碍 不同位置的病灶可分别引起痛觉、温度觉、触觉和本体感觉的减退或丧失以及中枢性疼痛、视野缺损等。

3.吞咽障碍 参与吞咽活动的肌群弛缓性瘫痪无力或运动协调障碍均可导致吞咽障碍,临床表现为饮水呛咳、摄食困难、哽噎、食物通过咽喉部受阻而反流至鼻腔等情况,继而可造成营养不良、脱水、吸入性肺炎、窒息等。部分患者需要长期管饲(鼻饲管、经皮胃造瘘管、经皮空肠造瘘管等)饮食。

4.言语障碍 卒中患者的言语障碍主要包括各种类型的失语症和构音障碍。

5.认知和知觉障碍 如记忆、计算、逻辑思维能力障碍和各类失认症、忽视症和失用症等。

6.意识障碍 严重的卒中可造成患者意识障碍,表现为昏迷、昏睡、嗜睡及谵妄等。

7.情感和心理障碍 卒中后患者常出现抑郁、焦虑等情绪障碍和各类心理问题。

8.ADL能力障碍 卒中患者,由于上述的运动、感觉、认知等方面的功能障碍,均可影响其ADL能力,使其生活不能自理。

9.其他 部分卒中患者还可出现排尿、排便、性功能等方面的生理功能障碍;此外,各种生理功能障碍均可导致患者今后在就业、社交等方面的社会参与能力出现不同程度的障碍。

二、康复评定

卒中的康复评定是对卒中患者所存留的或丧失的功能进行识别和测定,以鉴别患者存在的功能障碍,判断其严重程度,估计功能恢复的潜在能力,以制订科学的康复计划;同时监测患者的功能变化,以判断康复治疗的效果,对患者的功能结局作出合理的评价。

对于卒中患者,需要根据其功能障碍的类型及诊疗条件选择相应的康复评定项目。下文中将重点介绍美国国立研究院卒中评定表(适用于卒中急性期)和适用于偏瘫患者肢体功能评定的 Fugl-Meyer 评定量表,其他功能障碍(ADL 能力评定、吞咽功能评定、言语评定、认知功能评定、心理评定等)的评定方法见第二章内容。

(一)美国国立卫生研究院卒中量表

美国国立卫生研究院卒中量表(NIH stroke scale,NIHSS)由 15 个项目构成(表 4-1)。NIHSS 是一种评价卒中后神经功能缺损严重程度的有效的、标准化的工具。美国成人卒中康复治疗的指南建议患者就诊或入院时,或在发病 24h 内采用 NIHSS 评价卒中严重程度;并在急性期治疗结束时采用 NIHSS 再次评价。NIHSS 评价的卒中严重程度可影响患者急性期治疗的策略;其评分可预测患者卒中后恢复的可能性。如研究显示评分超过 16 分预示死亡或严重残疾的可能性很大,评分小于 6 分预示其预后良好。

表 4-1　美国国立卫生研究院卒中量表(NIHSS)

项目	评分标准	项目	评分标准
1a. 意识水平	0=清醒 1=嗜睡 2=昏睡 3=昏迷	6. 下肢的运动(下肢抬高 30°)	0=保持 5s 1=不到 5s 2=不能抗重力 3=直接落下 9=截肢或者关节融合
1b. 定向力问题 (月份、年龄)	0=两项均正确 1=一项正确 2=两项均不正确	7. 肢体共济失调(指鼻试验和跟-膝-胫试验)	0=无 1=上肢或下肢共济失调 2=上下肢均共济失调 9=截肢或者关节融合
1c. 意识水平指令 (睁闭眼;非瘫痪侧握拳松开)	0=两项均正确 1=一项正确 2=两项均不正确	8. 感觉	0=正常 1=部分缺失 2=明显缺失
2. 凝视功能	0=正常 1=部分凝视麻痹 2=完全性凝视麻痹	9. 忽视	0=没有忽视 1=存在一种类型的忽视 2=存在一种以上的忽视
3. 视野	0=没有视野缺损 1=部分偏盲 2=完全偏盲 3=双侧偏盲	10. 语言	0=没有失语 1=轻中度失语 2=重度失语 3=完全性失语
4. 面瘫	0=正常 1=轻度瘫痪 2=部分瘫痪 3=完全性瘫痪	11. 构音障碍	0=无 1=轻中度障碍 2=重度障碍
5. 上肢的运动(如坐位,上肢前屈 90°,手掌向下;如卧位,上肢前屈 45°)	0=保持 10s 1=不到 10s 2=不能抗重力 3=直接落下 9=截肢或者关节融合		

(二)运动功能评定

1. 布伦斯特伦运动功能评定　卒中引起的瘫痪是上运动神经元性瘫痪,主要表现为运动模式的改变而非单纯的肌力减退。瑞典物理治疗师布伦斯特伦将脑损伤后的偏瘫恢复划分为 6 个时期:

第 I 期:弛缓期。此期是脑损伤急性期锥体束处于休克状态的表现,一般经过数日或数周可自行度过。特点:受累侧肢体失去脑部的控制,随意运动消失,肌张力低下,腱反射减弱或消失。

第Ⅱ期:痉挛期。特点:腱反射亢进,肌张力开始增高,出现联合反应。联合反应指用力收缩身体某一部分肌肉时,可以诱发其他部位的肌肉收缩。

第Ⅲ期:痉挛加重,出现共同运动。共同运动又称联带运动或协同运动,是偏瘫侧做某项活动时引发的一种近似定型的,多组肌肉以相同反应强度共同参与的,非正常的随意运动。共同运动的本质是脑部(高位中枢神经)受损,失去了对脊髓的调控,出现了脊髓水平(低位中枢神经)控制下的原始运动,生理情况下仅见于运动控制功能尚未成熟的小婴儿。

共同运动特点:运动是随着自己的意愿而发生的(即为随意),但运动的固定模式是不随意,即在进行任何活动时都不能随意地、有选择地收缩或放松运动所需涉及的肌群,从而也就不能按照正常的模式完成动作,因此又称其为"原始的或异常的"运动模式。共同运动基本上可表现为屈肌共同运动和伸肌共同运动两种模式。

第Ⅳ期:痉挛开始减弱,开始出现一些脱离共同运动的运动。

第Ⅴ期:痉挛明显减弱,以分离运动为主。

第Ⅵ期:共同运动及痉挛消失,协调动作大致正常。

很明显,恢复初期肌张力的快速增高是有意义的,而进入痉挛期(布伦斯特伦 Ⅲ级)后,肌张力的进一步增高则会使运动恢复进入歧途。因此,卒中偏瘫运动功能的评定与康复都不能沿用周围神经损伤后的肌力评定及肌力训练等传统方法,而必须重视对运动模式的评价;治疗的重点也必须放在抑制异常运动模式,促进分离运动及协调运动的控制上。

2. Fugl-Meyer 评定量表 由运动、平衡、感觉和 ROM 及疼痛组成,总分为 226 分。其中运动部分是根据布伦斯特伦评定法建立的,按照偏瘫恢复过程,分 5 个大项(表 4-2)。①重新出现反射。②完全以共同运动为表现的随意运动。③部分脱离共同运动的随意运动。④不依赖于或轻度依赖于共同运动的随意运动,即完全或高度脱离共同运动的随意运动。⑤反射恢复正常。另外加上共济运动及平衡。

每一部分的评分标准:0 分,完全不能执行;1 分,部分执行;2 分,完全执行。总分为 100 分,其中上肢为 66 分,下肢为 34 分。如总分少于 50 分为重度残损,50~84 分为明显受损,85~95 分为中度残损,96~99 分为轻度残损。

表 4-2 Fugl-Meyer 评定量表(运动部分)

检查项目	评分方法			得分
	0分	1分	2分	
Ⅰ 上肢				
1 有无反射活动(坐位)				
(1)肱二头肌	不引起反射活动		能引起反射活动	
(2)肱三头肌	不引起反射活动		能引起反射活动	
2 屈肌协同运动				
(3)肩上提	完全不能进行	部分完成	无停顿地充分完成	
(4)肩后缩	完全不能进行	部分完成	无停顿地充分完成	
(5)肩外展≥90°	完全不能进行	部分完成	无停顿地充分完成	
(6)肩外旋	完全不能进行	部分完成	无停顿地充分完成	
(7)肘屈曲	完全不能进行	部分完成	无停顿地充分完成	
(8)前臂旋后	完全不能进行	部分完成	无停顿地充分完成	

检查项目	评分方法			得分
	0分	1分	2分	
3 伸肌协同运动				
(9)肩内收、内旋	完全不能进行	部分完成	无停顿地充分完成	
(10)肘伸展	完全不能进行	部分完成	无停顿地充分完成	
(11)前臂旋前	完全不能进行	部分完成	无停顿地充分完成	
4 伴有协同运动的活动				
(12)手触腰椎	没有明显活动	手仅可向后越过髂前上棘	能顺利进行	
(13)肩关节屈曲90°,肘关节伸直	开始时手臂立即外展或肘关节屈曲	在接近规定位置时肩关节外展或肘关节屈曲	能顺利充分完成	
(14)肩0°,肘屈90°,前臂旋前、旋后	不能屈肘或前臂不能旋前	肩、肘位正确,基本上能旋前、旋后	能顺利完成	
5 脱离协同运动的活动				
(15)肩关节外展90°,肘伸直,前臂旋前	开始时肘就屈曲,前臂偏离方向,不能旋前	可部分完成此动作或在活动时肘关节屈曲或前臂不能旋前	顺利完成	
(16)肩关节前屈举臂过头,肘伸直,前臂中立位	开始时肘关节屈曲或肩关节发生外展	肩屈曲中途、肘关节屈曲、肩关节外展	顺利完成	
(17)肩屈曲30°~90°,肘伸直,前臂旋前旋后	前臂旋前旋后完全不能进行或肩肘位不正确	肩、肘位置正确,基本上能完成旋前旋后	顺利完成	
6 反射亢进				
(18)检查肱二头肌、肱三头肌和指屈肌三种反射	至少2~3个反射明显亢进	一个反射明显亢进或至少二个反射活跃	活跃反射≤1个,且无反射亢进	
7 腕稳定性				
(19)肩0°,肘屈90°时,腕背屈	不能背屈腕关节达15°	可完成腕背屈,但不能抗拒阻力	施加轻微阻力仍可保持腕背屈	
(20)肩0°,肘屈90°,腕屈伸	不能随意屈伸	不能在全关节范围内主动活动腕关节	能平滑地不停顿地进行	
8 肘伸直,肩前屈30°时				
(21)腕背屈	不能背屈腕关节达15°	可完成腕背屈,但不能抗拒阻力	施加轻微阻力仍可保持腕背屈	
(22)腕屈伸	不能随意屈伸	不能在全关节范围内主动活动腕关节	能平滑地不停顿地进行	
(23)腕环形运动	不能进行	活动费力或不完全	正常完成	
9 手指				
(24)集团屈曲	不能屈曲	能屈曲但不充分	能完全主动屈曲	
(25)集团伸展	不能伸展	能放松主动屈曲的手指	能完全主动伸展	
(26)钩状抓握	不能保持要求位置	握力微弱	能够抵抗相当大的阻力	
(27)侧捏	不能进行	能用拇指捏住一张纸,但不能抵抗拉力	可牢牢捏住纸	
(28)对捏(拇食指可挟住一根铅笔)	完全不能	捏力微弱	能抵抗相当的阻力	
(29)圆柱状抓握	不能保持要求位置	握力微弱	能够抵抗相当大的阻力	
(30)球形抓握	不能保持要求位置	握力微弱	能够抵抗相当大的阻力	

检查项目	评分方法			得分
	0分	1分	2分	
10 协调能力与速度（手指指鼻试验连续5次）				
（31）震颤	明显震颤	轻度震颤	无震颤	
（32）辨距障碍	明显的或不规则的辨距障碍	轻度的或规则的辨距障碍	无辨距障碍	
（33）速度	较健侧长6s	较健侧长2~5s	两侧差别<2s	
Ⅱ 下肢				
1 有无反射活动（仰卧位）				
（1）跟腱反射	无反射活动		有反射活动	
（2）膝腱反射	无反射活动		有反射活动	
2 屈肌协同运动（仰卧位）				
（3）髋关节屈曲	不能进行	部分进行	充分进行	
（4）膝关节屈曲	不能进行	部分进行	充分进行	
（5）踝关节背屈	不能进行	部分进行	充分进行	
3 伸肌协同运动（仰卧位）				
（6）髋关节伸展	没有运动	微弱运动	几乎与对侧相同	
（7）髋关节内收	没有运动	微弱运动	几乎与对侧相同	
（8）膝关节伸展	没有运动	微弱运动	几乎与对侧相同	
（9）踝关节跖屈	没有运动	微弱运动	几乎与对侧相同	
4 伴有协同运动的活动（坐位）				
（10）膝关节屈曲	无主动运动	膝关节能从微伸位屈曲，但屈曲<90°	屈曲>90°	
（11）踝关节背屈	不能主动背屈	主动背屈不完全	正常背屈	
5 脱离协同运动的活动（站立位）				
（12）膝关节屈曲	在髋关节伸展位时不能屈膝	髋关节0°时膝关节能屈，但<90°，或进行时髋关节屈曲	能自如运动	
（13）踝关节背屈	不能主动活动	能部分背屈	能充分背屈	
6 反射亢进（仰卧位）				
（14）查跟腱、膝和膝屈肌三种反射	2~3个明显亢进	1个反射亢进或至少2个反射活跃	活跃的反射≤1个且无反射亢进	
7 协调能力和速度（跟-膝-胫试验，快速连续作5次）				
（15）震颤	明显震颤	轻度震颤	无震颤	
（16）辨距障碍	明显不规则的辨距障碍	轻度规则的辨距障碍	无辨距障碍	
（17）速度	比健侧长6s	比健侧长2~5s	比健侧长<2s	

三、康复治疗

（一）运动功能及 ADL 能力训练

根据 WHO 提出的标准，当卒中患者生命体征平稳，神经系统症状不再进展 48h 以后即应开始进行主动性的康复治疗。康复训练方案应根据患者的实际功能分期来制订。

1.布伦斯特伦分期Ⅰ~Ⅱ期　主要在医院急诊科或神经科进行常规的临床药物治疗和床边早期康复治疗。此期患者的偏瘫侧肢体主要表现为弛缓性麻痹,早期康复的基本目的是防止日后出现严重影响康复进程的并发症,如肢体肿胀、肌肉萎缩、关节活动受限等,争取功能得到尽早的改善。

(1)康复目标:防治并发症(如压疮、肺炎、泌尿系统感染、肩手综合征等)、废用综合征(如骨质疏松、肌肉萎缩、关节挛缩等)和误用综合征(如关节肌肉损伤和痉挛加重等);从床上被动活动尽快过渡到主动运动;在辅助下完成仰卧位到床边坐位的转换;可初步控制自身坐位平衡;调控心理状态,争取患者配合治疗;开始床上生活自理训练,改善床上生活自理能力。

本期运动功能康复治疗的重点是通过联合反应、原始反射、共同运动、姿势反射等手段,促进肩胛带和骨盆带的功能部分恢复。

(2)康复治疗方法:主要采用神经肌肉促进技术(促通技术)、ROM 训练、物理因子治疗、作业治疗技术及心理疏导等。

1)正确肢位的保持:正确肢位摆放(或称良肢位摆放),是为防止或对抗痉挛姿势的出现,保护肩关节及早期诱发分离运动而设计的一种治疗体位。早期注意并保持床上的正确体位,有助于预防或减轻上述痉挛姿势的出现和加重。通常选用下列体位:

患侧卧位:即患侧在下,健侧在上。身后放置枕头支撑,以保持斜侧卧 40°~60°。头部用枕头舒适地支撑,背后用枕头塞稳,患侧上肢前伸,使肩部向前,确保肩胛骨的内缘平靠于胸壁。上臂前伸以避免肩关节受压和后缩。肘关节伸展,前臂旋后,手指张开,掌心向上。

健侧卧位:健侧在下,患侧在上,枕头不宜过高。患侧上肢下垫一个枕头,肩前屈 90°~130°,肘和腕伸展,前臂旋前,腕关节背伸。双下肢间垫一枕头,患侧骨盆旋前,髋、膝关节呈自然半屈曲位,置于枕上。患足与小腿尽量保持垂直位,注意足不能内翻悬在枕头边缘。身后可放置枕头支撑,有利于身体放松。健侧下肢平放在床上,轻度伸髋,稍屈膝。

仰卧位:头下置一枕头,但不宜过高,面部朝向患侧。患侧肩胛下垫枕,同时将伸展的上肢置于枕上,防止肩胛骨后缩。前臂旋后,手掌心向上,手指伸展、张开。在患侧臀部及大腿下垫枕,以防止患侧骨盆后缩。枕头外缘卷起可防止髋关节外展、外旋,枕头右下角支撑膝关节呈轻度屈曲位。

半卧位:患侧背部、肘及前臂、下肢用枕头支撑,以避免患侧肩关节脱位,保持患侧下肢微屈。

仰卧位和半卧位易诱发患侧下肢的伸肌痉挛,半卧位还易使骶尾部发生压疮,故不宜长时间采取这两种体位。

2)肢体被动运动:可以预防关节活动受限,有促进肢体血液循环和增强感觉输入的作用,还能预防压疮、肌肉萎缩、关节挛缩、关节疼痛和心、肺、泌尿系统及胃肠道并发症等,还可以为即将开始的主动功能训练做些准备。而对于存在严重的肌肉无力的偏瘫患者,正确体位和被动的关节活动训练尤为重要。

肢体被动运动应先从健侧开始,然后参照健侧 ROM 活动患侧。被动运动应尽早进行,如没有禁忌证每日都要进行。一般按从肢体近端到远端的顺序进行,动作要轻柔缓慢。重点进行肩关节外旋、外展和屈曲,肘关节伸展,腕和手指伸展,髋关节外展、内旋和屈伸,膝关节屈伸,足背屈和外翻。被动运动在急性期每日做两次,每个关节需活动 10 遍至 20 遍。患者意识清醒后尽早开始做以健侧肢体辅助的助力运动。

3)床上体位变换:主要是预防压疮和肺部感染,预防痉挛模式出现。一般 1~2 小时变换体位一次。体位变换包括被动、主动向健侧和患侧翻身,主动、被动向健侧和患侧横向移动。这些体位变换活动可为下一步训练坐起打下基础。

4)从仰卧位到床边坐起训练:采用仰卧位翻身至侧卧位,再以健侧上肢撑起躯干,同时以健侧下肢辅助患侧下肢一起垂到床边外,完成坐起动作。

5)坐位平衡训练:正确坐姿是头部及躯干保持正直,躯干与大腿、大腿与小腿、小腿与足底均呈

90°,座位过高时足下垫踏板。在静态平衡的基础上练习身体重心向前、后、左、右各方向的转移,然后再回到原位,活动幅度从小到大,使患者逐步获得控制动态坐位平衡的能力。

6)神经肌肉促进技术:可酌情选用博巴斯技术、布伦斯特伦技术、鲁德技术和 PNF 技术中的一些方法以诱发粗大运动,抑制异常运动。

7)功能性电刺激与生物反馈疗法:对防止肌肉萎缩、维持 ROM、促进正常运动模式形成都有一定的康复治疗效果,可酌情应用。

8)床到轮椅(或椅)转移和站立训练均可酌情进行。偏瘫患者进行床到轮椅的转移时,轮椅应放在其肢体的健侧,与床之间的夹角为 30°~45°,以健侧手抓扶轮椅同侧扶手,配合健侧下肢的支撑,在陪护人员的保护或辅助下坐上轮椅;准备从轮椅转移至床时,亦应使其肢体的健侧靠近床铺,轮椅与床夹角呈 30°~45°,以健侧手抓扶床挡,配合健侧下肢的支撑,在陪护人员的保护或辅助下坐到床边。上下轮椅前均须注意将轮椅妥善固定。

9)ADL 的训练:此阶段主要对患者的进食和洗漱、梳头、剃须等能力进行评估和训练。

10)心理治疗:由于患者发病后时间较短,一时难以接受现实,所以常有否认、拒绝、恐惧、焦虑、抑郁等多种心理障碍。为了能使患者面对现实,保证治疗,必须对患者进行心理治疗。首先评定患者现在的心理障碍,再根据患者心理障碍进行心理治疗,必要时可适当加用抗抑郁、抗焦虑的药物治疗。

11)康复护理:对于那些不得不较长时间卧床的患者,医护人员必须重视对患者皮肤的保护,预防压疮发生:卧位时应该保持正确的体位,并保证每两小时翻身一次;床垫与被褥应该保持干燥、清洁;在搬动患者时,尽量避免患者皮肤与床单摩擦;乘坐轮椅时,每隔半小时帮助患者抬高臀部;对容易发生压疮的皮肤区域,如骶尾、足跟等部,需加强观察和护理,保持该部位的血液循环。一旦发现皮肤上出现苍白、红肿、水疱或表皮破溃,应该进行相应的处理。

2. 布伦斯特伦分期Ⅲ至Ⅳ期　宜采用物理疗法和作业疗法相结合的综合康复治疗方法,同时药物控制痉挛、支具等康复手段最大程度地帮助患者恢复。

(1)康复目标:抑制痉挛与共同运动模式、诱发分离运动、促进正常运动模式形成;促进和改善偏瘫肢体运动的独立性、协调性;独立保持坐位的静态和动态平衡,初步达到站立位的静态和动态平衡;可在 1 人保护下进行室内短距离步行;改善床-椅、如厕转移和个人卫生等 ADL 能力。

(2)康复治疗方法

1)上肢功能训练:重点是抑制由于共同运动与联合反应等构成的异常运动模式,诱发上肢,包括手的分离运动。

2)下肢功能训练:重点是抑制由于共同运动与联合反应等构成的异常运动模式,诱发下肢的分离运动,必要时佩戴下肢踝足矫形器。

3)平衡训练:结合日常生活动作进一步强化动态坐位平衡训练,同时开始练习坐位到立位的转换,进行站立稳定性的训练。对躯干肌和臀肌恢复比较差的患者可增加跪位和爬行位的训练。

4)ADL训练:以提高 ADL 能力为主,主要进行个人卫生、穿脱衣服、二便处理、坐位与站位转换、步行等训练及支具、矫形器的使用练习。

作业治疗重点是对患者进行感觉运动功能、认知综合功能、ADL、娱乐活动以及就业前训练,从而达到身体功能、心理社会功能和生活能力的康复,回归社会。治疗师设计的模仿现实生活中具体工作活动,目的是通过某种特殊运动模式的反复练习,来提高患者在真实生活中的运动、认知等功能。可以应用:①斜面砂磨板,在一倾斜平面内模仿打磨木板的动作。主要训练肩、肘部关节、肌肉。②在桌面上堆积木,可训练协调性、抓握、伸指及消除共同运动的组合运动模式。③桌面训练板,用于训练视觉、认知、记忆、解决问题的能力,如拼图、拼板、匹配、游戏板等。④生活、工作中各种精细运动的应用,如拉链、纽扣、门把手、水龙头、电源插座、电灯按钮等,这些练习主要是为患者回归社会做准备。⑤高级技能训练活动,如计算机操作等。上述模拟活动为患者进行实用性活动提供了可能性。这种活动需每日练习,并要纠正其错误,以便患者掌握正确的运动模式。

偏瘫患者可能使用的支具及助行设备包括:足下垂支具、腕下垂支具、分指板、助行器、拐杖、轮椅等;适用的自助器具包括拾物器、加柄或加粗的餐具、固定器、改装后的指甲钳、扣扣器、穿袜穿鞋器等,可根据患者患手残存的功能进行适当的选择运用。

3. 布伦斯伦分期V至VI期 患者可在社区或家中结合日常生活进行康复训练,到社区卫生服务站或由社区家庭病床医师及治疗师提供上门指导。

(1)**康复目标**:改善和促进精细与技巧运动;改善和提高运动速度;提高实用性步行能力;熟练掌握 ADL 技能,提高生存质量。

(2)**康复治疗方法**:主要采用神经促进技术、作业治疗、物理治疗、言语治疗、支具、矫形器及心理疏导等。

1)上肢功能训练:重点是改善和促进手的精细和技巧运动;改善和提高运动速度;对于仍然有痉挛与共同运动模式的患者,继续采用抑制共同运动、促进分离运动的方法。对手功能恢复较差者,应进行利手交换训练。

2)下肢功能训练:重点改善步态的协调性,进行复杂步行训练,提高实用性步行能力。对于仍然有痉挛与共同运动模式的患者,应采用抑制共同运动、促进分离运动的方法。

3)ADL 训练:目的是争取生活自理,重点进行修饰动作(洗脸、刷牙、剃须、梳头、化妆、剪指甲等)、入浴和上下楼梯训练,从事简单的家务劳动,增加户外活动等。

4. 后遗症期 经过前几期康复治疗,大多数患者 6 个月内神经功能已恢复至较高水平,但是程度不同地留有各种后遗症,如瘫痪、痉挛、挛缩畸形、姿势异常等,甚至还有极少部分患者呈持续弛缓性瘫痪状态。对后遗症期患者,除继续进行肢体功能提高的康复治疗,对手功能恢复较差者可进行利手交换训练,还应将重点放在整体 ADL 水平的改善上,通过使用"代偿性技术"、环境改造和职业治疗尽可能使患者回归社会。

(1)**手杖和步行器的使用**:不要过早地使用,因为可使患者产生依赖,妨碍患者恢复潜能的发挥。因此,应恰当地使用手杖和步行器,将其视为步行训练的一种过渡,且须不妨碍患腿潜在功能的发挥,并争取逐渐撤掉。

(2)**轮椅的使用**:可使患者尽早脱离病床,获得坐位的安全感和手的合适支撑;可使患者的移动简单化;患者可获更大的独立性。

(3)**支具、自助具的使用**:支具能支持体重、预防挛缩畸形、控制不随意运动;使站立相稳定、摆动期容易控制,得到接近正常的步行模式。自助具能帮助患者改善 ADL 能力。

(4)**环境改造**:使后遗症期的患者容易完成 ADL,对家庭中的某些部分做必要的和可能的改造是很重要的。如去除门槛,使用适当高度的床、椅和坐便器,增加必要的室内扶手等以防跌倒。

注意患者的家居安全:卒中患者因行动不便极易发生跌倒出现骨折、脑外伤等意外情况,家庭成员必须为其做好必要的防范措施,如保持室内的地面干燥,通畅无杂物,光线充足,并在适当的地方安装扶手等。对于有认知障碍的患者,应尽量避免将其 1 人留在家里,并在有监督的情况下使用厨房设备和家用电器。妥善放置家庭危险用品,如火柴、刀具、有毒的杀虫剂等。密切注意患者的情绪变化,积极防止自杀行为的发生。

(5)**职业训练或指导**:对功能恢复较好、又处于工作年龄的患者,应根据其具体情况进行就业指导和职业训练。

(6)**对长期卧床者的照顾**:有 10%~20% 的患者,最终不得不长期卧床,特别是高龄、体弱和病情严重者。在家属的帮助下,对患者进行经常性的床上或椅上(包括轮椅)活动,精心地护理。家庭的康复照顾不仅费用低、效果好,更重要的是使患者在心理上得到康复和平衡。

（二）其他功能障碍的训练

出现吞咽、言语、认知、心理等功能障碍的患者应分别进行有针对性的训练干预。具体内容见第三章。

四、常见并发症及其防治

1. 肩部疼痛及功能障碍 多因肩痛、半脱位和复杂性局域疼痛综合征（肩-手综合征）所致。肩关节疼痛多在卒中很长时间后发生，发生率高，疼痛非常剧烈。患者因此拒绝接触患肢，完全回避治疗，成为治疗中的主要障碍。肩痛的原因很多，一般认为与肩关节半脱位、复杂性局域疼痛综合征、不恰当地活动患肩造成局部损伤和炎症反应及痉挛所致肩关节正常活动机制被破坏等有关。肩关节半脱位在偏瘫患者很常见，其发生率在患侧上肢弛缓性麻痹时约 60%~80%。肩-手综合征在卒中发病后 1~3 个月很常见，表现为肩痛、手肿、皮温上升、关节畸形。真正的病因尚不清楚，有人认为与反射性交感神经营养不良有关，也有人认为与机械作用致静脉回流障碍有关。

预防上述肩关节问题首先应做好肩关节的保护，例如发病早期良肢位的摆放，避免牵拉患者的患侧上肢，避免对患侧上肢的损伤及经患侧上肢输液。

对于已出现肩部问题的患者需分析问题发生的原因，尽早去除伤害性因素，然后根据具体情况采用物理治疗、手法治疗或使用支具。

肩-手综合征手部肿胀的患者宜采用冰水浸泡或冷热水交替浸泡，注意避免单纯热敷或热水浸泡；可行向心性加压缠扎：以中粗毛线或同等粗细程度的线绳从指尖向指根部逐圈均匀加压缠绕，每圈之间不可留过大缝隙，缠至指根部后从指尖处快速松解线圈，分别缠过所有手指后再将所有手指从指尖缠绕在一起直至手掌的掌根部，然后仍从指尖部开始快速松解。此外，还需加强患侧上肢的主动、助力或被动运动，多做上举动作（对于肩关节半脱位的患者，上肢运动应采用仰卧位）。

2. 下肢静脉血栓 卒中后长时间卧床的患者，容易出现下肢静脉血栓形成。下肢深静脉血栓脱落可引起肺栓塞导致死亡，应该加以重视。

预防方面，对于卧床的患者应抬高双下肢，尽早开展关节主动、被动活动，根据血液流变学结果，对脑梗死后卧床患者，建议给予低分子肝素皮下注射，进行抗凝治疗，同时给予电刺激、气压泵、针灸及推拿治疗来促进血液循环。

如发生下肢深静脉血栓，患者一般会出现一侧下肢的肿胀，皮温升高，行下肢血管彩色多普勒超声检查可以确诊。血栓形成早期诊断明确后须卧床休息，患肢抬高、制动，以防血栓脱落引起肺栓塞。早期应用低分子肝素（较普通肝素安全性好）或尿激酶进行抗凝治疗，待肿胀消退后方可逐渐开始活动。

3. 膀胱与直肠功能障碍 卒中后早期可出现尿失禁或尿潴留，有时需留置导尿管。此期需注意预防泌尿系统感染，如无心肾功能障碍等特殊情况，每日的液体入量必须达到 2 500~3 000ml，以避免膀胱尿液细菌的繁殖增长。除少数双侧脑部损伤或合并其他相关病变的患者外，大部分卒中患者可恢复自行排尿。

对于卒中恢复期出现尿频、充盈性尿失禁的患者，可用外集尿器。排尿困难者可行前列腺检查（男性患者）及尿动力学检查并在专科医师的指导下根据检查结果服用相应药物。

大便的主要问题是便秘。应注意给予高纤维素饮食。灌肠、肛门-直肠润滑剂和缓泻剂都可以采用。利用排便反射，确认直肠有大便后，应按摩直肠以刺激大便排出。应养成定时排便的良好习惯，即使是完全靠帮助完成的。排便时注意避免屏气，以防止血压剧烈波动造成新的心脑血管意外。

4. 废用综合征与误用综合征 大多数废用综合征的表现可以通过积极的康复训练得到预防。但是，如果已经出现了废用综合征的表现，再进行积极的康复训练，也只能逆转一部分废用综合征的表现。误用综合征指不正确的康复治疗造成人为的功能障碍综合征。在卒中患者中常见的有：

由于发病后对肢体及关节不正确地摆放和不合理用力导致炎症，韧带、肌腱和肌肉等的损伤，骨关节变形，痉挛状态的增强，拮抗肌张力不平衡加剧，以及形成"划圈"步态和上肢"挎篮"状、严重的肩痛、肩关节半脱位等，如果在患病早期就开始正确的训练，可完全或部分预防这种异常表现。故对于废用综合征和误用综合征均应以预防为主。

5. 肺部感染 由于发生卒中的患者多为老年人，由于长期卧床，体位性排痰不畅，容易并发肺部感染。另外，吞咽障碍造成的食物误吸进入气道也是卒中患者肺部感染重要危险因素。因此，必须对患者进行吞咽功能的评估，有明显吞咽障碍、饮水呛咳的患者需暂时禁止经口进食、饮水，而应使用鼻饲管。鼻饲饮食时注意抬高床头，控制进食速度，以避免食物反流至咽喉部造成误吸。对患者进行吞咽功能训练，同时指导安全进食的注意事项，经评估可安全进食饮水后方可撤除鼻饲管。如果患者出现咳嗽，咳痰，即使没有明显的发热，也要注意进行仔细的肺部检查，拍摄胸部 X 片，做痰培养及药敏试验以明确诊断和指导治疗。如果确诊肺部感染，根据痰培养或经验选用敏感的抗生素，同时应注意加强翻身与排痰，多饮水以稀释痰液，也可采用雾化吸入。如果可能，尽早将患者的床头摇高。

6. 压疮 由于卒中患者长期卧床，最容易在骶尾部、坐骨结节及股骨大粗隆以及足跟等部位发生，应以预防为主，按时翻身，给受压严重的部位减压。可每 2 小时翻身 1 次，卧于气垫床上，应不断检查皮肤，早期发现，早期处理。压疮根据其严重程度可分为 4 级。

Ⅰ度：有红斑出现，但皮肤完整。

Ⅱ度：皮肤有破损，累及表皮或真皮。

Ⅲ度：皮肤破坏深达皮肤全层，但未穿过皮下组织，在筋膜之上。

Ⅳ度：组织破溃深达肌肉或骨组织。

压疮容易并发感染，一旦发生，应积极治疗。Ⅰ度压疮可通过变换姿势，避免患处受压来恢复局部血液循环，促进其红肿消退。Ⅱ度及以上压疮应换药，保持创面清洁，用生理盐水或过氧化氢溶液冲洗创面。可予表皮细胞生长因子促进已控制感染的创口愈合，同时可予理疗及外用中药等辅助治疗。压疮如有坏死组织，应及时清创。如存在感染难以控制，可考虑予抗生素。Ⅲ度及Ⅳ度压疮如愈合困难，可采取手术去除坏死组织，必要时植皮治疗。

五、康复教育

对于卒中患者，在给予患者健康宣教的同时更需要给予患者人文关怀。很多患者发病后日常生活不能自理、不能重回工作岗位、参与各项社会活动等，导致身心健康和生活质量严重受损，甚至同时影响到患者家属的身心健康及生活质量。要给予患者及家属人文关怀，以患者为中心，关注患者的心理变化对疾病的影响，使患者处于良好的心理状态中，进而提高治疗依从性，促进早日康复。针对卒中患者的健康教育主要包括两方面内容。首先应使患者重视对卒中复发的预防，应要求患者做到：①保持血压稳定，积极治疗心脏疾患，控制血糖、血脂在正常范围。②生活规律化。③调整心理状态，适应新的生活。④合理膳食营养，戒烟，戒酒。⑤合理安排工作，避免过度疲劳。⑥如有病情变化及时诊治。另一方面是坚持康复训练，强调患者主动参与，主张综合性治疗（多种训练方法同步进行，穿插安排），训练内容需针对自身的功能障碍，循序渐进，持之以恒。

> **本节小结**

卒中是康复医学中常见的疾病，卒中后可能出现运动障碍、感觉障碍、吞咽障碍、言语障碍、认知障碍、意识障碍、情感和心理障碍、ADL 能力障碍等多种功能障碍，应积极对患者可能出现的功能障碍进行全面评定，制订合理的康复计划。同时应注意预防可能出现的并发症，如肩痛、二便障碍、废用综合征、误用综合征、肺部感染、压疮、下肢静脉血栓形成等。此外,对于卒中患者,不仅仅要考虑其现有功能障碍的康复治疗,还要重视对卒中复发的预防,避免残疾加重和生存质量的进一步下降,关注患者心理变化,多鼓励患者,缓解其负性情绪,告知患者亲属多陪伴并鼓励患者,给予情感支持,提高患者康复的主动参与性,进而使患者早日康复,回归社会。

（宋为群）

思考题

1.卒中患者可能出现哪些功能障碍? 如何进行康复评定及康复治疗?
2.布伦斯特伦分期分为哪几期?

第二节　颅脑损伤康复

学习目标

1.掌握颅脑损伤的康复评定和康复治疗。
2.熟悉颅脑损伤的分类、临床表现。
3.了解颅脑损伤的预后及结局。
4.能够运用常用的康复评定及康复治疗方法对颅脑损伤患者实施康复治疗,并进行健康宣教。
5.具有良好的医患沟通能力,能与相关医务人员进行专业交流,给予患者及家属人文关怀。

案例导入

患者,男性,40 岁,主因 "车祸后左侧肢体活动不利伴记忆力减退 25d" 入院。患者于 25d 前车祸后出现左侧肢体活动不利,急送当地医院,行头颅 CT 检查提示 "右侧额颞叶脑出血、脑挫裂伤",行 "开颅去骨瓣减压术+血肿清除术",并给予脱水降颅内压、抗感染等对症治疗。现患者仍有左侧肢体活动不利伴记忆力减退,不能回忆近期发生的事情、不知道自己在什么地方,不能独立完成转移、穿衣、洗漱、行走、如厕等 ADL。为求进一步康复治疗,门诊以 "脑外伤" 收入院。

请思考:
1.患者目前的诊断是什么?
2.患者存在哪些功能障碍,应该进行哪些康复评定?
3.如何为患者制订一个康复计划,应该为患者进行哪些健康宣教?

一、概述

(一) 定义

颅脑损伤(traumatic brain injury,TBI)指外界暴力直接或间接作用于头颅而造成的损伤。颅脑损伤是一种常见的创伤,发生率高,死亡率高,致残率高,存活者常遗留有意识、运动、感觉、认知、言语、排便排尿等方面的功能障碍,主要见于交通事故、运动损伤、工伤、跌倒、砸伤等。

（二）颅脑损伤分类

1. 按损伤性质 可分为闭合性颅脑损伤和开放性颅脑损伤。前者多为头部接触较钝物体或间接暴力所致，头皮、颅骨、硬脑膜至少有一层保持完整，脑组织不与外界相通。后者多由锐器直接造成头皮裂伤、颅骨骨折和硬脑膜破裂，脑组织与外界相通，有脑脊液漏。

2. 按损伤程度 分为轻度、中度、重度颅脑损伤。

3. 按损伤部位 分为头皮损伤、颅骨损伤、脑损伤。头皮损伤包括头皮血肿、头皮裂伤、头皮撕脱伤。颅骨损伤包括颅盖骨折和颅底骨折。

4. 按病理机制 可分为原发性脑损伤和继发性脑损伤。原发性脑损伤指暴力作用于头部即刻发生的损伤。继发性脑损伤指受伤一定时间后因颅内压增高或脑压迫而引起的脑组织受损，主要有脑水肿、颅内血肿、脑缺血等。

（三）颅脑损伤常见类型的临床特点

1. 脑震荡 主要表现为受伤当时有短暂的意识丧失，一般不超过 30min，一般不遗留神经功能障碍。神经系统检查、脑脊液检查、CT 检查多无异常。

2. 脑挫裂伤 主要表现为伤后立即发生意识丧失，昏迷数小时到数月不等，伴有与脑损伤部位相应的症状体征、颅内压增高表现、脑疝等。头颅 CT 表现为低密度区内有散在的点、片状高密度出血灶。好发于额叶和颞叶。

3. 弥漫性轴索损伤 为惯性力造成的脑白质广泛性轴索损伤，病变可分布于大脑半球、胼胝体、小脑或脑干，损伤严重，是持续性植物状态的主要原因。

4. 原发性脑干损伤 常与弥漫性脑损伤并存，表现为伤后昏迷程度深、脑干损伤的症状体征。MRI 检查有助于明确损伤部位及范围。

5. 颅内血肿 分为硬膜外血肿、硬膜下血肿和脑内血肿。硬膜外血肿多表现为伤后即有昏迷，之后清醒，但不久后又陷入昏迷，有中间清醒期。如原发损伤严重或血肿形成较迅速，则无中间清醒期。头颅 CT 显示颅骨内板与脑表面之间呈双凸形或梭形的密度增高影。硬膜下血肿病情多较重，可有意识障碍、颅内压增高及脑挫伤的表现等。CT 显示颅骨内板与脑表面之间有新月形或半月形高密度或混合密度影。

（四）颅脑损伤的功能障碍

1. 躯体方面 可引起运动、感觉、言语和语言障碍，神经损伤（面神经、视神经、听神经、动眼神经、滑车神经等脑神经损伤）、继发性癫痫等。颅脑损伤引起的运动障碍表现为肌力减弱、异常姿势和运动模式、肢体痉挛、共济失调等。言语和语言障碍多表现为言语错乱、失语或构音障碍、交流障碍等。

2. 认知方面 认知功能障碍在颅脑损伤患者中最为常见，表现为注意障碍、记忆减退、知觉障碍、语言障碍等。

3. 行为方面 行为障碍十分常见，多表现为躁动不安，行为异常，可出现攻击性行为，也可表现为无积极性、无自动性、迟缓等负性行为。

4. 心理和社会方面 可表现为社会心理功能低下，抑郁、焦虑不安、挫败感、否认、强迫观念、分离性障碍等。

二、康复评定

（一）颅脑损伤严重程度评定

1. 格拉斯哥昏迷量表 是颅脑损伤后最常用的评定昏迷及其程度的量表。详见第二章第二节。

2. 创伤后遗忘（post-traumatic amnesia，PTA） 指脑部受伤后记忆丧失到恢复连续记忆所需的时间，可以用盖尔维斯顿定向遗忘试验（Galveston orientation and amnesia test，GOAT）来评定患者是否恢复了连续记忆,该检查满分 100 分,一般认为达到 75 分是脱离了 PTA。根据 PTA 确定脑损伤严重程度:PTA<1h 为轻型损伤;1~24h 为中型损伤;24h~1 周为重型损伤;超过 1 周为极重型损伤。

(二) 认知功能障碍评定

认知功能主要包括注意、记忆、思维、辨别、理解、推理、逻辑等,属于大脑皮质的高级神经活动范畴。

1. 认知功能障碍的筛查 最常用的量表是 MMSE,内容见第二章。

2. 认知障碍的成套测验 可采用神经行为认知状况测试(neurobehavioral cognitive status examination,NCSE)、洛文斯顿作业疗法认知评定成套测验(Loewenstein occupational therapy cognitive assess-ment,LOTCA)、韦氏成人智力量表等。

LOTCA 是用于作业疗法中评定脑损伤患者基本认知能力的成套测验。共 22 项分测验,由定向力、知觉、视运动组织及思维运作四类检查组成,实用性较强,是临床上认知功能康复评定的较为敏感、系统的指标。

3. 认知功能障碍严重程度分级 认知功能分级(Rancho Los Amigos,RLA)将颅脑损伤后的认知和行为状态分为 8 个等级,可以此作为制订康复治疗计划的依据,在临床上广泛使用,见表 4-3。

表 4-3　RLA 认知功能分级

分级	特点	认知与行为表现
I 级	无反应	深昏迷状态,对任何刺激完全无反应
II 级	一般反应	对部分刺激发生不协调、无目的的反应,刺激及反应均无特异性
III 级	局部反应	对特定刺激起反应,反应有特异性,但延迟,且不协调
IV 级	烦躁反应	躁动状态,有稀奇古怪、无目的和不相干的行为;不能辨别环境和人;言语错乱、虚构;注意短暂且无选择性
V 级	错乱反应	对简单命令可表现为一致的反应,对复杂命令反应仍呈无目的、随机或零碎性的;对环境表现出总体上的注意,仍缺乏特殊注意能力;言语错乱,记忆严重障碍;可完成部分自理活动,无学习能力
VI 级	适当反应	在外界的指引下可进行与目的相关的行为,行为基本适当,短期记忆仍差;可学习以前学过的东西,学习新的知识困难
VII 级	自主反应	在熟悉的环境中表现恰当,能自动地完成日常生活活动,仍比较机械,差错不多;能学习新的知识和活动,但速度慢,可参与简单的社会娱乐性活动,判断仍有障碍
VIII 级	有目的反应	行为有目的和适当,能回忆和整合过去和最近的事情,能进行新的学习,不需要监视。但抽象思维、推理、对突发情况的判断等仍未恢复到病前的水平

4. 认知功能的单项评定

(1)**记忆功能评定**:可采用韦氏记忆量表、里弗米德行为记忆测验(Rivermead behavioral memory test)、临床记忆量表等评定患者的记忆能力。

(2)**注意力的评定**:可采用视跟踪、形态辨认、划删字母测试、听认字母测试、背诵数字、声辨认等进行注意力评定。

(3)**思维的评定**:思维障碍患者常表现为解决问题的能力下降。可选用认知功能成套测验中的思维相关部分的分测验,也可用简单方法(如要求患者将打乱顺序的字、词组成一个有意义的句子;从一系列的数字或图形中找出变化规律等)进行思维评定。

(三) 感知障碍的评定

认知是大脑处理、储存、回忆、提取和运用信息的能力,而感知是大脑将各种感觉信息综合为有意义的认识的能力。感知障碍是在感觉输入系统完整正常的情况下,大脑对感觉信息的认识和整合障碍,临床上表现为失认症和失用症。

1. 失认症的评定 主要有单侧忽略、疾病失认、视觉失认和格斯特曼综合征（Gerstmann syndrome）等。

（1）**单侧忽略**：是患者对大脑损伤对侧一半视野内的物体不能注意和辨认。评定方法有 Albert 划杠测验、字母删除试验、高声朗读测验、平分直线测验、临摹测验、日常行为观察等。

（2）**疾病失认**：患者不认为自己有病，对自己淡漠、不关心，反应迟钝，主要根据临床表现来评定。

（3）**视觉失认**：患者对所看见的日常物品不能通过视觉辨别其名称、颜色、作用等，但通过触摸、听到声音或嗅到气味，则可能说出。应根据临床表现评定。

（4）**格斯特曼综合征**：包括左右失定向、手指失认、失写和失算四种症状。

2. 失用症的评定 包括结构性失用、运动性失用、穿衣失用、意念性失用和意念运动性失用。可通过让患者模仿动作、执行口头指令等进行评定。

（四）言语障碍评定

颅脑损伤患者言语障碍可表现为：错乱言语、构音障碍、失语、命名障碍、言语失用、阅读及书写障碍。具体内容见言语障碍评定。

（五）运动障碍评定

颅脑损伤可引起偏瘫、肌力下降、肢体痉挛、共济失调、肌张力障碍等运动障碍表现。其表现与卒中所致的运动障碍相似，具体内容见卒中运动功能评定。

（六）情绪障碍评定

颅脑损伤后情绪障碍常表现为抑郁或焦虑，可用汉密尔顿抑郁量表、焦虑自评量表（self-rating anxiety scale，SAS）进行评定。

（七）ADL 能力评定

颅脑损伤患者存在运动、认知障碍，导致 ADL 能力下降。可采用改良巴塞尔指数、功能独立性评定量表进行评定。具体内容见 ADL 能力评定。

（八）颅脑损伤预后及结局评定

严重颅脑损伤引起多种功能障碍，其恢复过程是长期的和不完全的，早期规范的康复治疗有利于患者的功能恢复，但仍有很多患者可能遗留持久性的躯体和精神缺陷。颅脑损伤预后往往是患者及家属最为关心的问题，作为医务工作者，我们应该根据患者的实际情况给予患者预后判断，同时做好医患沟通工作，给予患者希望，鼓励患者积极参与到康复治疗中。颅脑损伤患者预后的影响因素包括：受伤的严重程度、脑损伤的性质和部位、接受治疗的时间、临床治疗和康复治疗的情况、患者年龄及受伤前身体状况等。一般在颅脑损伤半年至一年根据患者恢复情况进行结局评定。可采用格拉斯哥结局量表（Glasgow outcome scale，GOS）、残疾分级量表等进行评定。格拉斯哥结局量表见表 4-4。

表 4-4 格拉斯哥结局量表

分级	简写	特征
Ⅰ死亡	D	患者死亡
Ⅱ持续性植物状态	PVS	无意识，无言语，生命活动如心跳呼吸等维持正常，有睡眠—觉醒周期，可有少量微弱自发动作
Ⅲ重度残疾	SD	有意识，但由于躯体和/或精神残疾而不能生活自理，大部分时间需要他人照顾
Ⅳ中度残疾	MD	存在一定的运动、语言、认知等方面的障碍，但日常生活可独立，可使用部分交通工具，在特定环境和机构中可参加一些简单工作
Ⅴ恢复良好	GR	可能遗留轻度的躯体功能缺陷，但能进行正常生活、工作和社交活动

三、康复治疗

颅脑损伤引起运动、语言、认知等功能障碍,其康复治疗和卒中有共同之处,也有其自身特点。卒中康复章节重点是针对以偏瘫为主要表现的运动功能障碍的康复治疗,本节重点讲述认知功能障碍的康复治疗。

(一) 急性期康复治疗

颅脑损伤急性期应采取积极的综合性治疗措施。康复治疗介入时间:患者生命体征平稳、颅内压持续 24h 稳定在 2.7kPa 以内,即可开始康复治疗。此期的康复治疗目标:预防并发症,促进觉醒,促进功能恢复。

1. 一般康复治疗

(1) **床上正确体位摆放**:仰卧位或侧卧位给予患者合适的枕、垫支撑,使患侧上肢保持肩胛骨向前、肩前伸、肘关节伸展,下肢保持髋、膝关节微屈、踝关节中立位。

(2) **定时翻身拍背**:预防压疮、坠积性肺炎等并发症,必要时使用气垫床。

(3) **各关节被动运动**:对活动受限的肢体各关节进行被动运动,动作要轻缓,不要求达到全 ROM,避免损伤关节周围软组织;牵伸易短缩的肌群,如上肢的屈肌群、小腿三头肌等,也可用矫形器固定腕、踝等关节于功能位,维持 ROM,防止关节挛缩畸形。

(4) **尽早活动**:病情允许情况下尽早进行床上主动活动、坐位和站位的练习,应循序渐进进行。

(5) **物理因子治疗**:可应用低、中频电刺激、直流电刺激、气压治疗等。

(6) **中医传统康复治疗**:也起到积极的治疗作用,病情平稳后即可给予患者针灸、按摩等治疗,使中医传统康复治疗与现代康复治疗技术有机融合,助力患者早日康复。

2. 促醒治疗 对昏迷患者,除应用药物、手术治疗、高压氧治疗等以降低颅内压、改善脑内循环、改善脑细胞代谢外,还应给予各种感觉刺激,有利于患者意识恢复。具体方法:

(1) **听觉刺激**:包括家人亲情的呼唤;选择患者关注的话题讲给患者;选择患者喜欢听的音乐、戏剧、新闻报道等,定时、反复播放给患者听。

(2) **肢体运动觉**:由治疗师或家属每日给患者进行四肢各关节被动运动、肌肉牵伸等刺激,可给予被动翻身、辅助坐位等体位刺激。

(3) **皮肤感觉刺激**:可用质地柔软的毛刷、毛巾等从肢体远端至近端皮肤及面部皮肤给予触觉刺激,也可适当给予温热、冰刺激等。

(4) **其他感觉刺激**:适当应用酸、甜、苦等味觉刺激,如少量醋滴入患者口中(注意避免引起误吸致吸入性肺炎);可用熟悉的物体、亲人的照片、变幻的彩光等在患者视野范围内给予视觉刺激。

(5) **穴位刺激**:可进行针灸和按摩治疗。

3. 躁动的康复处理 躁动期患者表现为认知混乱、肢体活动过度、极度情绪不稳定、有时可自伤或伤害他人。此期除使用必要的药物,康复措施包括:

(1) **排除引起躁动的原因**:如电解质紊乱、睡眠障碍、疼痛、癫痫活动、急性感染、药物使用不当等,要多方面考虑,排除可能的原因。

(2) **环境管理**:尽可能将患者安排在安静的房间里,限制不必要的声音刺激,限制探视者数量;给予必要的防护措施,避免患者自伤或伤害他人;诊治、护理患者的医务人员应尽量安排专人,不随意变换,降低患者的认知混乱;要允许患者有一定的情绪宣泄方式。

(二) 恢复期的康复治疗

颅脑损伤患者急性期过后,病情趋于稳定,可开始进行恢复期的全面康复治疗。此期的康复目标是:最大限度地恢复患者的运动、语言、认知、吞咽、精神心理等功能,提高生活自理和适应环境能力。

1. 认知障碍的康复治疗 可根据患者 RLA 认知功能分期,采取相应的治疗措施。

RLA Ⅱ、Ⅲ期(早期):给予患者运动觉、触觉、温度觉、听觉、视觉、味觉等各种感觉刺激,提高患者的觉醒能力;

RLA Ⅳ、Ⅴ、Ⅵ期(中期):进行语言、认知、注意、思维等方面的康复训练,改善患者的定向、记忆障碍,改善学习能力;

RLA Ⅶ、Ⅷ期(后期):提高患者在中期获得的各种功能和技巧,增强患者适应家庭和社会环境的能力。

(1)记忆障碍的康复治疗

1)利用内部记忆辅助:①背诵。反复背诵需要记住的信息,加强记忆。②PQRST。P(preview):预习需要记住的内容;Q(question):提问与内容有关的问题;R(read):为回答问题而再仔细阅读材料;S(state):陈述阅读过的材料内容;T(test):回答问题,检验是否记住。③编故事。把要记忆的内容编成一个小故事,便于记忆。④视意象。把需要记住的信息在头脑中形成与之有关的视觉形象来帮助记忆。⑤首词记忆。将诗歌或一组句子的第一个字连在一起,有助于记忆全部内容。

2)利用外部记忆辅助:利用日历、笔记本、时间表等,记录患者的家庭地址、常用电话号码、生日、需要完成的事件等,让患者经常作记录和查阅;利用闹钟等提醒器;房间、物品上贴上清晰的标签等,以帮助患者记忆和完成日常活动。

(2)注意障碍的康复治疗

1)猜测游戏:取两个杯子和一个弹球,在患者注视下,治疗师将一个杯子扣住弹球,让患者指出球在哪个杯子下。反复数次,如无误,可增加杯子数和弹球数。

2)删除作业:治疗师在白纸上写一行大写的拼音字母如 AGRWNAOABG(也可写数字、汉字或图形等),让患者用笔删去指定的拼音字母如"A"。患者完成后可改变字母顺序和要求删除的字母,反复进行。逐渐增加难度。

3)时间作业:给患者一只秒表,让患者看着,按治疗师口令启动,到 10s 时停止,之后逐渐延长到 1min。如误差小于 2s 时可不让患者看表,要求患者心算,开启后到 10s 时停止,再逐渐延至 2min。

4)顺序作业:让患者按顺序写 0 到 10 的数字,或用数字卡,让其按顺序排列。如可完成则加长数字序列,也可要求患者按偶数、奇数规律或相反顺序写出或排列数字。

(3)思维障碍的康复训练

1)读报纸提取信息:取一张报纸,让患者读取其中的信息。可先询问患者报纸的名称、大标题、日期等;再询问患者报纸中的专栏如体育、娱乐专栏信息等;回答正确后再询问患者需要其做决定和判断的信息。

2)排列数字:让患者由低到高顺序排列 3 张数字卡片,然后增加 1 张数字卡,让其按数字的大小插入已排好的 3 张卡片之间,正确后再增加数字卡。

3)物品分类:给患者一张列有食品、衣服、日常用品的 30 项物品名称的清单,要求患者进行分类,成功后,可再对某类物品进行更细的分类或功能匹配。

4)从一般到特殊的推理:从工具、动物、食品、运动等内容中随便指出一项,如食品,让患者尽量说出与该食品有关的特点,如回答顺利,可给出一些限制条件,让患者想出符合这些条件的物品或项目。

5)突发问题处理 问患者如"出门忘记带钥匙了怎么办?""坐出租车忘记带钱了怎么办?"等。

2. 感知障碍的康复治疗

(1)失认症的康复治疗

1)单侧忽略:①要求患者家属及护理人员尽可能在患者忽略侧与患者交谈。②将患者常用的物品放在忽略侧,促使其用健手越过中线去够取。③在忽略侧的衣袖上戴上颜色鲜艳的袖套。④阅读文章时在忽略侧的极端放上颜色鲜艳的尺子。⑤给予患侧肢体感觉输入:冷热刺激、拍打、按摩等。⑥练习躯干向忽略侧旋转,或双手十字交叉向两侧活动等。

2)视觉失认:①颜色失认。用不同颜色的卡片或积木让患者进行学习辨认,然后再进行颜色匹配练习等。②面容失认。让患者看家人的照片,然后把此照片混入几张无关的照片里让患者辨认等。③结构失认。让患者用火柴、积木、拼图等按要求从易到难构成不同图案。④垂直线感异常。要求患者头正立,进行一定时间的监控,头偏斜时给患者听觉提示;在镜子前让患者感知镜子中间的垂直线,反复进行。

3)身体失认:可用小型人体模型或布娃娃让患者认知人体的各部分;刺激患者身体某个部分,让其说出这一部分的名称。

(2)失用症的康复治疗

1)结构性失用:用积木、火柴棒、拼图板等排列成一定的图形,由易到难;对家庭常用物品的排列、堆放。

2)运动失用:如训练刷牙动作,可把刷牙动作分解并做示范,让患者一步一步完成,或手把手帮助其完成。反复训练,逐渐减少暗示、提醒。

3)穿衣失用:可一步一步地用语言指示或手把手教患者给布娃娃穿衣、自己穿衣。可在衣服上下左右作上记号。

4)意念性失用:患者不能按指令完成系列动作如泡茶后喝茶,可把系列动作分解成多个步骤,演示给患者分步训练,然后再连起来。

5)意念运动性失用:患者不能按指令完成有意识的运动,但能无意识地自发完成。治疗时应设法启动无意识的自发运动,如通过触觉提示患者完成某个系列动作。

3.行为障碍的康复治疗　目的是设法消除不正常的行为,促进亲社会行为的发展。治疗方法:

(1)创造适当的环境:对患者生活环境进行详细观察,找出可能引起异常行为的不良因素,设法消除,同时找出促进其亲社会行为的因素加以保持和维护。

(2)行为疗法:治疗原则是鼓励所有恰当的行为,拒绝鼓励或惩罚不恰当行为。常用代币法,对恰当的行为或完成指定的训练均应给予患者需要的东西进行鼓励。

4.运动障碍康复治疗　见卒中康复治疗内容。

四、社区康复

颅脑损伤患者的康复治疗是长期、慢性的过程,随着患者病程的发展,到了后遗症期,患者的康复治疗应转向社区康复。此期的康复目标:适应功能不全的状况,学会用新的方法代偿功能不全,增强在各种环境中的独立生活和适应能力,回归社会。此期康复治疗内容包括:

1.继续维持或强化运动、语言、认知功能的训练　利用家庭和社区环境进行功能训练,如肢体主动运动、站立步行训练、语言训练、书写训练等。

2.继续加强 ADL 能力的训练　加强日常活动练习,尽量减少对其他人的依赖;做力所能及的家务劳动等。

3.逐步与外界接触　参与社区活动,学习使用和乘坐一些交通工具,参加集体活动、外出购物等,避免与社会脱离。

4.职业训练　根据功能情况选择适合的职业,进行相关技能的训练,反复练习直到熟练掌握。

5.矫形器和辅助器具的应用　学习使用必要的支具、助行器、轮椅等,补偿功能缺陷,提高适应家庭和社会的能力。

颅脑损伤是常见的外伤之一,具有死亡率高、致残率高的特点,康复治疗的早期介入和规范治疗十分重要。颅脑损伤可引起多种功能障碍,其中最常见的是认知功能障碍。本章节重点讲述认知功能障碍的康复评定和康复治疗。学习本节内容应以学习目标为指导,掌握重点内容,并结合相关章节的学习,达到融会贯通。

(单桂香)

1. 颅脑损伤后认知障碍患者如何进行康复评定?
2. 颅脑损伤后记忆障碍的患者可以进行哪些康复训练?

第三节 脊髓损伤的康复

1. 掌握脊髓损伤运动功能的评定;ASIA 损伤分级;脊髓损伤平面与功能恢复的关系;脊髓损伤急性期和恢复期的康复;脊髓损伤并发症及其处理。
2. 熟悉脊髓损伤平面的评定;脊髓损伤的社区康复。
3. 了解脊髓损伤的原理、脊髓损伤患者的搬运和急救。
4. 学会运用常用评定方法、治疗方法实施治疗和具备进行康复教育的能力。
5. 具有良好的临床思维能力,尊重患者,善于沟通及团队协作。

患者,男,17 岁,因"外伤致四肢活动不利及二便障碍 2 个月余"入院。患者于 2 个月前不慎摔倒伤到后颈部,伤后立即出现颈部疼痛,四肢不能活动。送至当地医院,行颈部 CT 检查示"第 7 颈椎骨折,压迫脊髓",遂行颈椎前路联合后路植骨内固定术。目前四肢感觉麻木,能独立翻身、坐起。为求进一步康复收入康复医学科。查体:神志清,精神可,生命体征平稳,心肺未见异常。球海绵体反射存在,直肠深压觉存在,肛门括约肌无主动收缩。改良巴塞尔指数 45 分。

请思考:

1. 对该患者的诊断是什么,主要的功能障碍有哪些?
2. 对该患者可采用哪些康复治疗方法?

一、概述

(一)定义

脊髓损伤(spinal cord injury,SCI)是由于各种原因引起的脊髓结构、功能的损害,造成损伤水平以下运动、感觉、自主神经功能障碍。根据损伤平面分为颈脊髓损伤,造成上肢、躯干、下肢及盆腔脏器的功能损害时称四肢瘫;胸段以下脊髓损伤造成躯干、下肢及盆腔脏器功能障碍而未累及上肢时称截瘫。截瘫包括马尾和圆锥损伤。马尾和圆锥损伤不包括骶丛病变和椎管外周围神经损伤。

（二）流行病学

随着现代交通事业和工矿业的发展，脊髓损伤的发病率呈逐年上升的趋势，发达国家比发展中国家发病率高。统计资料显示脊髓损伤以青壮年为主，男性发生率比女性高。

（三）病因

脊髓损伤的致病因素有两大类：非外伤性和外伤性。非外伤性脊髓损伤主要因脊柱或脊髓的病变引起，如脊髓炎症、结核、脊柱畸形等，约占脊髓损伤的30%。外伤性脊髓损伤常见，主要因高处坠落、交通事故、暴力打击、体育运动及刀枪伤引起。战争或自然灾害期间，此类伤员会集中出现。根据统计资料，我国脊髓损伤的主要原因是高处坠落、砸伤、交通事故等。

（四）主要功能障碍

脊髓损伤的主要临床特征是脊髓休克、运动和感觉功能障碍、体温控制障碍、痉挛、排便功能障碍、性功能障碍等。

1. 运动和感觉功能障碍　完全性损伤表现为损伤平面以下运动、感觉功能完全丧失；不完全性损伤具有特殊的表现。

（1）**中央束综合征**：常见于颈髓血管损伤，血管损伤时脊髓中央先开始发生损害，因上肢运动神经偏于脊髓中央，造成上肢障碍重于下肢。

（2）**半切综合征**：脊髓损伤半侧，由于痛、温觉神经在脊髓发生交叉，造成损伤同侧肢体本体感觉和运动丧失，对侧痛、温觉丧失。

（3）**前束综合征**：脊髓前部损伤，引起损伤平面以下运动和痛、温觉丧失，本体感觉存在。

（4）**后束综合征**：脊髓后部损伤，引起损伤平面以下本体感觉丧失，运动和痛、温觉存在。

（5）**脊髓圆锥综合征**：脊髓骶段圆锥损伤，引起膀胱、肠道和下肢反射消失。

（6）**马尾综合征**：指椎管内腰骶神经根损伤，引起膀胱、肠道及下肢反射消失。

（7）**脊髓震荡**：指暂时性和可逆性脊髓或马尾神经生理功能丧失。脊髓并无机械性压迫和解剖结构上的损害。此型患者可见反射亢进，但无肌肉痉挛。

2. 脊髓损伤引起的一系列变化和功能障碍（图4-1）

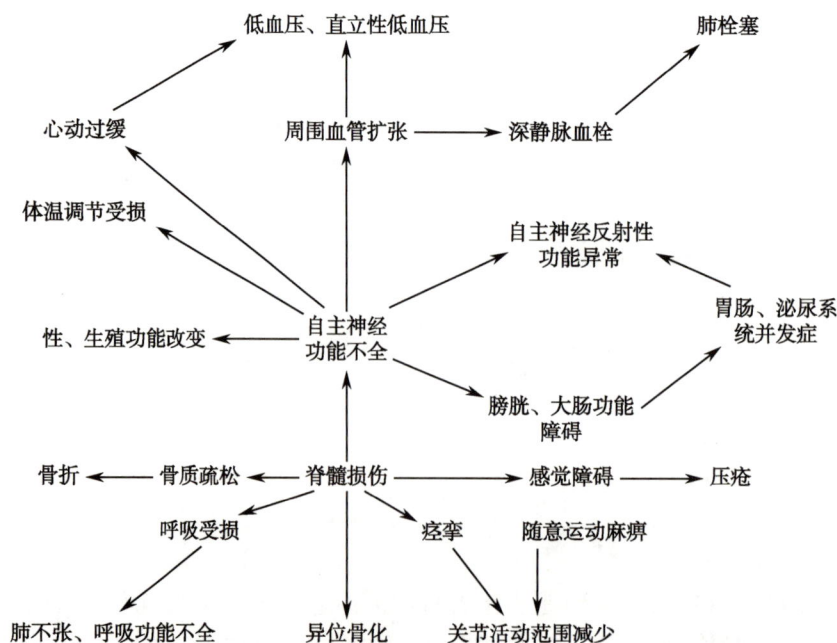

图 4-1　脊髓损伤对机体的影响

二、康复评定

（一）关于损伤的评定

1. 脊髓损伤平面的确定　脊髓损伤后主要表现为运动障碍、感觉障碍、二便功能障碍及自主神经功能障碍等，前二者对脊髓损伤水平的定位很有帮助。神经平面指身体双侧有正常的运动和感觉功能的最低脊髓节段，该平面以上感觉和运动功能完全正常。如 C_6 损伤，意味着 C_1~C_6 节段仍然完好，C_7~S_5 节段有损伤。确定损伤平面时应注意：

（1）通过徒手肌力评定关键肌肌力及关键感觉点的痛触觉来确定运动损伤平面和感觉损伤平面。

（2）**损伤平面的记录**：由于身体两侧的损伤水平可能不一致，评定时需要同时检查身体两侧的运动损伤平面和感觉损伤平面，并分别记录（右-运动，左-运动，右-针刺觉，左-针刺觉，右-轻触觉，左-轻触觉）。

（3）当无法对患者进行检查时神经平面的评定应记录为："NT"（无法检查）来代替。伴有脑外伤、周围神经损伤、四肢骨折时可影响检查，但仍应尽可能准确地评定，应根据延后的检查来进行。

2. 损伤程度评定　根据美国脊髓损伤协会（ASIA）损伤分级（表 4-5），损伤一般根据鞍区功能保留程度分为神经学"完全性"或"不完全性损伤"。"鞍区保留"指查体发现最低段鞍区存在感觉或运动功能（即 S_{4-5} 存在轻触觉或针刺觉，或存在 DAP 或存在肛门括约肌自主收缩）。鞍区保留不存在即定义为完全损伤，而鞍区保留存在则定义为不完全损伤。

表 4-5　ASIA 损伤分级

分级	损伤程度	临床表现
A	完全性	S_4~S_5 无运动和感觉功能
B	不完全性	损伤水平以下，包括 S_4~S_5，有感觉功能，但无运动功能
C	不完全性	损伤水平以下，运动功能存在，一半以上关键肌肌力<3 级
D	不完全性	损伤水平以下，运动功能存在，一半以上关键肌肌力≥3 级
E	正常	运动和感觉功能正常

3. 部分保留带（zone of partial preservation，ZPP）　仅适用于最低的 S_4、S_5 运动功能消失（无肛门括约肌自主收缩）或感觉消失（无直肠深压觉、无轻触觉和针刺觉）的患者，指那些感觉和运动平面远端保留部分神经支配的皮节和肌节。

4. 脊髓休克的评定　脊髓休克指当脊髓与高位中枢离断时，脊髓暂时丧失反射活动能力而进入无反应状态的现象。球海绵体反射是判断脊髓休克结束与否的指征之一，此反射消失为休克期。反射再次出现表示脊髓休克结束。需注意的是极少数正常人不出现此反射，圆锥损伤时也不出现此反射。脊髓休克结束的另一指征是损伤平面以下出现感觉和运动或肌张力增高。

（二）运动功能的评定

1. 运动评分　ASIA 采用运动评分法（motor score，MS），根据人体 10 组关键肌肉进行评分，见表 4-6。评定标准：采用 MMT 法测定肌力，每一肌肉所得分与测得肌力的级别相同，从 0~5 分不等。如测得肌力是 1 级则评为 1 分，肌力是 5 级则评 5 分。评定时分左、右两侧进行，最高分左侧 50 分，右侧 50 分，共 100 分。分数越高，肌肉功能越佳。

表 4-6　运动评分法（ASIA）

右侧的评分	平面	关键肌	左侧的评分
5	C_5	屈肘肌（肱二头肌、肱肌）	5
5	C_6	伸腕肌（桡侧伸腕长、短肌）	5

右侧的评分	平面	关键肌	左侧的评分
5	C_7	伸肘肌(肱三头肌)	5
5	C_8	中指屈指肌(指深屈肌)	5
5	T_1	小指外展肌(小指展肌)	5
5	L_2	屈髋肌(髂腰肌)	5
5	L_3	伸膝肌(股四头肌)	5
5	L_4	踝背伸肌(胫前肌)	5
5	L_5	足趾长伸肌(长伸肌)	5
5	S_1	踝跖屈肌(腓肠肌、比目鱼肌)	5

2. 痉挛评定 目前临床上多采用改良阿什沃思量表,内容见肌张力评定章节。

3. 肛门自主收缩(voluntary anal contraction, VAC) 肛门外括约肌(由 $S_{2~4}$ 阴部神经的躯体运动部分支配)检查应在检查者手指能重复感受到自主收缩的基础上,将结果分为存在和缺失。给患者的指令应为"像阻止排便运动一样挤压我的手指"。若 VAC 存在,则为运动不完全损伤。

(三)感觉功能的评定

采用 ASIA 和 ISCoS(致力于促进全球范围内脊髓损伤护理最高标准的国际组织)的感觉评分(sensory score, SS)来评定感觉功能。选择 $C_2~S_{4~5}$ 的 28 个节段的感觉关键点,分别检查身体两侧各点的轻触觉和痛觉,感觉正常得 2 分,异常(减退或过敏)得 1 分,消失得 0 分。每侧每点每种感觉最高得分为 2 分。每种感觉一侧最高得分为 56 分,两侧最高得分为 112 分。两种感觉最高得分之和为 224 分。分数越高表示感觉越接近正常(表 4-7)。

表 4-7 28 个关键感觉点

皮节	关键感觉点的部位	皮节	关键感觉点的部位
C_2	枕骨粗隆外侧至少 1cm(或耳后 3cm)	T_8	锁骨中线第 8 肋间
C_3	锁骨上窝(锁骨后方)且在锁骨中线上	T_9	锁骨中线第 9 肋间
C_4	肩锁关节的顶部	T_{10}	锁骨中线第 10 肋间(脐水平)
C_5	肘前窝的桡侧,肘横纹近端	T_{11}	锁骨中线第 11 肋间
C_6	拇指近节背侧皮肤	T_{12}	锁骨中线腹股沟韧带中点
C_7	中指近节背侧皮肤	L_1	T_{12} 与 L_2 连线中点
C_8	小指近节背侧皮肤	L_2	大腿内侧,腹股沟韧带中点和股骨内侧髁连线中点
T_1	肘前窝的尺侧,肱骨内上髁近端	L_3	膝上股骨内髁处
T_2	腋窝的顶部	L_4	内踝
T_3	锁骨中线和第 3 肋间(IS),后者的判定方法是胸前触诊,确定第 3 肋骨其下即为相应的 IS*	L_5	足背第 3 跖趾关节
T_4	锁骨中线第 4 肋间(乳线)	S_1	足跟外侧
T_5	锁骨中线第 5 肋间	S_2	腘窝中点
T_6	锁骨中线第 6 肋间(剑突水平)	S_3	坐骨结节或臀皱襞
T_7	锁骨中线第 7 肋间	$S_{4~5}$	肛周 1cm 范围内,皮肤黏膜交界处外侧

注:* 确定 T_3 的另一个方法是触诊胸骨柄,该处为第 2 肋骨水平,自该点向外可触及第 2 肋,远端为第 3 肋,其下即为第 3 肋间。

（四）ADL 能力评定

内容见 ADL 能力评定章节。

（五）脊髓损伤平面与功能恢复的关系

对完全性脊髓损伤的患者,根据其不同的损伤平面预测其功能恢复情况(表 4-8)。

表 4-8　损伤平面与功能恢复的关系

损伤平面	不能步行,在轮椅上仍需依赖程度				在轮椅上独立程度		有步行的可能性,用矫形器加拐杖或独立步行
	完全依赖	大部分依赖	中度依赖	小部分依赖	基本独立	完全独立	
$C_{1~3}$	√						
C_4		√					
C_5			√				
C_6				√			
$C_7~T_1$					√		
$T_{2~5}$						√	
$T_{6~12}$							√①
$L_{1~3}$							√②
$L_4~S_1$							√③

注:①可进行治疗性步行。②可进行家庭功能性步行。③可进行社区功能性步行。

（六）其他

对脊髓损伤的患者,还需进行神经源性膀胱与神经源性直肠的评定、性功能障碍的评定、心肺功能的评定、心理障碍的评定。

三、康复治疗

伤后 6h 内是康复的黄金阶段,以后由于出血、水肿、缺氧及伴发的神经细胞变性坏死,可使原损伤逐渐加重。为了防止这种情况的发生,伤后如果不能在 6h 内治疗,应力争在 24h 内治疗。康复应早期介入,损伤中后期应以康复治疗为主。脊髓损伤的康复治疗包括急性期的康复治疗和恢复期的康复治疗,并注意及时处理并发症。

（一）急性期的康复

当患者生命体征和病情基本平稳,脊柱稳定即应开始康复训练。急性期主要采取床边训练的方法。目的是及时处理并发症,防止废用综合征(制动综合征)的发生,如预防骨质疏松、肌肉萎缩、关节挛缩等,为以后的康复治疗创造条件。内容包括以下几个方面:

1. 预防和治疗并发症　脊髓损伤后应在临床处理的基础上进行必要的康复治疗,其可能发生的并发症很多,高位四肢瘫痪常因并发症而死亡,应及时预防和治疗。常见并发症有呼吸系统感染、泌尿系统感染、皮肤压疮、深静脉血栓、关节挛缩畸形及异位骨化等,应及早预防,出现并发症时要迅速治疗。

2. 良肢位摆放　患者在床上的正确体位,不仅可以保持骨折部位的正常排列,而且对预防压疮、关节挛缩及肌肉痉挛的发生都十分重要。患者卧床时应保持肢体处于良好的功能位置,定时变换体位,一般两小时翻身 1 次,防止压疮形成。

3. 关节被动运动　应对瘫痪肢体进行关节被动运动训练,每一关节在各轴向活动 20 次即可,1~2 次/d,以防止关节挛缩和畸形的发生。被动活动要在无痛范围内,从近端到远端做全身各关节全活动范围的运动。

4. 早期坐位训练 对脊髓损伤后脊柱稳定性良好的患者应早期（伤后或术后 1 周左右）开始坐位训练,逐渐从卧位转向半卧位或坐位,倾斜的高度逐渐增加,以无头晕等低血压表现为度。2 次/d,30min~2h/次。一般情况下,从平卧位到直立位需 1 周的适应时间,适应时间长短与损伤平面有关。

5. 站立训练 患者经过坐位训练无直立性低血压等不良反应即可考虑站立训练。训练时注意保持脊柱的稳定性,佩戴腰围进行起立和站立活动训练。站起立床,从倾斜 20°开始,角度逐渐增加,如患者有不良反应,应及时降低起立床的高度。

6. 呼吸及排痰训练 对呼吸肌麻痹的患者应进行腹式呼吸运动练习,咳嗽、咳痰以及体位排痰训练,促进呼吸功能。必要时借助腹带,增加腹腔内压力。

7. 大小便的训练 脊髓损伤后早期症状主要为尿潴留,通常采用留置导尿的方法。留置导尿要注意夹放导尿管的时机,脊髓休克期不进行导尿管夹管训练。要记录出入量,以判断开放导尿管的时机。膀胱储尿在 300~400ml 时有利于膀胱自主收缩功能的恢复。每日进水量必须达到 2 500~3 000ml,避免膀胱内尿液中的细菌繁殖增长。然后采用间歇清洁导尿术。便秘患者可用润滑剂、缓泻剂和灌肠等方法处理。腹泻少见,多合并肠道感染,可用抗生素及肠道收敛剂治疗。

8. 压疮的处理

（1）保持皮肤清洁、干燥。

（2）保持皮肤良好的营养状态。

（3）避免皮肤长时间受压:每 2h 翻身 1 次,骨隆突处必须采用软垫减压。

9. 心理治疗 几乎所有的脊髓损伤患者在伤后均有严重的心理障碍,包括烦躁、抑郁甚至发生精神分裂症。因此必须对患者进行耐心细致的心理工作,帮助患者建立信心,增强实际生活能力。

（二）恢复期的康复

患者骨折部位稳定、神经损害或压迫症状稳定、呼吸平稳后即可进入恢复期康复训练。

1. 肌力训练 增强肌力指增强残存肌力,重点是背阔肌、肩部肌肉、上肢肌肉、腹肌的肌力。肌力 3 级时应采用主动运动;肌力 2 级时应采用助力运动、主动运动;肌力 1 级时只能采用功能性电刺激、被动运动的方式进行训练。脊髓损伤患者为了应用轮椅、拐杖或助行器,在卧床、坐位时均应重视肩带肌肌力训练,包括上肢支撑力训练、肱二头肌和肱三头肌训练和握力训练。采用低靠背轮椅者,还需进行腰背肌的训练。卧位时采用举重、支撑训练,坐位时利用支撑架进行训练。

2. 垫上训练 指在治疗垫上可进行的训练。

（1）**翻身训练**:适用于早期未掌握翻身动作技巧的患者练习。

（2）**牵伸训练**:主要牵伸下肢的内收肌、腘绳肌和跟腱。牵伸腘绳肌目的是使患者直腿抬高大于 90°,实现独立长腿坐。牵伸内收肌是为了避免患者因内收肌痉挛而造成疼痛及清洁会阴部困难。牵伸跟腱是为了防止跟腱挛缩,有利于步行训练。

（3）垫上移动训练。

（4）手膝位负重及移行训练。

3. 坐位训练 正确的独立坐是进行转移、轮椅和步行训练的前提。坐位训练前,患者的躯干应有一定的控制能力或肌力,双侧下肢的各 ROM,特别是双侧髋关节的活动范围应接近正常。坐位可分为端坐位（膝关节屈曲 90°）和长坐位（膝关节伸直）。实现长坐位才可进行床上转移训练和穿裤、袜和鞋的训练。

（1）**长坐位支撑训练**:患者双侧的肘关节伸直,双手支撑床面,双肩下降,臀部抬起,治疗师在后面支持。

（2）**长坐位平衡训练**:患者保持长坐位,一手支撑,另一手抬起保持平衡;最后改双手抬起保持平衡,治疗师在后方保护;稳定性增加后,患者在垫上保持长坐位,治疗师与患者做接、投球练习,训练患者长坐位的动态平衡。

（3）**长坐位移动训练**：①支撑向前移动　患者双下肢呈外旋位，膝关节放松，双手在髋关节稍前一点的位置支撑，双侧肘关节伸展，前臂旋后。提起臀部的同时，头和躯干向前屈曲，使臀部向前方移动。②支撑向侧方移动（向左移动）右手紧靠臀部，左手放在与右手同一水平，离臀部大约 30cm 的位置，肘关节伸展，前臂中立位或旋后；躯干前屈，提起臀部，头和肩向左侧移动，向右移动相反。

（4）**床边和轮椅坐位平衡训练**：①患者开始训练时可双上肢置于身后稍外侧，双手支撑。②保持平衡后，可变成单手支撑，未支撑的上肢依次向侧面、前方、上方抬起。头和躯干可轻度偏向支撑的一侧。③在此基础上，双上肢抬起进行坐位平衡训练。④患者如坐在轮椅上，康复人员可以向患者投气球，让患者用头或双手接球，增强患者轮椅上坐位的动态平衡。

4. 转移训练　脊髓损伤患者必须掌握转移的技能，包括独立转移和帮助转移。独立转移由患者独立完成转移动作。帮助转移有三人帮助、两人帮助和一人帮助。转移训练包括床-轮椅之间的转移、轮椅-坐便器之间的转移等。

（1）**床-轮椅转移**

1）两人转移四肢瘫的患者：治疗师站在患者身后，双手从其腋下伸出抓住患者交叉的前臂。另一治疗师站在患者的侧面，一只手臂置于患者大腿下方，另一只手臂置于小腿的下方。一人发令，两人同时抱起并移向轮椅，轻轻放下。

2）一人转移四肢瘫的患者：治疗师用双脚和双膝抵住患者双膝的外侧和双脚，双手抱住患者的臀部或抓住腰带，向上提起，患者用肱二头肌抱住治疗师的颈部或置于膝前。治疗师身体向后倾倒，抵住患者双膝拉起患者，使其呈站立位。然后向床边转动，治疗师一手扶住患者臀部，另一手滑到其肩部稳定躯干，把患者的臀部轻轻放在座位上。

3）利用滑板转移：轮椅靠床边成 30° 夹角，关闸，卸下靠床侧扶手，然后将滑板架在床和轮椅之间，患者做一系列支撑动作向床上挪动。

4）利用上方吊环转移：床与轮椅成 30° 夹角。患者将腿移到床上，右手伸入上方吊环，左手支撑床面，用力撑起的同时，右手向下拉吊环，提起臀部，向床上转移。

5）直角转移：轮椅与床成 90° 夹角，轮椅与床距离 30cm 处，关闸。将左手腕置于患者右膝下，通过屈肘动作，将患者右下肢抬起，放到床上。同样，将患者左下肢放到床上。向前推动轮椅紧贴床沿后，关闸。双手扶住轮椅扶手向上撑起，同时向前移动到床上。

6）侧方转移（从左侧转移）：轮椅与床成 30° 夹角，关闸。右手支撑扶手，左手支撑床面，同时撑起躯干向左侧移动至床上。

（2）**轮椅-坐便器转移**：从坐便器的侧方转移，方法同侧方转移到床。从坐便器的前方转移，方法同直角转移到床。

5. 轮椅训练　伤后 2~3 个月患者脊柱稳定性良好，可独坐 15min 以上时，开始进行轮椅训练。轮椅操纵的前提是上肢力量和耐力。在技术上包括向前驱动、向后驱动，左右转、进退训练、前轮翘起、旋转训练，上斜坡和跨越障碍训练，上下楼梯训练。每坐 30min，必须使臀部离开椅面减轻压力一次，防止坐骨结节处发生压疮。

6. 步行训练　基础是坐位和站立平衡训练、重心转移训练以及髋、膝、踝关节的控制力训练，分为平行杠内步行训练和拐杖步行训练。平行杠中步行训练包括摆至步、摆过步、四点步，这是将来借助拐杖行走的基础。耐力增强之后可以进行跨越障碍、上下台阶、安全跌倒和重新爬起、站立等训练。目前减重步行训练装置的应用使脊髓损伤患者步行训练变得更加容易。

目标：①治疗性步行。T_{6-12} 平面损伤的患者能佩戴膝踝足矫形器或骨盆托矫形器，借助双腋拐短暂步行。②家庭功能性行走。L_{1-3} 平面损伤的患者可在室内行走，但行走距离不超过 900m。③社区功能性行走。L_4 以下平面损伤的患者穿戴踝足矫形器，能上下楼，能连续行走 900m，能独立进行 ADL。

7. ADL 能力的训练 脊髓损伤患者训练其 ADL 能力尤其重要,如吃饭、梳洗、上肢穿衣等的训练。能在床上进行时,应逐渐过渡到轮椅上进行。洗澡可在床上或洗澡椅上给予帮助完成。还可借助一些自助器具完成动作。环境控制系统及护理机器人可极大地帮助四肢瘫痪患者生活自理。

8. 物理因子治疗 电刺激小腿肌肉可减少下肢深静脉血栓的发生率。功能性电刺激可产生下肢功能性活动,如站立和行走。应用紫外线、超短波等治疗可减轻损伤部位的炎症反应、改善神经功能。

9. 矫形器的使用 配用适当的下肢步行矫行器为很多患者站立步行所必需,由于辅助技术的快速发展,如外骨骼支架、行走机器人等已使 C_5 以下脊髓损伤患者行走变为现实。

10. 心理治疗 脊髓损伤患者心理障碍的发生率较高,应注意其情感变化,并给予相应心理治疗。

11. 其他 脊髓损伤患者可根据情况,进行文体训练及职业康复训练。

(三) 并发症的康复

1. 深静脉血栓 脊髓损伤患者中,深静脉血栓的发生率为 40%~100%。未发现和处理的深静脉血栓可致肺栓塞和突然死亡,需早期诊断,采取措施。彩色多普勒超声检查有助于诊断,预防和治疗措施包括卧床休息、抬高患肢。可给予药物如肝素、华法林,或溶栓、安装滤网等。

2. 异位骨化 通常指在软组织中形成骨组织,常见于髋关节,其次为膝、肩、肘关节及脊柱,常发生在损伤水平以下,局部有炎症反应。脊髓损伤患者如有不明原因的低热应想到此症。应用消炎镇痛药、冷敷、手术等方法可以治疗。

3. 泌尿系统并发症 尿路感染没有全身症状时通常不必采用药物治疗,增加饮水量是有效方法。若有全身症状,应进行药敏试验,选择恰当的抗生素治疗。预防泌尿系结石的主要方法是增加体力活动,减少骨钙入血,多饮水增加尿量,促进尿钙排泄,根据结石性质,调整尿液酸碱度。

四、社区康复

脊髓损伤后康复周期较长,部分患者康复治疗效果差,可能遗留较多的后遗症,且可发生一些并发症,因此,回社区后仍应进行康复治疗。主要进行如下方面的康复治疗:

1. 肌力训练 出院后仍需根据脊髓损伤的部位、损伤程度制订相应肌群的肌力训练,使患者具备足够肌力,以保持关节的稳定性和良好的站立及行走功能;同时需要对上肢肌力、核心肌群肌力进行训练,以保持患者的平衡及稳定性,同时让需使用轮椅或扶拐的患者能降低轮椅使用或扶拐的依赖程度。

2. ROM 训练 脊髓损伤患者可能因长期的制动或不配合康复而导致 ROM 受限,应加强关节主动和被动活动训练、牵伸训练,并教会家属帮助患者训练。

3. 心肺功能训练 脊髓损伤患者可能由于长期的卧床造成心肺功能的下降,鼓励患者多坐、站、深呼吸、吹气球等来改善其心肺功能。

4. 站立和行走训练 对有可能站立和行走的患者,应训练由坐到用助行器或双拐辅助站位,再进行行走、上下楼梯、过障碍物及过门槛的训练。

5. 环境改造 脊髓损伤后由于较多的患者会遗留功能障碍,加之部分患者出院后受到环境的限制,长期卧床或在轮椅上生活,这样给患者的康复和回归社会带来障碍,所以提倡通过环境改造来让患者适应环境。如高位脊髓完全损伤者,可能长期卧床,建议使用能抬高床头和床尾的床,且床应放置在房中间,方便医护人员对其护理;对需要使用轮椅的脊髓损伤患者,房间应有足够的空间,方便患者的活动,且房间(含卫生间)应为无障碍设计;楼层为一楼或电梯楼,以便患者参与社区活动。

6. 心理康复 脊髓损伤患者多为 40 岁及以下的男性,多数为家庭的主要劳动力,因为疾病会给家庭带来严重的经济负担和生活负担,一般要经历休克期、否认期、抑郁或焦虑反应期、依赖期几个不同的心理阶段,不仅给康复带来不利因素,甚至有自伤倾向,因此,应针对患者的心理变化规律,进行心理康复,以确保患者能顺利度过心理危机期。

7.职业康复 脊髓损伤患者可能会有后遗症,完全治愈几乎不可能,为了减轻患者的经济负担,提高患者的自信心和参与社会的能力,对有可能完成部分职业康复的患者进行职业康复。

8.ADL 能力训练 对脊髓损伤患者而言,生活自理应包括床上活动、穿脱衣服、穿脱鞋袜、如厕、转移、进食、洗漱、淋浴、阅读、书写、使用电话、使用轮椅、穿脱矫形器具、上下楼梯等训练。C_7 是关键水平,C_7 水平损伤患者基本能自理,C_7 以下完全能自理,C_5、C_6 水平损伤部分自理,C_4 为完全不能自理。

9.应定期随诊 早期随诊的主要目的是了解患者肌力是否恢复正常;患者能否单独使用轮椅、拐杖或独立行走,有无跛行,行走距离多远;根据恢复情况,制订下一步的康复训练计划。远期随诊的主要目的是了解患者功能恢复状况、患者心理状况、适应社会的能力,以便对患者进行下一步的康复指导。

本节小结

脊髓损伤除了导致运动和感觉功能障碍外,还可以导致多系统的损害和功能障碍,对其进行康复评定及治疗时应全面考虑。对脊髓损伤的评定应评定其损伤平面及程度,并需要了解其可能的预后,再针对可能的预后制订康复的重点。单纯脊髓圆锥损伤仅表现为大、小便功能障碍。马尾神经损伤常表现为双下肢运动、感觉功能障碍,可有大、小便功能障碍。马尾神经属于外周神经。临床上常见脊髓圆锥损伤合并马尾神经损伤。

(丛培丰)

思考题

1. 简述脊髓损伤平面与预后及康复方案的关系。
2. 脊髓损伤的康复评定要注意哪些方面?

第四节　帕金森病的康复

学习目标

1. 掌握帕金森病的康复评定、康复治疗方法。
2. 熟悉帕金森病的临床表现特点。
3. 了解帕金森病的流行病学、病因、发病机制、预后及结局。
4. 学会运用常用的康复评定及康复治疗方法对帕金森病患者实施康复治疗,制订家庭康复训练计划,进行疾病康复宣教。
5. 具有良好的临床思维能力,尊重患者,善于沟通及团队协作。

案例导入

患者,男性,58 岁,因"动作迟缓,右上肢震颤 2 年"入院。患者 2 年前无明显诱因出现动作迟缓,右手不自主震颤,呈"搓丸样"动作,静止时出现,主动活动或睡眠时消失。渐感觉右侧肢体发僵,写字、执筷等精细动作不灵活,系鞋带困难。曾就诊于多家医院,给予"多巴丝肼片"治疗,患者症状有所好转,后自行停药,上述症状再次加重,逐渐出现肢体僵硬,起步困难,步幅变小,转身笨拙。曾做头颅 MRI 检查未见明显异常。为进一步诊治来我院以"帕金森病"收入治疗。入院查体:神志清,言语交流可,高级认知功能正常,面部表情少,瞬目减少,讲话声音稍低沉,语调单一,饮水呛咳。四肢肌力 5 级,右手可见静止性震颤,右侧肢体肌张力增高,右上肢呈齿轮样增高,右下肢铅管样增高。双侧巴宾斯基征阴性。

请思考:
1. 该患者有哪些康复问题?
2. 针对这些问题如何评定?
3. 针对患者的功能障碍,应该进行哪些康复治疗?

一、概述

(一)定义和发病原因

帕金森病(Parkinson disease,PD)又称震颤麻痹(tremor paralysis),是常见于中老年人的神经系统变性疾病。临床上以静止性震颤、运动迟缓、肌强直和姿势平衡障碍为主要特征。由英国医生詹姆斯·帕金森(James Parkinson)首先报道并命名。帕金森病的致残率较高,目前已成为神经康复领域的重要内容。

帕金森病是在环境、遗传、年龄等多因素作用下,中脑黑质等处的多巴胺能神经元大量变性丢失,多巴胺(DA)明显减少,而使锥体外系纹状体内多巴胺和乙酰胆碱两种递质相互拮抗平衡的状态打破,乙酰胆碱系统功能相对亢进,从而引起肌强直和随意运动减少等临床表现。

(二)临床表现及功能障碍

帕金森病大多在 60 岁以后发病,男性稍多于女性。起病缓慢,可出现多种功能障碍。

1. 静止性震颤 是多数患者的首发症状,多从一侧上肢远端开始,以后可扩散到整个肢体、头面部等。震颤在静止状态时明显,情绪紧张时加重,随意运动时减轻,睡眠时消失。典型手部震颤表现为"搓丸样"动作,频率 4~6Hz。

2. 运动障碍 随意运动减少,动作缓慢,加之肌张力增高,而产生帕金森病特有的征象。

(1)"小字征":因手指、腕、臂肌强直,书写困难,字越写越小。

(2)"冻结足":步行时起步困难,足像是被冻结在地面上,不能迅速迈步向前。

(3)手指精细动作困难,如系纽扣、鞋带等困难。

(4)"面具脸":面肌运动减少使患者面无表情,双眼常凝视,瞬目减少。

3. 肌强直 特点是伸肌和屈肌张力均增加,呈"铅管样强直"表现,如合并震颤时表现为"齿轮样强直"。强直引起患者主观上感觉全身僵硬和紧张,客观上影响患者完成随意的主动运动。到后期时,患者全身肌肉僵硬成为主要的问题,甚至出现全身木僵状态。

4. 姿势平衡障碍 患者站立时呈现此病特有的"屈体姿势",表现为头前倾,躯干俯屈,肘屈曲,前臂内收,髋、膝关节微弯曲。疾病初期步行时下肢拖曳,病情逐渐加重可表现为"慌张步态",主要表现为起步困难,一旦启动后以极小的步伐前冲,越走越快,停步及拐弯困难。平衡功能减退,容易跌倒。患者最终可丧失行走能力。

5. 其他功能障碍 ①言语障碍:表现为音量降低、语调衰减、音质变化、单音调、发音不清。②认知功能障碍:表现为记忆力衰退、空间定向能力丧失。③精神心理障碍:如抑郁、淡漠、幻觉、妄想等。④吞咽障碍:表现为进食速度减慢,呛咳,可引起吸入性肺炎而反复发热。⑤自主神经功能障碍:包括多汗、皮肤油腻、皮肤发红、直立性低血压、心动过速、便秘、尿便失禁等。⑥继发性功能障碍:包括肌肉萎缩、关节挛缩、骨质疏松、压疮、营养不良、循环障碍等。

二、康复评定

(一)单项评定

1.运动功能评定

(1)ROM 测量:可用量角器法,测量患者四肢各关节及脊柱的 ROM。

(2)肌力评定:采用徒手肌力测定评定肌力。

(3)肌张力评定:可采用阿什沃思量表或改良阿什沃思量表。具体内容见第二章。

(4)平衡能力评定:可采用伯格平衡量表(Berg balance scale)、站起-走计时测试(timed up and go test,TUGT)、跌倒危险指数(fall risk index)等量表进行评定;也可用平衡测试仪进行平衡的定量分析。

其中伯格平衡量表应用方便,且有较高的信度和效度,是目前国际上通用的平衡评定方法。量表包括 14 个项目,满分 56 分,得分越低,表示平衡功能越差。总分低于 40 分预示有跌倒的危险。

(5)步行能力评定及步态分析:常用的评定方法有 Holden 步行功能分级(表 4-9)、Hoffer 步行能力分级,用观察法和测量法进行步态分析。

表 4-9　Holden 步行功能分级

分级	特点	评定标准
0 级	完全不能步行	不能步行或需 2 人以上的帮助
I 级	需要大量持续性的帮助	需要 1 人持续性的大量帮助才能行走
II 级	需要少量帮助	需要 1 人间断地接触身体的帮助来行走
III 级	需监护或言语指导	需要 1 人在旁监护或用言语指导,但不接触身体
IV 级	平地独立步行	在平地上可独立步行,在楼梯或斜坡上行走需要帮助
V 级	独立步行	在各种环境都能独立步行

2.认知功能评定

可采用神经行为认知状况测试、里弗米德行为记忆测验、简明精神状态检查量表、韦氏智力量表等。

3.吞咽功能评定

可采用反复唾液吞咽测试(repetitive saliva swallowing test,RSST)、洼田饮水试验。

4.心理评定

可采用汉密尔顿抑郁量表(HRSD)、抑郁自评量表(SDS)、汉密尔顿焦虑量表(HAMA)、焦虑自评量表(SAS)。

5.ADL 能力评定

常用评定量表为改良巴塞尔指数和功能独立性评定量表。

(二)综合评定

综合评定包括 Hoehn-Yahr(H-Y)分级法、统一帕金森病评定量表、韦氏帕金森病评定量表等。

Hoehn-Yahr 分级法根据患者的临床症状和自理程度分为 5 级。

I 级——只表现为姿势异常或身体一侧震颤、强直、运动减慢,整体功能减退很小。

II 级——身体双侧震颤、强直、运动减慢,伴或不伴中轴部位症状体征:面具脸、言语和吞咽异常。平衡功能障碍较轻。能完全独立生活。

III 级——II 级的症状加重,平衡功能减退,容易摔倒,基本能独立生活。

IV 级——日常生活需要部分或全部的帮助。

V 级——被限制在轮椅或床上。

三、康复治疗

帕金森病是一种慢性进展性的疾病,康复治疗并不能改变疾病的进程和结局,但可在一定程度上减轻患者的症状,维持和改善功能,提高生活能力,延长生活自理的时间,预防和减少继发性损害,减少并发症;并能改善患者的心理状况。康复治疗是一个长期的过程,必须给予长期维持治疗。

(一)康复治疗目标

1. 维持和改善身体各 ROM,预防和减轻关节挛缩畸形。
2. 改善粗大运动控制和手操作物体的能力,改善运动的速度、灵巧性及协调能力。
3. 改善身体姿势及稳定性,提高对平衡的感知。
4. 改善心理状况,维持和改善体能和耐力。
5. 在功能受限的情况下,教给患者掌握独立、安全的生活技巧,减少跌倒的发生。
6. 教给患者能量节省和工作简化技术,改善或维持患者的独立生活能力和生活质量。

(二)康复治疗内容

1. 运动治疗 运动治疗的原则:①抑制异常运动模式,学习正常的运动模式。②充分利用视、听反馈来改善运动能力。③提高患者参与运动治疗的主动性。④治疗过程中避免过于疲劳。⑤避免抗阻运动。训练内容及方法:

(1)**松弛训练**:目的是减轻肌强直和肢体僵硬。训练时先做被动运动再做主动运动,动作要慢、关节活动从小范围逐渐增大,不应使患者感觉明显的牵拉感。

1)头颈及上肢的旋转运动:①仰卧位,头缓慢转向左侧、两下肢屈膝向右侧转动,然后反过来,头转向右侧,而两下肢屈膝转向左侧。②仰卧位,双侧上肢肘屈 90°,肩外展 45°,一侧上肢做肩旋后运动,同时对侧肩做旋前运动,然后再做相反方向动作。③进一步训练头、肩和下肢做类似的两侧相反方向的转动。

2)胸部与骨盆的旋转运动:侧卧位,在上侧的肩部和胸部缓慢向前转,复原位,再缓慢向后转。活动时治疗师可把手放在患者髂嵴上以限制骨盆运动,让患者感觉胸部和骨盆的分离运动。

(2)**维持和改善 ROM 训练**:采取主动或被动的训练方法,重点是牵拉短缩的、绷得紧的屈肌群。训练方法:①患者坐位,一侧肩外展,屈肘用手掌够后枕部,弯腰,另一只手尽力去触碰对侧的足尖,两侧交替进行。②患者面朝墙站立,身体紧贴墙,双上肢沿墙壁尽量向上伸展。训练过程中应注意避免过度牵拉引起疼痛或软组织损伤;注意患者可能有骨质疏松,预防发生骨折。

(3)**姿势训练**:针对患者的“屈体姿势”,可利用姿势镜让患者自我纠正。也可进行以下活动练习:①上肢上举做肩屈曲、外展、外旋的动作,改善上部躯干伸展。②下肢后伸做髋伸展、外展、内旋的动作,促进髋、膝伸展。③坐或站位,两手握体操棒上举,同时仰头、挺胸、伸腰。

(4)**平衡训练**:训练患者在坐位及站立位时上肢向各个方向够物,逐渐增加距离;抛接球练习等。训练过程中一定要注意对患者的保护,避免摔倒。

(5)**协调训练**:患者坐位,治疗师与患者相对而坐,让患者模仿治疗师进行双上肢、双下肢、上下肢之间的交互动作、反向动作等。动作从易到难。

(6)**步态训练**:①使步行时足容易离地的训练:让患者双手持体操棒,双上肢及躯干先向左侧摆动,有助于右足抬离地面,然后向相反方向运动,反复进行。②治疗师击掌或给予“1、2、1”的口令,让患者按击掌或口令迈步,改善步行启动的速度和步行过程中控制速度。③在地板上画线或画上足印标记,让患者按线或足印迈步,改善患者行走的步幅和步宽。④跨越障碍物步行训练。⑤上肢摆动和躯干旋转训练。⑥转弯训练。

(7)**维持性治疗**:要求患者每日进行有规律的活动训练,避免长期不活动。教给患者及家属正确地伸展和移动练习的体操,包括头颈部体操、上肢体操、下肢体操、躯干体操、呼吸体操、口面肌体操等。

2. 作业治疗

(1)**手活动训练**:①旋前、旋后训练,坐位或站位,双上肢屈肘 90°,一侧手臂旋前、同时另一侧手臂旋后,来回翻转活动。②抓放训练,双手抓住竖直的体操棒,双手交替放开向上抓握。③手的精细运动训练,根据患者的兴趣爱好,进行书写、画画、电脑打字、手工编织、捡豆子等练习,都可训练手的精细运动。

（2）ADL 能力训练

1）疾病早期:尽可能维持粗大运动和精细协调活动以保持日常活动的自理,要保持与家人、社会的正常交往。可进行穿脱衣服练习,尽量自己系鞋带、系纽扣、拉拉锁等;尽量自己进食,可配备必要的辅助工具;练习床上移动、卧位坐起、站起-坐下等;保持一定的兴趣爱好活动。

2）疾病中后期:随着病情发展,患者的活动能力会逐渐减退,此期康复训练目的是尽可能维持患者原有的功能和活动能力,给予必要的帮助及安全性防护,对家居环境进行适当的改造,如抬高患者进食的餐桌的高度、配备床边扶架、配备容易穿脱的衣裤鞋袜等,方便患者进行自我照料。室内地面防滑并去除容易绊倒的障碍物,如地毯等。

3. 语言训练　PD 患者可能因为说话费力、言语不清而变得越来越不愿讲话,导致语言功能更加退化,造成患者和亲属的交流障碍和情感隔阂。因此,有必要进行语言功能训练改善发音。训练内容包括:①舌运动练习,舌前伸、后缩、左右摆舌、环形运动。②尽快准确地说出"拉-拉-拉""咔-咔-咔""拉-咔-拉""吗-吗-吗"等。③持续的元音发音,通过拉长发音时间增强声带闭合。④呼吸训练,深吸气、慢呼气、吹气泡等。⑤朗读练习,根据患者的喜好朗读报纸、散文、诗歌等。⑥唱歌练习,选患者喜欢的歌曲来练习,有利于改善语言流畅性、改善呼吸、调节患者情绪。

4. 吞咽训练　包括基础训练和直接摄食训练。

（1）**基础训练**:指针对与摄食-吞咽有关的器官进行训练,包括舌的灵活性训练、舌肌力量训练、唇运动训练、面颊肌运动训练、头颈肩部放松活动等。

（2）**直接摄食训练**:选择适合患者进食的体位、食物性状及进食的一口量;安全进食训练,减少食物误咽误吸;训练特殊的吞咽代偿法,如用力吞咽法、门德尔森吞咽法、用力憋气增强声带内收等训练。

5. 认知训练　认知障碍在 PD 晚期可能严重影响患者的生活质量。应从早期就开始对患者进行改善记忆力、定向力、计算力、思维判断能力等方面的训练。具体内容见颅脑损伤康复。

6. 心理治疗　患者在心理紧张、情绪不安时,震颤会出现或加剧。因此,保持环境安静,让患者情绪稳定、思想放松,是非常重要的。日光浴、温泉水浴等,都有镇静之效。根据患者兴趣爱好还可进行文娱疗法、音乐疗法等,有助于改善患者的紧张、焦虑、抑郁等。最重要的是家属、照顾者和医护人员要给予患者充分的情感关怀,耐心倾听和帮助患者。

7. 辅助装置的应用和环境改造　如为预防和减轻畸形,可给患者佩戴必要的矫形支具;穿衣困难者给予穿衣辅助器;给患者配备助行器以防跌倒,助行器的高度以不要让患者驼背为适宜;进食、写字的桌面高度以让患者能保持直腰和保持头颈部稍屈曲为宜;尽量去掉房间地面的障碍物,防止患者被绊倒;卫生间安装把手,家居无障碍改造等。

本节小结

帕金森病是老年期常见的神经变性疾病,以静止性震颤、肌强直、随意运动减少和姿势步态异常为主要特征。发病率高,致残率高。帕金森病可引起运动、认知、语言、吞咽、心理等多种功能障碍。康复治疗的早期介入和规范全面的治疗对维持和改善患者的功能和生活能力非常重要。本节重点讲述帕金森病的临床表现和各种功能障碍的康复评定及康复治疗。学习本节内容应以学习目标为指导,结合相关章节的学习,掌握帕金森病的综合康复治疗的内容。

（丛培丰）

第五节 阿尔茨海默病的康复

学习目标

1. 掌握阿尔茨海默病的定义;简易神经状态评定及蒙特利尔认知评估量表;康复治疗原则;记忆力训练、注意力训练的方法。

2. 熟悉阿尔茨海默病的临床表现;7min 神经认知筛查量表、画钟测验、阿尔茨海默病评估量表;康复治疗目标;阿尔茨海默病的思维训练、失认训练、失用训练、行为障碍训练的方法。

3. 了解阿尔茨海默病的病因、病理改变、辅助检查及预后。

4. 能够早期识别阿尔茨海默病;会综合运用所学知识对相关人群进行健康教育,推动阿尔茨海默病"早预防、早发现、早干预"。

5. 具备同情心和同理心,弘扬"尊老敬老、爱老助老"的传统美德和"医者仁心"精神,树立预防为主的健康理念。

案例导入

患者男性,65 岁,大学文化。记忆力下降 2 年,加重 3 个月。患者 2 年前无明显诱因出现记忆力下降,以近记忆力下降为主,表现为说话重复,丢三落四。当时并不影响日常生活,无明显情绪改变,无精神行为异常。3 个月前患者自觉症状明显加重,日常生活受影响,简单工作也难以完成,时常"迷路",有时开车闯红灯,睡眠较多,无语言障碍、无书写困难。起病以来患者精神尚好,食欲正常,大小便正常。既往高血压 13 年,最高 160/105mmHg,家族内无类似疾病患者。神经系统查体:记忆、执行、语言、视空间能力下降,余未见阳性体征。

请思考:

1. 该患者可能的诊断是什么?
2. 为了明确诊断需要完善的辅助检查有哪些?
3. 该患者的治疗方案有哪些?

一、概述

(一)概念及流行病学情况

1. 概念 阿尔茨海默病(Alzheimer disease,AD)又称老年期痴呆(senile dementia),是发生在老年或老年前期、以进行性认知功能障碍和行为损害为特征的中枢神经系统退行性病变。AD 是痴呆的最常见的类型,约占所有痴呆的 50%~70%,临床表现为记忆障碍、失语、失认、失用、视空间能力损害、抽象思维损害、计算力损害、人格和行为改变等。阿尔茨海默病进行性发展,由发病至死亡平均病程为 8~10 年,有些患者病程可持续 15 年或以上,罕见自发缓解或自愈,多死于脏器衰竭和并发症如坠积性肺炎等。

2. 流行病学　流行病学研究显示,阿尔茨海默病发病年龄 40~90 岁,大部分在 65 岁以后,女性高于男性。

(二)病因及病理改变

1. 病因　阿尔茨海默病的病因及其发病机制目前尚不完全清楚,但年龄增高是重要的危险因素;遗传因素方面发现,本病在某些家族中有遗传倾向,部分为常染色体显性遗传;另外,神经因子缺乏、机体自身免疫异常等亦可能导致阿尔茨海默病。

2. 病理改变　主要为大脑皮质弥漫性萎缩,脑沟增宽,脑回变窄,脑室扩大,神经元细胞大量减少,并可见老年斑、神经原纤维缠结等病变,胆碱乙酰化酶及乙酰胆碱含量显著减少。

(三)临床表现与分期

阿尔茨海默病的临床症状分为两方面,即认知功能减退和非认知性精神症状。认知功能障碍主要表现为记忆力减退、定向力下降,还常伴有高级皮层功能受损如失语、失认或失用;非认知性精神症状包括焦虑、抑郁等。根据疾病的发展和认知功能缺损的严重程度,可分为早期、中期、晚期。

1. 早期(1~3 年)　为轻度痴呆期。表现为近期记忆力障碍明显,而远期记忆力可保留,注意力下降,思维敏捷性、分析判断思考及创造力下降,运动系统正常。患者表现为接受新事物困难,对熟悉和往常的工作能做,常感力不从心;此期患者对自身记忆减退有一定的自知力,力求弥补和掩饰,例如经常作记录,尚能完成熟悉的日常事务,个人生活基本自理。患者可出现人格改变,多表现为缺乏主动性、活动减少、孤独、多疑、自私,情绪不稳、易激惹,对人冷淡,甚至对亲人漠不关心。EEG 检查正常,头颅 CT 检查正常或 MRI 海马及内嗅皮层轻度萎缩。

2. 中期(2~10 年)　为中度痴呆期。表现为远近记忆均明显减退,视空间障碍,时间地点定向障碍,流利性失语、失认、失用,计算力下降,出现独立生活困难。此期已不能工作,难以完成家务劳动,甚至洗漱、穿衣等日常生活也需家人督促或帮助。可有情绪障碍和人格衰退,表现为易于激动、淡漠、抑郁、焦虑和欣快等。EEG 和 CT 开始有变化。

3. 晚期(5~12 年)　为重度痴呆期。表现为智能的全面衰退和运动系统障碍。出现强握、吸吮反射等原始反射,出现缄默、步态不稳、共济失调。不伴瘫痪,腱反射正常。部分患者出现帕金森综合征,表现为慌张步态、姿势僵硬,肌张力增高引起四肢屈曲或强直,甚至难以站立和行走。EEG 弥漫性慢波。头颅 CT/MRI 显示脑明显萎缩。

(四)辅助检查

1. 影像学检查　头 CT 或 MRI 可见皮质性脑萎缩和脑室扩大,海马和杏仁核萎缩为最特征性改变;PET 可显示病变区葡萄糖代谢明显下降。

2. 脑电图检查　脑电图呈非特异性改变,仅见慢波活动增多,以双侧额颞区明显。

二、康复评定

(一)简易精神状态评定

神经内科和康复医学科普遍采用一种简易的精神状态测定量表,主要用于阿尔茨海默病早期的筛选,简便易行,耗时 5~10min,可减少长时间检查引起患者疲劳和注意力分散。一共 30 分,回答正确得 1 分,分数在 27~30 分正常;分数<27 分提示认知功能障碍。此量表痴呆诊断的敏感性较强,但易受到受试者受教育程度的影响,对文化程度高者有可能出现假阴性,而对文化程度低及受方言影响者有可能出现假阳性。

(二)蒙特利尔认知评估量表

蒙特利尔认知评估量表(Montreal cognitive assessment,MoCA)是一个用来对轻度认知功能异常进行快速筛查的评定工具。它评定了许多不同的认知领域,包括注意与集中、执行功能、记忆、语言、视空间技能、抽象思维、计算和定向力。完成 MoCA 检查大约需要 10min,总分 30 分,如果受教育年限≤12 年则加 1 分,≥26 分属于正常。

(三) 7min 神经认知筛查量表

7min 神经认知筛查量表由线索回忆、类聚流畅性、时间定向及画钟测验组成,耗时约 7min,诊断阿尔茨海默病具有较强的敏感性及特异性。

(四) 画钟测验

画钟测验分 2 种:一种要求受试者在空白纸上画 1 幅几点几分的钟,反映执行功能;另一种要求受试者模仿已画好的钟,反映结构能力;总分 16 分。能区分 83% 的阿尔茨海默病患者,并能区分 92% 的伴有和不伴结构损害的阿尔茨海默病患者。

(五) 阿尔茨海默病评定量表

阿尔茨海默病评定量表(Alzheimer disease assessment scale, ADAS)属于综合认知筛查量表,包括阿尔茨海默病认知评估量表(ADAS-Cog)和非认知评估量表。认知评估量表包括定向、语言(口语理解和表达、对测验指导语的回忆、自发言语中的找词困难、指令理解、命名 12 个真实物品与 5 个手指)、结构(模仿圆、2 个交错的四边形、菱形、方体)、观念的运用、阅读 10 个形象性词语后即刻回忆 3 次的平均数与 12 个形象性词语的再认。共 11 题,耗时为 15~20min,满分 70 分。未经治疗的中度患者每年 ADAS-Cog 总分下降 10 分,但此量表对极轻度和极重度的患者不够敏感。

三、康复治疗

(一) 康复治疗原则

阿尔茨海默病为进展性疾病,康复治疗应遵循以下原则:

1. 早发现、早治疗。

2. **综合治疗** 利用各种有效的手段配合药物对患者进行全面、多样化的综合治疗,最大限度发挥残存的功能和技巧,改善记忆力、认知、语言等功能。

3. 家庭训练和医生指导相结合,提高生活自理能力。

4. 改造和帮助患者适应环境,减少痴呆的影响。

5. 及时掌握患者的心理需求,对其给予更多的心理支持及精神支持,鼓励其增加社会活动,减少独自活动。

(二) 康复治疗目标

1. 通过综合治疗,维持或改善记忆力、认知、言语等功能,尽量保持或提高 ADL 能力。

2. 预防和减少继发性损伤、意外的发生。

3. 帮助患者及家属调整心理状态,促进患者回归社会。

(三) 康复治疗方法

阿尔茨海默病患者的康复治疗包括作业治疗、运动疗法、心理干预、传统康复治疗、社区康复等,近年来脑调控治疗技术也为阿尔茨海默病的治疗提供了新的手段。阿尔茨海默病的核心是认知功能障碍,因此作业治疗干预包括作业活动、ADL 训练和针对认知功能障碍的康复训练。

认知康复是提高智能的训练,通过训练可使患者重获更有效的信息加工和执行行动的能力,以减轻其解决问题的困难和改善其 ADL 能力。

1. **记忆力训练** 通过训练,以正常或损害较轻的功能代偿受损或损害较重的功能,从而达到改善或补偿记忆障碍的目的,主要包括内辅助法、外辅助法、环境适应三方面。

(1) **内辅助法**:重点要利用并强化仍保留在记忆中的信息,同时要考虑记忆障碍的特异性。其中助记法是内在性训练策略,环境适应与使用辅助记忆工具是外在性训练策略。

1) 助记法(mnemonic devices):指利用残留的外显记忆进行康复。①图片刺激法:将患者喜爱的环境和相关人物做成图片作为刺激物,每次训练由两张图片开始,呈现 1~4s,即刻或一定时间内再认(30min、1h、2h、4h、8h),连续3d可达到90%以上正确率者,再增加一张图片刺激。②联想法:患者将要记忆的信息在脑海中与其熟悉的事物联系在一起,又称关联法。如将与患者要进行交流但想不起他们名字的人物照片作为刺激物,每次训练由3张照片开始,并配以视觉联想描述和听觉联想(可通过人名和联想人物的特征或与之相关的某些活动)。又如训练患者买菜时,将买菜信息在患者大脑中形成一个其熟悉的市场,随后回忆到市场上的各种蔬菜,回忆市场周围的景物、道路,为购物做准备。③图像法:又称视觉意向,将要记忆的信息在脑中形成一幅图画来帮助记忆。④语义细加工法:通过编一个简单句子或故事,将记忆信息不断表达出来,从而提高患者记忆。⑤首词记忆术:又称关键词法,将要记住的每个词或每个短语的第一个字编成自己熟悉或好记的成语或句子,其原理是进行重新编码,简化信息。⑥复述法:反复无声或大声地复述背诵要记住的信息,可以在长时记忆中产生与短时记忆材料相对应的编码,通过信息反复重复强化记忆。⑦提示法:提供言语或视觉提示,如"上午学画画",让患者记住"上午"。训练前问患者上午有何安排,通过回忆"上午"帮助患者联想到"学画画"。⑧倒叙法:将事件的各个步骤倒回去想,找出遗漏的物品或回忆某件事。如找不到入户门的钥匙时,先想上一次进门的情形,是家人开门或自己开门,如自己开门,进门后马上做些什么,常有助于想起放钥匙的地点。⑨数字分段法:有效地帮助记忆数字,如记忆电话号码16768955661可分为1676、8955、661来记忆。

2)无错误性学习(errorless learning technique,EL):是一种消除学习中不正确反应的康复训练技术,贯穿于整个学习过程中。学习者从容易辨别的项目开始,通过逐渐增加作业难度让其不经历失败。训练时为避免犯错误,直接给学习者正确答案或让其执行很容易、不能出现错误的任务。这个训练技术原理是激活了正确反应,抑制了错误反应的激活及其对正确反应的竞争,促进认知功能的改善。

3)书面材料的学习,主要指PQRST法。P(preview):预习要记住的内容;Q(question):向自己提问与预习内容有关的问题;R(read):为回答问题而仔细地阅读资料;S(state):反复陈述阅读过的资料;T(test):用回答问题的方式来检验自己的记忆。

(2)外辅助法:指利用身体外部的辅助物或提示来帮助记忆的方法,是一类代偿技术,适用于年轻、记忆障碍不重、其他认知障碍较少的患者。

1)储存类工具:指笔记本、时间安排表、计算机等。在患者能读能写时应用,大小要便于随身携带;日程表要求活动变化少,便于掌握。如记忆笔记本,首先患者在需要时主动拿起并打开笔记本,患者能够查阅笔记本中有关的内容,找到正确的页码以及录入相关的信息。通过训练,患者可养成随身携带、定时查阅和录入笔记本的好习惯。

2)提醒类工具:适用于有时间、空间定向障碍者,如定时器、报时手表、手机、闹钟、日历、标志性张贴等。如用闹钟、大地图、大数字和路线标记指导患者常去的地方和时间、顺序,随时提示患者。

3)电子辅助记忆设备:电子辅助记忆器是一个简单易用的无线电寻呼系统(neuropage),包括一组连接在普通计算机上的微型计算机,其通过调制解调器和寻呼公司相连。由家属或照料者提供1d或1周中患者所需要的记忆帮助,将患者回忆或提示输入计算机。在确切的日期和时间,电子辅助记忆器进入用户的数据库,决定并传送回忆的信息,且只有患者需要或同意的信息才被传递。

(3)环境适应:目的是减轻记忆负荷,适用于记忆障碍较重的患者。通过尽量简化环境,满足日常生活的需求。

1)安排环境:将房间贴上标签,或将各种物品分类、按固定的地点规律摆放等。

2)改造家居物品或环境:如使用定时电灯、电水壶,钥匙用链拴在腰带上等。

2.注意力训练 包括注意广度训练、注意的维持与警觉训练、注意的选择性训练、注意的转移性训练、注意的分配训练、对策训练等。

(1)注意广度训练:在同一时间内给患者快速呈现一定数量的数字、字母、图片或木块等,让患者说出呈现物品的数量,进而说出具体是什么,数量是多少。

（2）**注意的维持与警觉训练**

1）视觉:划删训练,要求将图纸上的某个数字、字母或图形划去,可适量增加训练的时间与量。如在纸上连续打印成组的字母或数字,让患者用铅笔删去指定的字母如"B"。反复进行数次,成功后可通过缩小字体、增加字符行数、区分大小写等增加难度,从而提高患者注意力。

2）听觉:播放一串数字,治疗师示范给患者在听到数字"3"时按键或敲桌子,然后要求患者每听到"3"或"7"时作出上述反应。

3）反应时训练:反应时指刺激作用于机体后到明显的反应开始所需要的时间。治疗师预先向患者说明刺激是什么,以及他要做的反应是什么,计时器记录从刺激呈现到受试者的反应开始的时间间隔。例如训练患者对手指的认知,治疗师说"左手示指"后要求患者迅速地出示左手示指,记录患者出现反应的时间。通过不断训练,可使其反应时间明显缩短。

（3）**注意的选择性训练**

1）视觉注意选择:在划删字母训练中加入干扰,将有错误码选择的作业放在其中,如将"IWKEOSHDJKRMCHELWKXBKEDHNOJTEHSXUHWAE…"字母中的相邻的 EH 划去,注意要求 E 在前、H 在后。

2）听觉注意选择:从有背景声音(可以是乐音或噪声)的录音中听出指定的数字、字母或声音。

（4）**注意的转移性训练**:为患者准备两种不同的作业,如拼图及画画,当治疗人员发出指令"转换"的时候,患者要停止拼图而改为画画。

（5）**注意的分配训练**:技能训练以及多种技能的协调性训练是注意分配的主要内容。某种任务达到一定的熟练程度后,加入另一种活动同时进行。任务形式可以是听觉-听觉任务、视觉-视觉任务、听觉-视觉任务,如要求患者一边听录音机,一边画画。

（6）**对策训练**:对策指调动患者自身主动因素,以学会自己控制注意障碍的一些方法。针对注意分散、有离题倾向或过分注意细节的患者进行自我指导,重点强调患者提高自身主动性。

3. 思维训练　思维是最复杂的心理活动,包括推理、分析、综合、比较、抽象、概括等过程,表现于人类解决问题中。

（1）**读取报纸信息**:取一张报纸,让患者阅读后,首先问患者有关报纸首页的信息如大标题、报纸的名称等,如回答无误,再请他指出报纸中的专栏如体育、证券、天气预报等;每次回答正确后再训练他寻找其他信息,对真正了解的项目给予相应的分,每次训练均进行比较,分数增加提示进步。

（2）**排列顺序**:给患者三张数字卡或字母卡,让他按由低到高或由先到后的顺序排列,然后每次给他一张数字卡或字母卡,让他根据其数值大小或字母顺序插进已排好的三张卡片之间,正确无误后,再给他几个数字卡或字母卡,寻找其中共同之处(如有些都是奇数或偶数,有些都是辅音等)。

（3）**分类**:图片、物品等。给患者一张列有 30 项物品名称的单子,并告诉他 30 项物品都属于三类(如交通工具、家具、植物)物品中的一类,让他进行分类,如不能进行,可帮助他。训练成功后,仍给他上面列有 30 项物品的清单,让他进行更细的分类,如初步分为家具类后,再细分为床、沙发、椅子等,找出不同类之间的关联等。

（4）**解决问题能力训练**:由浅入深地让患者解决设想中的问题,如丢钱包该怎么办? 提示他先找,找不到可以求助周围的人帮助找。

4. 感知觉功能训练

（1）**失认的治疗**:失认是感知障碍的表现,主要有视觉失认、空间失认等。

1）视觉失认的治疗:对颜色失认患者可用各种不同颜色的图片和拼图,让患者辨认后进行匹配或拼图形,不正确时治疗者及时纠正,反复训练;面容失认患者可先让患者记住身边熟悉的亲人容貌,然后用亲人的照片反复给患者看,把这些照片混入其他照片中,让患者辨认出来。

2）空间位置失认的治疗：取一个球及一个盒子，分别将球置于盒子上下、左右、里外等，反复训练，直至患者能正确辨认，然后让患者将球按指令置于盒子不同方位，帮患者恢复对空间位置关系的认知。

3）空间关系失认的治疗：通过分级活动训练，可以帮助患者恢复掌握空间关系的能力。如出示一幅画，可先把其他部分遮住，只给患者看其中一个内容，看懂后再把出示的画面扩大到两个内容，帮助患者搞懂二者之间的空间关系，再继续扩大画面，直至患者对整幅画的空间关系充分理解。

（2）失用的治疗：训练时治疗师通过缓慢、简单的指令，按照先粗大再精细、先分解再连贯、先简单后困难的原则训练。

1）结构性失用训练：可采取让患者进行简单抄写或模仿的课题练习，如抄写图形或文字。对文化层次低者可选择有实用价值的训练如叠放衣服等。由治疗师先示范，患者模仿，直至患者掌握；还可模仿他人搭积木、拼图等。

2）运动性失用训练：重点加强精细动作训练，治疗师可事先把要做的动作如倒水按步骤分解，先示范给患者看，然后反复训练患者至能独立完成。

3）意念性失用训练：患者不能按顺序完成指定动作，如刷牙，训练时可通过视觉暗示，将动作逐步分解，演示给患者看，让患者分步练习，在上一个动作要结束时，提醒下一个动作，启发患者有意识活动，直至患者完全掌握。

4）意念运动性失用训练：患者常缺乏有意识的主动活动，训练前需向患者说明活动目的、方法、要领，设法触动其无意识自发运动。如当患者手握牙刷时，通过触觉提示可自动作出刷牙动作。

5）行为障碍的训练：其目的是积极消除患者的不正常行为，促进亲社会行为，可采用行为治疗配合药物治疗。进行行为治疗时需给患者提供一个安静、安全、布局合理的空间，减少不必要的刺激；最大限度减少与不熟悉人员的接触，对不安情绪提供恰当的宣泄方式；对所有的恰当行为及时给予鼓励；在每次不恰当行为出现后的一段短时间内，如1d，拒绝一切奖励性刺激；在不恰当行为发生后应用预先声明的惩罚；在极严重或顽固的不良行为发生后，给患者以厌恶的刺激，如闻樟脑味。

5. 认知障碍训练　除采用传统的治疗师为主的康复训练外，也可采用电脑辅助的认知康复、远程认知康复和VR技术等。

6. 运动训练　可以改善阿尔茨海默病患者的运动障碍，提高其运动技能和改善其独立性，运动训练的内容、强度、频率等方案的制订，应根据患者的运动能力及心肺功能评估的结果，结合患者的兴趣爱好，进行个体化的安排。

7. 脑调控技术　分为无创性脑调控和有创性脑调控技术。无创性脑调控技术包括经颅磁刺激（TMS）、经颅直流电刺激（tDCS）和经颅超声刺激（TUS）等，有创性脑调控技术即脑深部电刺激疗法（DBS）。目前在临床上无创性脑调控技术应用更为广泛。

四、社区康复

阿尔茨海默病起病缓慢，早期以近记忆力障碍为最常见的表现；其次以猜疑为其最先出现的症状；病情进一步发展时，计算能力减退，还可有认知障碍，逐渐发展到对日常生活和常识的理解、判断也发生障碍；晚期完全卧床，生活全靠别人照顾，病程维持在5~10年后死亡。依托社区，依靠亲友邻居的力量，是一种可行、有效的康复方式，具体包括以下几种方法：

1. 记忆训练法　防止脑的老化，是健脑良方。训练应该关注过程，而不是结果。注意事项：①根据实际情况，选择训练的难度。②根据患者记忆障碍的类型，进行针对训练。如果患者对于日常用品具有记忆障碍，可运用物品标记固定摆放、多感观重复训练、互动游戏等方式进行训练。③根据患者的记忆障碍的程度，选择图片的类型与难度。④将老年人熟悉的图片与不熟悉的图片混合在一起进行记忆训练，既能保证记忆训练的效果，又能保证患者参加治疗的信心与积极性。

2. 智力训练　宜与记忆训练紧密结合在一起,是老年痴呆患者康复训练非常重要的一部分。智力训练分为观察力、自然事物分类能力、数字与数学计算能力、视觉空间辨识能力与想象力5个方面。

3. 右脑训练　使用一些右脑功能训练游戏,使患者获得激活训练。对右脑后半部中枢进行感性刺激,可使脑功能得到明显改善,如跳棋。

此外,要注意患者的饮食,保持足够的营养,补充维生素。要治疗躯体疾病、防止并发症,有效处理高血压等。鼓励患者作适宜的体力活动。对生活不能自理的住院患者,护理关怀和照顾处于绝对重要的位置。

本节小结

在世界范围内,阿尔茨海默病是一种最为常见的痴呆症和神经变性形式,已经成为导致老人死亡的重要疾病。阿尔茨海默病严重影响患者的认知功能、记忆功能、语言功能、视空间功能、社会生活能力、个人生活能力和情感人格等,目前治疗缺乏特异有效的手段。阿尔茨海默病给公共卫生体系带来沉重负担,因此早诊断、早干预是防治的关键。同时应该关注阿尔茨海默病诊断领域取得的新进展。

(孟宪国)

思考题

1. 阿尔茨海默病康复评定量表主要有哪些?
2. 简述阿尔茨海默病患者的康复治疗原则。

第六节　周围神经损伤康复

学习目标

1. 掌握周围神经损伤的分类、周围神经损伤可导致哪些功能障碍和常用康复治疗方法。
2. 熟悉周围神经损伤的主要功能障碍和常用评定方法。
3. 了解周围神经损伤的病因。
4. 学会运用周围神经损伤的常用评定方法、治疗方法,能对患者及家属进行康复教育。
5. 具备良好的临床思维能力,尊重患者,善于沟通。

案例导入

患者,男,36岁,因"右手腕外伤后拇指对掌、示指屈曲受限1个月"就诊。患者右手腕关节被玻璃割伤,经手术治疗后,现腕部伤口愈合良好,右手拇指对掌、示指屈曲受限,右手掌桡侧皮肤疼痛。查体:意识清,能正确回答问话。右手腕部掌侧见约3cm的横形瘢痕,伤口愈合良好。右手桡侧3个半手指掌面及中节、远节指背的皮肤痛觉过敏,对触觉表现为刺痛感。右手拇指屈曲稍受限、不能对掌,可伸直、内收,大鱼际肌轻度萎缩。右手示指近节指间关节主动屈曲约3°,可伸直。

请思考：

1. 对该患者目前的诊断是什么？
2. 患者存在哪些功能障碍？应进行哪些功能评定？
3. 如何为患者制订一个康复治疗计划，应为患者进行哪些健康宣教？

一、概述

周围神经由神经节、神经丛、神经干、神经末梢组成，可分为脊神经、脑神经、内脏神经。周围神经损伤是周围神经干或其分支受到外界直接或间接力量作用而发生的损伤造成轴索、髓鞘、神经束膜、神经外膜等结构的离断或破坏，导致神经传导功能丧失。

（一）病因

周围神经损伤原因可分开放伤与闭合伤，开放伤包括锐器伤（如刀、玻璃等割伤）、撕裂伤、钝器损伤（如挫伤、机器伤）、火器伤、手术损伤。闭合伤包括牵拉伤（如臂丛损伤）；神经挫伤、挤压与卡压伤；注射伤、烧伤及电击伤。

（二）分类

临床常用的是塞登神经损伤分类法（Seddon classification of nerve injury），按损伤结构与功能将周围神经损伤分为三类。轻度为神经失用、神经震荡、神经传导阻滞；中度损伤为神经轴突中断；重度损伤为神经中断。

1. 神经失用　神经受伤轻微，神经可发生节段性脱髓鞘、神经内肿胀，但是神经轴突和膜完整也没发生沃勒变性（Wallerian degeneration），轴突的连续性存在。神经传导功能障碍表现为运动瘫痪和感觉减退，而电生理反应异常。预后良好，大多可以恢复。

2. 轴突中断　神经损伤较重，神经轴突断裂或严重破坏，有沃勒变性，但鞘膜及其周围的支持结构完整，神经的连续性尚存，可以引导近端再生轴突沿原来的远端神经内膜管长至终末器官，故有恢复的可能。

3. 神经中断　神经受伤严重，可以是完全断裂或是不能自发恢复的严重结构破坏。神经干失去连续性，神经纤维完全离断，沃勒变性，神经断端出血、水肿，日后形成瘢痕。从近端长出的轴突难以跨越完全离断的瘢痕，如不手术则神经功能难以恢复。

（三）主要功能障碍

周围神经损伤的常见功能障碍包括感觉异常及疼痛、运动障碍、关节功能障碍、肢体肿胀、ADL障碍、心理障碍、其他功能障碍等。

（四）常见的周围神经损伤

常见的周围神经损伤有臂丛神经损伤、桡神经损伤、正中神经损伤、尺神经损伤、坐骨神经损伤、腓总神经损伤、胫神经损伤、腕管综合征等。

二、康复评定

（一）感觉功能评定

感觉功能评定包括浅感觉检查、深感觉检查、复合感觉检查。周围神经损伤后可出现感觉消失、感觉减退和感觉过敏，感觉减退区常处于感觉消失区的边缘，且感觉消失区往往较实际损伤小。

（二）运动功能评定

1. 肌力评定　常用徒手肌力评定（MMT）。

2. ROM 测定　测量患肢各关节、各轴位的 ROM。

3. 患肢周径的测量　用尺或容积仪测量受累肢体周径并与其相对应的健侧肢体对比。

（三）反射检查

常用的反射有肱二头肌反射、肱三头肌反射、桡骨骨膜反射、膝反射、踝反射等。进行反射检查时,必须双侧对比。

（四）自主神经功能检查

常用发汗试验。无汗表示神经损伤,从无汗到有汗则表示神经功能恢复,而且恢复早期为多汗。多采用碘淀粉试验和茚三酮试验。

（五）电生理学评定

神经电生理学评定能较好地反映出神经肌肉所处的功能状态,对判断周围神经损伤的部位、范围、性质、程度和预后等均有重要价值。定期进行评定,可监测损伤神经的再生与功能恢复的情况。常用方法有肌电图检查、神经传导速度测定、躯体感觉诱发电位检查等。

三、康复治疗

周围神经损伤康复指采用各种改善、代偿和替代的治疗方法和措施,尽早消除神经损伤病因,减轻神经损伤程度,促进神经再生,预防肌肉萎缩、关节挛缩,增强肌力,促进运动及感觉功能恢复,改善患者生活质量,提高工作能力。

（一）康复治疗原则

尽早去除病因或减轻神经损伤程度,防止二次损伤和并发症,积极促进神经再生、感觉功能重建及运动功能恢复。

（二）康复治疗目的

周围神经损伤的康复治疗目的是去除病因和危险因素,积极治疗原发疾病,减轻神经损伤程度;积极预防和治疗并发症,预防肌肉萎缩、关节挛缩、关节僵硬、皮肤破损;促进神经再生,恢复运动与感觉功能;消除心理障碍,改善情绪,增强患者恢复的信心和希望,积极主动参与康复治疗;提高 ADL 能力,回归社会。

（三）康复治疗方法

1. 促进周围神经再生的康复治疗

（1）**药物治疗**:促进神经再生的药物众多,药物治疗对损伤周围神经的修复具有一定的促进作用,但依然缺乏确切有效的药物,其作用机制尚有待研究。

（2）**超短波疗法**:可增加巨噬细胞的吞噬能力,使局部微血管持久性扩张,血流加快,有助于水肿消退,炎性产物的吸收和局部营养状况改善,有利于神经的再生。

（3）**直流电疗法及脉冲电疗**:经皮或埋入电极的微安级直流电可促进神经的再生。

（4）**热疗**:水疗、蜡疗、红外线、干热等热疗均可促进神经再生。

（5）**弱磁场治疗**:在一定强度磁场作用下,微血管的舒缩发生某些改变,使微血管扩张,血流加快,使血液循环得到改善,具有消炎消肿、软化瘢痕、镇痛作用。

（6）**高压氧治疗**:对周围神经损伤后不同时期的修复过程有明显的促进作用,可减轻神经间质水肿、减少神经吻合口的瘢痕、加快轴索再生和神经功能恢复。

2. 肌肉无力及肌肉萎缩的康复治疗

（1）**热疗**:一切热疗作用于麻痹肌,均可改善血液循环,维持肌肉营养。

（2）**按摩与压力治疗**:向心性按摩可明显改善组织的供血与营养。

（3）**电体操**:电体操能生理性地发挥肌肉运动的肌泵作用,从而改善血液循环,促进肌肉的主动代谢过程,延缓、减轻失神经肌肉的萎缩,但不能阻止肌肉萎缩的趋势,更不能使已萎缩的肌肉恢复正常。

（4）**肌力训练**:训练中应根据受损神经所支配肌肉的肌力而采用不同的训练方法。

3. 粘连或瘢痕的康复治疗　包括石蜡疗法、中频电疗、超声疗法、磁场疗法、按摩等。

4. 肢体肿胀的康复治疗　包括抬高患肢、弹力绷带压迫（由远端向近端缠绕）、向心性按摩、主动与被动运动、温热治疗、水疗、冷疗等。

5. 挛缩的康复治疗　保持 ROM，预防挛缩畸形极为重要，方法有两种。①使用夹板或支具进行预防治疗。②通过主动与被动运动进行治疗。

6. 矫形器的应用　矫形器在周围神经损伤后上肢手及下肢的康复治疗中具有一定的替代及辅助治疗作用。

7. 感觉再训练　是帮助周围神经损伤修复后的患者学会感知由再生神经传入的、与原来性质不同的神经冲动，重新建立中枢与外周神经正确联系的一种康复训练方法。

四、康复教育

早期在充分固定卜进行 ROM 范围内的康复治疗，可有效地预防水肿、粘连、挛缩等并发症。有感觉障碍的患者，避免无感觉的部位接触锐器、运转中的机器、搬运重物等，以免刺伤；避免接触容易烫伤的高温介质如开水、艾灸等以防烫伤；对有感觉障碍的手，应经常保持清洁并戴手套保护。有坐骨神经或腓总神经损伤的患者，应保护足底，特别是在穿鞋时，要防止足的磨损；无感觉区容易受压并发溃疡，在夹板或石膏内应注意皮肤是否发红或破损，若出现石膏、夹板的松脱、碎裂，应立即就诊。因糖尿病、神经炎等内科疾病引起的周围神经损伤患者要积极对原发病进行治疗。周围神经损伤后，患者可能伴随心理障碍，此时应正确认识疾病的转归，积极主动进行康复治疗。

本节小结

周围神经损伤是临床常见的多发病，以外伤性周围神经损害为多见。主要表现为感觉障碍、运动障碍及自主神经功能障碍。促进神经再生是康复治疗的首要目标，神经再生的前提是保证受损神经的连续性，在此基础上给予神经营养药物及物理因子减轻或消除神经再生的不利因素，会增强神经再生能力。对于神经功能不能恢复者，需要积极采取代偿或替代性康复措施，提高 ADL 能力。

（刘立夏）

思考题

1. 简述周围神经损伤的分类。
2. 简述周围神经损伤的康复治疗。

ER 4-3

练习题

第五章 | 骨骼肌肉系统疾病和损伤的康复

教学课件

思维导图

第一节　颈椎病的康复

学习目标

1. 掌握颈椎病的康复评定及颈椎牵引。
2. 熟悉颈椎病的特殊检查、诊断原则及康复治疗方法。
3. 了解颈椎病的定义及病理分型;各型颈椎病的特点。
4. 能够根据不同的颈椎病分型进行康复评定,对颈椎病患者选择适合的康复治疗方法;学会运用所学知识对相关人群进行健康教育,积极开展颈椎病的防治。
5. 具备关爱他人、尊重他人、关注患者、对患者有同理心和同情心的职业素养。

案例导入

　　患者,男,54 岁,因 "颈肩部酸胀痛伴左上肢麻木 20d" "颈椎病" 收住入院。患者长期低头伏案工作,于 20d 前无明显诱因出现颈肩部酸胀痛伴左侧上肢麻木,呈持续性酸胀痛,无视物旋转、耳鸣、视物模糊、恶心、欲吐等症状,双上肢平放时症状减轻,长时间低头及劳累后症状明显加重,走路时无踩棉花感。自服止痛药效果不佳,今为求系统治疗就诊,行颈椎 MRI 提示:$C_{6\sim7}$ 椎间盘轻度突出。专科检查:颈椎生理曲度变直,颈椎活动受限。颈部斜方肌紧张,第 6、第 7 棘突、椎旁按压痛,左侧臂丛牵拉试验(+),左侧肱二头肌、肱三头肌腱反射较对侧减弱,左侧拇指、中指感觉减退,下肢肌力、肌张力正常。

请思考:

1. 该患者属于什么类型颈椎病?
2. 该患者需要做哪些康复评定?
3. 该患者的康复治疗方案如何制订,如何对这一类的患者进行康复教育?

一、概述

(一) 定义与流行病学

　　颈椎病由颈椎椎间盘退行性变,及其继发性椎间关节退行性变引起颈部脊髓、神经、血管受到刺激或压迫,造成损害而产生的一系列症状体征,根据临床表现可分为 6 型,即颈型、神经根型、脊髓型、椎动脉型、交感神经型和混合型。颈椎病多见于中老年人,随着年龄增加患病率增高。随着现代从事伏案工作人群增多,颈椎病发病年龄有年轻化的趋势,男女患病率无显著差异。颈椎受累

的节段以 $C_5\sim C_6$、$C_6\sim C_7$ 最为常见,其次为 $C_4\sim C_5$。

(二)发病机制

1. 退行性变 颈椎由于是体积最小、活动度最大、活动最频繁的节段,退行性改变发生较早,尤以椎间盘的退行性变最为突出;其次为椎间隙狭窄,关节突关节重叠,椎体缘骨质增生,钩突变尖的关节退变;此外脊椎韧带变硬和黄韧带肥厚致椎管狭窄压迫脊髓也可引发颈椎病。

2. 慢性劳损 超过颈部生理活动的最大限度或局部所能耐受的超限活动,如不良睡眠方式、不当工作姿势、不适当体育锻炼、精神状态异常、颈部肌张力障碍等因素,可引起颈椎关节退行性变化,引发颈椎病。

3. 头颈部外伤 颈椎病患者中约有半数病例与外伤有关,如运动性损伤、生活与工作中的意外、医源性因素等。

4. 血管因素 血流动力学异常、动脉硬化性改变、血管变异,易诱发椎基底动脉供血不足;脊髓血管受刺激或受压时,可出现痉挛、狭窄甚至血栓形成,从而减少或中断脊髓的血供,诱发脊髓缺血。

5. 咽喉及颈部炎症 咽喉及颈部的炎症可刺激邻近的肌肉、韧带等组织,导致局部稳定性异常、平衡失调,诱发颈椎病,或使病情加重。

6. 颈椎的先天性畸形 在颈椎病患者中,局部的畸形发生率比正常人的高1倍以上,如先天性椎体融合、发育性椎管狭窄等。

7. 寒冷 在椎间盘退变的基础上,受到寒冷因素的刺激,引起颈部肌肉的张力增加,肌肉痉挛,增加对椎间盘的压力,引起纤维环损害。

二、康复评定

(一)病史

颈椎病多发生于一些长期从事低头伏案或长时间保持一个姿势工作的人,故应询问职业、生活方式、爱好、有无颈背部受凉史以及是否有其他与颈部相关的问题等。

(二)颈椎病临床分型及特点

颈椎病通常以病理变化为基础,根据症状体征的特点分为6种类型。

1. 颈型 又称软组织型颈椎病,为颈椎病早期型。临床表现:主要表现为颈项强直、疼痛,颈肩部的肌肉紧张、压痛。主要体征为颈椎活动轻度受限,常在晨起、久坐、受寒后发作,少数可出现上肢反射症状,颈部活动可闻及关节声响。

2. 神经根型 最多见,占颈椎病的60%~70%,多为颈椎间盘向后外侧突出,或椎体后外缘特别是钩椎关节或关节突关节骨质增生、肥大,因而压迫或刺激颈神经根引起相应神经根支配区感觉和运动障碍。临床表现:颈肩背痛,但疼痛程度与头颈活动受限轻重不一,上肢的放射性疼痛常为该类颈椎病的典型特征;常伴有上肢麻木和感觉障碍;可有上肢无力和肌肉萎缩,肱二头肌或肱三头肌肌力减退;臂丛牵拉试验与椎间孔挤压试验阳性。

3. 脊髓型 多为颈椎间盘突出或椎体后缘骨赘压迫或刺激脊髓所致,亦可因各种原因造成的椎管狭窄使脊髓受到反复磨损或发生脊髓血供障碍而发病。临床表现:一侧或双侧下肢麻木无力,抬步沉重,渐至跛行,行走困难,足下"踩棉花感"。一侧或双侧上肢亦可出现麻木或无力,手持物易坠落。检查病变水平以下同侧肢体肌张力增加,肌力减弱、腱反射亢进、浅反射减弱,并出现病理反射,严重者可引起髌阵挛或踝阵挛。后期甚至出现大小便功能障碍。

4. 椎动脉型 主要由于各种机械性与动力性因素致使椎动脉受刺激或压迫,以致椎动脉狭窄、折曲而造成椎基底动脉供血不足所致。临床表现:表现为头痛、头晕;于头部转动时易出现发作性眩晕,甚至恶心、呕吐;可发生猝倒;还可伴有眼震、视物不清、耳鸣、听力减退等表现。主要体征为椎动脉扭转试验阳性。

5. 交感神经型 为颈部交感神经及颈椎周围交感神经末梢受到激惹所致,可表现为交感神经兴奋症状或抑制症状,而且涉及多系统、多器官。临床表现:头晕、头痛、枕部痛或颈后痛等头部症状;视物模糊,眼部胀痛,瞳孔散大或缩小等眼部症状;心跳加快或心动徐缓,心前区疼痛、血压变化等心血管症状;肢体发凉怕冷,或肢体发红怕热,甚至疼痛过敏等神经症状;恶心、呕吐、腹胀、腹泻等胃肠道症状。无特定的阳性体征,可有颈椎及椎旁压痛。

6. 混合型 具有以上两型或两型以上的临床表现。

(三)影像学检查

影像学检查主要有 X 线平片、CT、MRI 检查及其他检查。颈型一般无异常或颈椎生理曲度变直。神经根型侧位片可见颈椎生理曲度异常,椎间隙狭窄,椎体后缘骨质增生;X 线斜位片可见椎间孔狭窄变形,钩椎关节或关节突关节骨质增生。脊髓型脊髓造影、CT 和 MRI 检查显示硬膜囊或脊髓受压。

(四)专项评定

颈椎病患者需对颈椎活动范围、颈肩部肌力、感觉和反射、疼痛、患者 ADL 能力进行评定。

1. 颈部功能障碍指数(neck disability index, NDI) 是对颈椎病患者功能水平的评测,内容包括 10 个项目,其中 4 项是主观症状,6 项是 ADL。具体评测项目为疼痛程度、自理情况、提重物、阅读、头痛、注意力、工作、驾车、睡眠和娱乐,每个项目评分为 0~5 分,共 6 个等级,总分 0~50 分,分数越高,功能越差。具体分数与功能的相关性:0~4 分,无功能丧失;5~14 分,轻度功能丧失;15~24 分,中度功能丧失;25~34 分,严重功能丧失;>34 分,功能完全丧失。

2. 日本骨科学会(Japanese orthopaedic association, JOA)评分 主要针对脊髓型颈椎病,共 17 分,17 分为正常值,分数越低表示功能越差,可以评定手术治疗前、后功能的变化,也可用于脊髓型颈椎病康复治疗效果评定。

3. 颈椎病临床评价量表(clinical assessment scale for cervical spondylosis, CASCS) 包括对患者的症状、功能状态及体征的量化评价,能够实现功能评估、指导治疗、评价疗效的多重康复评价目的。它还规定或提示检测具体症状体征的方法;提供评价疾病、症状体征严重程度及其临床意义的手段。

(五)诊断原则

颈椎病诊断原则:①具有颈椎病的症状和/或体征。②颈椎的 X 线片、CT、MRI 检查有颈椎退行性变并存在神经、血管压迫与刺激,与临床表现有明确的因果关系。

三、康复治疗

1. 卧床休息 要注意枕头的选择与颈部姿势。枕头要硬度适中,仰卧位时,可将枕头高度调至 10~15cm,置于颈后,使头部保持略带后仰姿势;侧卧位时,枕头高度与肩等高,这样可以维持颈椎的生理曲度,以及使颈部和肩胛带的肌肉放松,解除颈肌痉挛。

2. 颈椎牵引 是目前疗效较好的方法,牵引角度、时间、重量是决定牵引效果的重要因素。①治疗作用:通过对颈椎牵引的生物力学效应缓解颈部肌肉痉挛,使椎间隙或椎间孔相对增大从而缓解对神经根、椎动脉、交感神经的刺激或压迫。另外,还可牵开被嵌顿的小关节滑膜,减小椎间盘内压,缓冲椎间盘组织向周缘的压力,有利于外突组织的复位,可使扭曲的椎动脉伸展,改善椎基底动脉循环。②适应证:颈型、神经根型、椎动脉型、交感神经型颈椎病。③方法:通常采用枕颌牵引法。一般取坐位牵引,便于操作,而且易和其他疗法配合;年老体弱、眩晕或病情较重者也可采用仰卧位牵引。坐位牵引时,牵引角度为颈椎屈曲 0°~30°,角度越大,牵引力的作用节段越低。但脊髓型患者宜采用垂直位牵引,以免加重脊髓受压。④牵引重量:一般因体重、性别、体质和病情不同而变化。通常从 4~6kg 开始,逐渐增至 10~15kg 或更多,通常应以能取得疗效又能为患者所易于耐受为度。根据患者体质和颈部肌肉情况逐步增加牵引重量。⑤牵引时间:一般每日进行1次,连续牵引20min/次,间歇牵引20~30min/次为宜,10~15次为一个疗程,直至症状消失。⑥注意事项:应充分考虑患者个体差异以及各型颈椎病的特点实施牵引。对牵引中出现不适和症状加重者,要立即停止牵引或调整牵引重量、时间及角度,观察反应。

3. 手法治疗 是目前应用广泛且有效的疗法。以脊椎关节的解剖及生物力学原理为治疗基础,针对其病理改变,改善脊椎及脊椎小关节的功能,包括关节松动术、Mckenzie疗法和Mulligan动态关节松动术。其治疗作用为减轻疼痛、麻木,缓解肌紧张与痉挛,加大椎间隙与椎间孔,整复滑膜嵌顿及小关节半脱位,改善ROM等。

(1)**关节松动术**:其治疗颈椎病的手法主要有拔伸牵引、旋转、松动棘突及横突等,以此改善关节疼痛、关节活动受限或关节僵硬。

(2)**Mckenzie疗法**:采用良好的姿势和合适的运动方向让患者进行自我整复运动,缓解因力学因素所致的疼痛。

(3)**Mulligan动态关节松动术**:在维持自然体位情况下进行有节律小关节活动,可有效改善因退行性病变引起的钩椎关节及上下关节突关节间的小关节紊乱。

4. 中国传统康复疗法 主要为传统的推拿按摩手法。推拿:一般采用推摩、揉捏、滚法等手法按摩头颈、肩背和手臂等部位,并配合穴位按摩,以改善血液循环、舒筋活络、减轻疼痛。颈部的拔伸、推扳、松动等治疗对手法要求高,需要有经验的治疗师操作。

5. 物理因子疗法 临床上常采用各种低频、中频、高频电疗法,磁疗法,红外线,石蜡疗法,中药离子导入疗法,超声疗法以及局部热敷、冰敷等。其作用是镇痛,消除炎症及组织水肿,减轻粘连,解除痉挛,改善局部组织与脑、脊髓的血液循环,调节自主神经功能,延缓肌肉萎缩并促使肌肉恢复。

6. 运动疗法 是提高和巩固疗效的重要手段。根据颈椎病运动处方制订锻炼内容,一般包括保持和恢复颈部和肩部活动范围的练习,增强颈部肌肉肌力的练习,以及牵伸颈部肌肉的练习。运动疗法在颈椎病的急性症状减轻后即可开始应用,应根据分型、病情的不同阶段区别对待。在急性期可在药物治疗或物理因子治疗的同时,进行小运动量的主动运动;在慢性期或恢复期应积极进行较大量的主动运动。

通过颈背部的肌肉锻炼的意义:①可增强颈背部肌肉力量以保持颈椎的稳定性。②可恢复及增加颈椎的活动范围,防止僵硬。③可改善颈部血液循环,促进炎症的消退,解除肌肉痉挛,减轻疼痛,防止肌肉萎缩。

7. 辅助器具 包括应用颈围或颈托固定和保护颈椎,矫正颈椎的异常生物力线。

8. 药物治疗 应用一些消炎镇痛、营养和调节神经、活血化瘀的药物等以协助治疗,巩固疗效,以及选用局部止痛擦剂或膏贴、局部封闭等。

9. 手术治疗 绝大多数颈椎病可通过非手术疗法使其症状缓解、好转甚至临床治愈。对出现下列情况时,需考虑手术治疗:①临床症状明显影响日常生活,反复发作且非手术治疗无效。②出现脊髓受压的临床表现并进行性加重。③出现上肢肌肉萎缩,肌力下降并进行性加重。④出现反复颈性晕厥猝倒。⑤由于骨质增生压迫食管出现吞咽困难。⑥各种原因突发肢体瘫痪等。

四、康复教育

1. 纠正不良姿势 包括不良站姿、坐姿、睡姿。站姿:应以腰背部挺直为宜,下颌微抬。坐姿:对于长时间伏案工作者,应间隔40~50min起来活动颈部;睡姿:平躺时枕头高度为本人一拳的1.5倍为宜,侧位休息应将枕头调至与肩同高。

2. 运动康复 颈部运动各种各样,但效果明显的大约有5种,分别是俯仰运动、旋转运动、侧屈运动、伸展运动、开合运动。可以通过完整的颈椎操来进行自我锻炼,在锻炼过程中告知患者注意强度,对患者进行人文关怀。可通过运动改变头颈部血液循环,增强颈部肌肉力量,从而达到预防和锻炼的目的。

3. 心理教育　大多数患者由于对病情不了解,所以当出现一些症状如头痛、头晕、手麻时,会加重患者的心理负担,影响病情的康复,所以患者在治疗期间应积极地对患者进行心理疏导,激励患者自我认识、自我领悟,以达到预防和治疗疾病,促进身心健康的目的。

4. 其他　养成良好的生活和工作习惯、注意颈部保暖、治疗期间要充分休息。

本节小结

颈椎病是一种常见病,多与职业和生活习惯有关。颈椎病的发病机制比较复杂,发病原因多种多样。颈椎病的诊断也须遵循一定原则,而对各种类型颈椎病应选择合适的评定方法和制订相应的康复治疗方案。颈椎病宜采取综合治疗方法进行治疗,治疗后还应对其进行自我锻炼及康复教育,以防止疾病的复发。

(王荣欢)

思考题

1. 颈椎病的分型及诊断要点有哪些?
2. 颈椎牵引的注意事项有哪些?
3. 神经根型颈椎病的临床特点是什么?

第二节　腰椎间盘突出症的康复

学习目标

1. 掌握腰椎间盘突出症的康复评定及腰椎牵引。
2. 熟悉腰椎间盘突出症体格检查及康复治疗方法。
3. 了解腰椎间盘突出症的临床表现和分型。
4. 能对腰椎间盘突出症进行康复评定,对腰椎间盘突出症患者选择适合的治疗方法;学会与患者及家属进行沟通,开展健康教育。
5. 具备爱岗敬业、关爱患者及人文关怀的职业使命感。

案例导入

患者,男,60岁,因"3d前无明显诱因右侧腰部疼痛"入院。呈持续性疼痛,持物、活动后、咳嗽、行走及翻身时疼痛加重,疼痛由腰部放射至右大腿后、小腿后外侧及足外缘伴右下肢麻木。查体:椎体间隙狭窄、椎旁按压时有右下肢放射痛,无明显感觉及肌力减退,右侧跟腱反射减弱,右侧直腿抬高试验45°,加强试验40°。

请思考:

1. 为进一步明确诊断,该患者需要做什么检查,该患者需要做什么康复评定?
2. 如何为该患者制订一份康复治疗计划,如何对腰椎间盘突出症患者进行健康宣教?

一、概述

(一) 定义及流行病学

腰椎间盘突出症是腰椎的椎间盘纤维环破裂和髓核组织突出压迫和刺激相应水平的一侧或双侧神经根所引起的一系列症状体征的临床综合征。诱发因素有椎间盘的退行性变、职业、吸烟、心理因素、医源性损伤、体育活动、寒冷、肥胖等。发病以 $L_4~L_5$、$L_5~S_1$ 椎间盘为最多见,占 90% 以上。

(二) 发病机制

1. 腰椎间盘退行性变 髓核的含水量降低、椎体失稳、松动及纤维环的坚韧度降低。

2. 慢性劳损 髓核受压张力超过了纤维环的应力,造成纤维环破裂,髓核从破裂处突出。

3. 腰骶先天异常 先天异常使腰椎承受的压力发生改变,从而使椎间盘内压力升高。

4. 遗传及诱发因素 常见的诱因有腹压增加、突然负重、妊娠、受寒等,此外有家族发病的报道。

二、康复评定

(一) 临床分型

1. 根据突出物的位置分型 分为单侧型、双侧型和中央型。

2. 根据突出的方向分型 分为后中央突出、后外侧突出及侧方突出。

3. 根据病理分型 分为退变型、膨出型、突出型、脱出后状韧带下型、脱出后状韧带后型、游离型。

(二) 临床表现

1. 症状 腰椎间盘突出症的主要症状为腰腿痛。一般先有腰痛,以后出现坐骨神经痛,少数患者出现股神经痛。坐骨神经痛多表现为股后部、小腿外侧、足跟、足背外侧及趾痛。有的患者还表现为麻木、自觉下肢发凉、无汗或出现下肢水肿。中央型巨大突出者,可出现会阴部麻木、刺痛、排便及排尿困难、双下肢坐骨神经疼痛,以及患侧下肢的肌萎缩,以趾背屈肌肌力减弱多见。症状常反复发作,或呈慢性过程。

2. 体征

(1) 椎体间隙、椎旁、坐骨神经浅表点压痛和向同侧臀部及沿坐骨神经方向放射痛。

(2) 直腿抬高试验和加强试验阳性。直腿抬高试验是诊断腰椎间盘突出症较有价值的试验、敏感性为 76%~97%。

(3) 脊柱变形,常出现脊柱变直或侧凸和腰骶角的变化。

(4) **感觉、肌力和腱反射改变**:若出现变化,有利于诊断和定位。L_4 神经根受累者,大腿前外侧、小腿内侧可出现感觉障碍,膝反射可减弱,踝背伸肌肌力减弱。其中 L_5 神经根受累者,小腿前外侧和足内侧可有感觉障碍,趾背伸肌肌力可减退,少数较严重的病例可完全丧失趾背伸肌肌力。S_1 神经根受累者,外踝部和足外侧以及足底可有感觉障碍,跟腱反射可减弱或消失。

(三) 影像学检查

1. X线 腰椎 X 线平片检查操作简便。腰椎间盘突出症的 X 线片征象:①脊柱腰段外形的改变。正位片上可见腰椎侧弯、椎体偏歪、旋转、小关节对合不良。②椎体外形的改变。可见椎体下缘后半部浅弧形压迹。③椎间隙的改变。正位片可见椎间隙左右不等宽,侧位片可见椎间隙前后等宽甚至前窄后宽。

2. CT 腰椎间盘突出的 CT 征象:①突出物征象。突出的椎间盘超出椎体边缘,呈现与椎间盘密度相同或稍低于椎间盘密度的结节或不规则块。当突出块较大时,在椎间盘平面以外的层面上也可显示软组织密度影。②压迫征象。硬膜囊和神经根受压变形、移位、消失。③伴发征象。黄韧带肥厚、椎体后缘骨赘、小关节突增生、中央椎管及侧隐窝狭窄。

3. MRI 椎间盘突出 MRI 表现:①椎间盘突出物与原髓核在几个相邻矢状层面上都能显示分离

影像。②突出物超过椎体后缘重者呈游离状。③突出物的顶端缺乏纤维环形成的线条状信号区，与硬膜及其外方脂肪的界限不清。④突出物脱离椎间盘移位到椎体后缘上或下方。

ER 5-3

腰椎间盘突出症的 MRI 表现（图）

（四）专项评定

康复评定主要进行疼痛评定、腰椎活动度评定、下肢的肌力和感觉评定、步态分析、ADL 能力评定、神经电生理评定等，详见相关章节。

1. **Oswestry 功能障碍指数（ODI）**　由 10 个问题组成，包括疼痛的强度、生活自理、提物、步行、坐位、站立、干扰睡眠、性生活、社会生活、旅游等，得分越高表明功能障碍越严重。

2. **Quebec 腰痛分类评定**　按照患者症状的部位、放射痛症状、神经检查的阳性体征、神经受压、椎管狭窄、手术等情况将腰痛分为 11 个等级。

（五）诊断原则

根据患者腰椎间盘突出症相应的病史、症状、体征及影像学表现，且影像学与神经定位相符，可诊断为腰椎间盘突出症。在诊断中必须明确腰椎间盘突出与腰椎间盘突出症的区别。

三、康复治疗

绝大多数腰椎间盘突出症患者经过康复治疗可以取得一定疗效。少数病例因反复发作频繁或症状较重且久治无效，应考虑手术治疗。根据康复问题、目标，制订相应的康复计划，采用综合的康复治疗方法进行治疗，包括以下。

1. **卧床休息**　急性发作期应采取卧床休息，卧床时间一般为 2~3d，制动可减轻肌肉收缩力与椎间诸韧带紧张力对椎间盘所造成的挤压，使椎间盘处于休息状态，改善其营养供应，使损伤纤维环得以修复，有利于椎间盘周围静脉回流，加速炎症消退。随着症状改善，逐渐开始简单的 ADL。

2. **辅具制动**　合理使用腰围保护腰椎过度活动、减轻腰椎负担、缓解椎间盘压力。每日佩戴时间不超过 8 小时。

3. **腰椎牵引**　牵引治疗腰椎间盘突出症效果显著，临床一般采用仰卧位（亦可采取俯卧位），可分为慢速牵引和快速牵引，用两个牵引套分别围定骨盆和胸部或腰部进行对抗牵引。

（1）**牵引治疗机制**：能缓解腰背部肌肉痉挛，纠正脊柱侧凸，使椎间隙增宽，椎间孔增大，上下关节间隙增宽，松解神经根粘连，改善神经的感觉运动功能。

（2）牵引重量应从体重的 10% 逐渐增加，根据患者的反应调整，以患者体重 30%~70% 为宜，20~30min/次，每日或隔日 1 次。牵引中患者应感到疼痛减轻或有舒适感，如疼痛反而加重或难以忍受，应检查牵引方法是否正确或是否适合应用牵引。

4. **手法治疗**　各种手法治疗自成体系，各有其独特的操作方法。其中以 Maitland 脊柱关节松动术和 Mckenzie 脊柱力学治疗法最为常用。

（1）**Maitland 脊柱关节松动术**：主要手法有脊柱中央后前按压、脊柱后前按压并右侧屈、横向推压棘突、纵向运动、腰椎屈曲、直腿抬高等。

（2）**Mckenzie 脊柱力学治疗法**：将脊柱疾患分为姿势综合征、功能不良综合征和间盘移位综合征。治疗原则：姿势综合征需矫正姿势；功能不良综合征出现力学变形时需用屈曲或伸展原则；间盘移位综合征根据后方、前方移位不同分别采用伸展或屈曲使疼痛向心化或减轻，神经根粘连时用屈曲原则。

5. **中国传统康复疗法**　推拿治疗是目前临床上应用最广和效果较好的方法之一。常与各种辅助手法与整复手法相结合应用。推拿时，可采取推、揉、对抗牵引或抖法、斜扳和拔伸等手法。推拿 15~20min/次，每日或隔日进行 1 次。推拿治疗时忌手法粗暴或太重，以免造成损伤。针灸治疗时可选用肾俞、环跳、承扶、殷门、委中等穴位以疏导经气、通经活络。

6. 物理因子疗法 物理因子可促进突出部位水肿消退、粘连松解、炎症反应减轻,从而缓解疼痛,使病情逐步好转。常用的有中频、超短波、红外线、蜡疗、温水浴等疗法。

7. 运动疗法 当症状体征好转后,即应开始进行循序渐进,持之以恒的腰背肌和腹肌的肌力训练、核心肌力训练纠正异常力线、增强韧带弹性和脊椎稳定性。

8. 药物疗法 对一些急性发作疼痛较重的患者可采用消炎镇痛药口服治疗,急性期还可应用甘露醇、利尿药及地塞米松减轻神经根水肿。

四、康复教育

1. 改善不良姿势与习惯 重点教育患者纠正不良的睡姿、坐姿、站姿。避免长时间处于一种姿势,注意做各种活动要柔和,动作不要过猛。尽量少拿重物,腰椎间盘突出症患者搬东西时尽量靠近自己的身体,不得离身体太远,采取下蹲屈髋屈膝姿势,尽量做到不弯腰,以减轻对椎间盘后方的压力。床垫不宜太硬或太软。

2. 运动康复 腰背部肌肉训练,可防止腰背部软组织损伤。进行腹肌和肋间肌锻炼,增加腹内压和胸腔内压,有助于减轻腰椎负荷。其恢复期练习方法主要有身体前屈练习、身体后伸练习、身体侧弯练习、弓步行走、后伸腿练习、提髋练习、蹬足练习、伸腰练习、悬腰练习等。

3. 心理康复 保持心情舒畅,能正确认识腰椎间盘突出症的相关知识,并能积极地配合治疗和护理。正确面对工作、生活中对腰痛的恐惧。

4. 其他 腰椎间盘突出症患者日常要多吃蔬菜、水果和富含维生素的食品。避免体重超标,而增加腰椎间盘的负荷。要注意腰部的保暖,以防止其受风着凉。

本节小结

腰椎间盘突出症是常见病,发病机制较多,发病年龄呈现年轻化发展趋势,治疗手段各式各样,但均以综合治疗为主,单一治疗手段疗效有限。康复治疗在腰椎间盘突出症患者的治疗中发挥着主要作用,康复教育对于预防腰椎间盘突出症的发生,尤为重要。

(王荣欢)

思考题

1. 腰椎间盘突出症的临床表现是什么?
2. 腰椎牵引的注意事项是什么?
3. 腰椎间盘突出症的特殊体格检查有哪些?

第三节 肩关节周围炎的康复

学习目标

1. 掌握肩周炎的临床表现、康复评定方法、康复治疗方法。
2. 熟悉肩周炎的临床分期及预防。
3. 了解肩周炎的定义和病因病理。
4. 学会对肩周炎患者进行正确的康复评定,制订康复治疗计划,开展健康教育。
5. 具备良好的沟通能力,能与患者及家属进行良好沟通。

案例导入

患者,女,55 岁,公司职员,因"右肩关节疼痛伴活动受限 9 个月"就诊。患者于 9 个月前无明显诱因出现右肩关节疼痛,呈钝痛、酸沉,夜间较显著,初起无明显活动受限,此后病情逐渐加重,并出现肩关节活动受限,曾就诊于医院行物理因子治疗 2 周,疼痛略减轻,活动受限无改善,停止治疗后疼痛仍显著,夜间痛醒,关节活动受限逐渐加重。目前洗漱、梳头、穿脱裤子、沐浴、如厕等日常生活均受影响。

请思考:

1. 对该患者目前的诊断是什么?

2. 患者存在哪些功能障碍? 应进行哪些功能评定?

3. 如何为患者制订一个康复治疗计划,应为患者进行哪些健康宣教?

一、概述

肩关节周围炎(periarthritis of shoulder joint)简称肩周炎,是以肩痛和肩关节运动障碍为主要临床表现的症状群。肩周炎的高发年龄是 50 岁左右,故又称"五十肩"。病因不清楚,可能与自身免疫反应有关,也有学者认为与内分泌失调有关,但在颈椎病、糖尿病及偏瘫患者中发病率较高。肩周炎包括以下疾病:肩峰下滑囊炎、冈上肌肌腱炎、肩袖损伤、肱二头肌长头肌腱及其腱鞘炎、喙突炎、冻结肩、肩锁关节病变、撞击综合征等。临床上较常见的类型为冻结肩,在国内常用肩周炎表示冻结肩,而其他类型逐渐被细分。

本节以冻结肩为例讲解肩周炎的康复。冻结肩大多起病隐匿,病程较长,是具有自愈倾向的自限性疾患。经过数月乃至数年时间,炎症逐渐消失,症状得到缓解。预后良好,但处理不当会加重病变,延长病期,遗留永久性功能障碍。根据病理变化可将病程分为 3 个阶段,即急性期(凝结期)、慢性期(冻结期)和功能康复期(解冻期)。

二、康复评定

1. 症状体征 主要表现为逐渐加重的肩部疼痛伴关节活动功能障碍和肌萎缩无力。早期最突出的表现是疼痛,然后逐渐发展为肩关节活动功能障碍,甚至肌肉萎缩无力。疼痛的特点为持续性肩痛,夜间加重,不能入眠。疾病过程分为三个阶段:

(1)**急性期**:病变主要位于肩关节囊,肩关节造影常显示关节囊紧缩、关节下隐窝闭塞、关节腔容积减少、肱二头肌肌腱粘连。肱二头肌肌腱伸展时,有不适和束缚感,肩前外侧疼痛,可扩展至三角肌止点。

(2)**慢性期**:随着病变的加剧进入冻结期。此期除关节囊严重挛缩外,关节周围大部分软组织均受累,胶原纤维变性,组织纤维化并挛缩而失去弹性,脆弱而易撕裂。后期喙肱韧带增厚挛缩成条索状。冈上肌、冈下肌、肩胛下肌紧张,将肱骨头抬高,限制其各方向的活动。滑膜隐窝大部分闭塞,肩峰下滑囊增厚,囊腔闭塞,关节囊、肱二头肌肌腱与腱鞘均有明显粘连。此期肩痛为持续性,夜间加重,影响睡眠,上臂活动及盂肱关节活动受限达高峰,通常在 7~12 个月或数年后疼痛逐渐缓解,进入功能康复期。

(3)**功能康复期**:发病后 7~12 个月,炎症逐渐消退,疼痛逐渐减轻,肩部粘连缓慢性、进行性松解,活动度逐渐增加。

2. 影像学检查 X 线平片可表现正常,MRI 检查可发现病变部位的特异性改变。

3. 肩关节的功能评定 主要对肩关节的 ROM、疼痛、肌力、ADL 能力进行评定。

4. 肩关节专项评定 Constant-Murley 肩关节评分量表总分为 100 分,共包括疼痛、ADL、ROM 和肌力 4 个部分,见表 5-1。

表 5-1 Constant-Murley 肩关节评分量表

项目	评分	项目	评分
A. 疼痛(最高 15 分)		121°~150°	8
无疼痛	15	151°~180°	10
轻度痛	10	b. 外旋(最高 10 分)	
中度痛	5	手放在头后肘部保持向前	2
严重痛	0	手放在头后肘部保持向后	2
B. ADL(最高 20 分)		手放在头顶肘部保持向前	2
a. ADL 的水平		手放在头顶肘部保持向后	2
全日工作	4	手放在头顶再充分向上伸直上肢	2
正常的娱乐和体育活动	4	c. 内旋(最高 10 分)	
不影响睡眠	2	手背可达大腿外侧	0
b. 手的位置		手背可达臀部	2
上抬到腰部	2	手背可达腰骶部	4
上抬到剑突	4	手背可达腰部(L$_3$ 水平)	6
上举到颈部	6	手背可达 T$_{12}$ 椎体水平	8
上举到头顶部	8	手背可达肩胛下角水平(T$_7$ 水平)	10
举过头顶部	10	D. 肌力(最高 25 分)	
C. ROM 前屈、外展、内旋、外旋 4 种活动分别按下列标准评分(每种活动最高 10 分,4 项最高 40 分)		MMT 0 级	0
		I 级	5
a. 前屈、外展		II 级	10
0°~30°	0	III 级	15
31°~60°	2	IV 级	20
61°~90°	4	V 级	25
91°~120°	6		

三、康复治疗

1. 药物 急性期疼痛明显,需用药物控制,可以酌情选用消炎镇痛、选择性 COX-2 抑制剂、缓解肌肉痉挛的药物等,如短期服用布洛芬、阿司匹林、萘普生等。还可外用局部止痛的擦剂或膏贴等。

2. 局部注射 对疼痛明显并有固定压痛点者可使用,可选择痛点或关节腔内注射。长期效果不理想。

3. 物理疗法 电、光、声、磁、冷、热等物理疗法是有效的康复方法,可解除肌肉痉挛,减轻疼痛,可根据设备条件选用合适的疗法,如超短波、微波、毫米波、调制中频电疗和红外线、肌内效贴扎等。在功能锻炼前先作热疗,有助于提高锻炼效果。

4. 中医推拿 在早期宜采用轻手法,待疼痛减轻后可增加主动运动。常用手法主要为能作用于浅层组织和深部肌肉的一些手法,如推摩、揉捏法、拿法、弹拨等。冻结期应采用稍重手法,并结合被动运动。常用手法主要为能作用到深层组织或带有被动运动性质的一些手法,如揉捏、拿法、抖法等。

5. 关节松动技术 通过对肩关节的摆动、滚动、推动、旋转、分离和牵拉等,可以起到缓解疼痛、促进关节液流动,松解组织粘连和增加本体反馈的作用。在急性期,因疼痛剧烈,应多用 I、II 级手法,即在肩关节活动的起始端小范围地松动,或在无痛范围内大幅度地松动;在缓解期,因肩关节活动受限,应多用Ⅲ、Ⅳ级手法,即在肩 ROM 内大幅度或小幅度地松动,并活动至 ROM 的终末端。对于合并有肩关节半脱位或严重骨质疏松症的患者应慎用或禁用。

6. 运动疗法 可改善血液、淋巴循环,牵伸挛缩组织,松解粘连,扩大肩部活动范围,改善萎缩肌肉。待痛点消失后,作徒手体操。通常采用主动运动,也可用轻器械或在器械上练习。要有足够的锻炼次数和锻炼时间,才能取得明显效果。一般每日要锻炼 2~3 次,15~30min/次。锻炼内容包括肩部 ROM 练习和增强肩胛带肌肉力量的练习。

常用具体方法:①仰卧位,患肢外展并屈肘,作肩内旋和外旋主动运动或助力运动。②训练肩部活动度,行以肩关节为圆心的顺时针和反时针方向的上肢划圆运动。③双手持体操棒或利用绳索滑轮装置由健肢帮助患肢作肩各轴位的助力运动。④双手握肋木下蹲,利用躯干重心下移作牵伸肩部软组织的牵伸练习。⑤利用肩轮等器械进行肩部主动运动。⑥利用哑铃做增强肩胛带肌肉的抗阻运动。⑦医疗体操,包括手指爬墙、抱颈、旋肩和展翅等练习。

四、康复教育

1. 要告知患者相关的预防知识 在日常工作、生活中应注意保暖,避免肩部受伤,保持优良姿位。坚持正确的规律性运动训练对预防肩周炎的发生,对预防复发有着重要作用。患者在运动开始阶段可以做上肢体操,有条件的患者可用 1~2kg 哑铃作负重练习,在活动时有轻微疼痛即可。

2. 及时咨询医师 肩关节周围组织非常多,当肩部早期出现疼痛、功能受限时,这已是肩部病变的信号。应就诊,明确诊断并制订相应的治疗和康复方案。

3. 心理暗示 肩周炎患者大多活动即觉疼痛,故在运动训练中经常会有畏惧心理。这时,需正确引导患者,如告诉患者活动后可使疼痛减轻、恢复肩关节功能,从而调节自己的情绪和意志。这样能激发人的力量,激发患者对训练的积极性,有利于康复。

本节小结

肩周炎是一个模糊的概念,主要指冻结肩,常通过 Constant-Murley 肩关节评分量表对患者在疼痛、ADL、ROM 和肌力 4 个部分进行评定,并针对患者在消除疼痛、恢复肩关节功能、心理治疗方面制订相应康复方案,针对康复中的患者所出现的不良反应作出相应调整,处理好医患关系。

(刘立夏)

思考题

1. 肩周炎包括哪些疾病?
2. 肩周炎的康复治疗方法有哪些?

第四节　骨关节炎的康复

学习目标

1. 掌握骨关节炎的功能障碍及康复评定方法。
2. 熟悉骨关节炎的特点及康复治疗方法。
3. 了解骨关节炎的临床表现、诊断要点。

4. 学会骨关节炎的康复评定,能针对骨关节炎选择适当的康复治疗方法。

5. 具备良好的临床思维能力、分析解决问题的能力,具备同理心,主动帮助患者树立信心、克服困难,具备尽职尽责的职业人文素养。

案例导入

患者,女,54 岁,因"半个月前左膝关节疼痛"收住入院。患者自诉半个月前左膝关节疼痛,下蹲站起困难,上下楼梯及行走活动时明显加重,休息后减轻。病后精神、睡眠欠佳,饮食、二便正常;体力体重无改变。既往有"双膝痛反复发作"病史多年,多遇寒而发,左膝关节无畸形,左膝周围广泛压痛,以髌骨内侧下缘明显,过伸过屈试验(+),可闻及骨摩擦音,浮髌试验(-),半月板挤压试验(-)。

1. 该患者的康复诊断是什么?

2. 该患者需要做哪些康复评定?

3. 该患者的康复治疗方案如何制订,如何对该类患者进行康复教育?

一、概述

(一)定义及流行病学

骨关节炎(osteoarthritis,OA)指由多种因素引起关节软骨纤维化、皲裂、溃疡、脱失而导致的以关节疼痛为主要症状的退行性疾病。病因尚不明确,其发生与年龄、肥胖、炎症、创伤及遗传因素等有关。病理特点为关节软骨变性破坏、软骨下骨硬化或囊性变、关节边缘骨质增生、滑膜病变、关节囊挛缩、韧带松弛或挛缩、肌肉萎缩无力等。骨关节炎好发于负重较大的膝关节、髋关节,脊柱及手指关节等部位。根据病因的不同,骨关节炎分为两类。

1. 原发性骨关节炎 多发生于中老年,无明确的全身或局部诱因,与遗传和肥胖因素有一定的关系。

2. 继发性骨关节炎 可发生于青壮年,可继发于先天性疾病或创伤、炎症、关节不稳定、慢性反复的积累性劳损等。

(二)临床表现

1. 症状

(1)疼痛:早期为轻度或中度间断性隐痛,关节轻度僵硬感,运动时出现疼痛,休息后可缓解,疼痛常与天气变化有关。晚期可出现持续性疼痛或夜间痛。关节局部有压痛,伴关节肿胀时尤为明显。软骨无神经支配,对疼痛不敏感,疼痛系来自关节内和关节周围结构。

(2)关节僵硬:晨起时出现关节僵硬及发紧感,又称晨僵,持续约数分钟至十几分钟,活动后可缓解。

(3)活动受限:早期活动无明显受限。晚期随疼痛加剧而使关节活动不同程度受限。

2. 体征

(1)压痛:骨关节炎受累局部可出现压痛,尤其以渗出时明显。

(2)关节肿胀:手部关节肿大变形,部分膝关节因骨赘形成或关节腔积液而肿大。

(3)关节弹响:受累关节活动时出现咔嚓声且伴有明显疼痛,多见于膝关节。

(4)关节畸形:可发生在全身关节,特别是手和膝关节。

3. X 线表现

(1)早期:关节软骨仅有轻度退行性变化,但 X 线片无明显变化。

（2）**进行期**：关节软骨进一步磨损，软骨表面不规则，可出现关节间隙变窄，关节边缘有唇样骨质增生，关节面有骨质硬化，在负重区出现退行性囊性变透亮区。

（3）**晚期**：骨赘增加，软骨破坏加剧，关节间隙明显变窄，关节边缘骨质硬化程度增加，尤其在负重区更为明显。关节不稳定，可有半脱位趋势，关节内可见游离体。

ER 5-4

关节间隙变窄、关节增生（图）

（三）骨关节炎诊断

按照《骨关节炎诊治指南（2018 年版）》的骨关节炎诊断标准，结合《中国骨关节炎诊治指南（2021 年版）》的骨关节炎诊断相关临床问题，根据患者的症状、体征与影像学检查以及实验室检查，排除其他炎症性关节疾病，可以诊断骨关节炎。

1. 膝关节骨关节炎的诊断标准（表 5-2）

表 5-2　膝关节骨关节炎的诊断标准

序号	条件
1	近 1 个月内反复膝关节疼痛
2	X 线片（站立或负重位）示关节间隙变窄、软骨下骨硬化和/或囊性变、关节缘骨赘形成
3	关节液（至少 2 次）清亮、黏稠，WBC<2 000 个/ml
4	中老年患者（≥40 岁）
5	晨僵≤3min
6	活动时有骨擦音（感）

注：满足诊断标准 1+（2、3、4、5 条中的任意 2 条）可诊断膝关节骨关节炎。

2. 髋关节骨关节炎的诊断标准（表 5-3）

表 5-3　髋关节骨关节炎的诊断标准

序号	条件	序号	条件
1	近 1 个月内反复髋关节疼痛	3	X 线片示骨赘形成，髋臼缘增生
2	红细胞沉降率≤20mm/h	4	X 线片示关节间隙变窄

注：满足诊断标准 1+2+3 条或 1+3+4 条，可诊断髋关节骨关节炎。

二、康复评定

骨关节炎需对相应 ROM、肌力、感觉和反射、疼痛、患者 ADL 能力进行评定，详见相关章节。

（一）运动功能评定

1. 15m 步行时间测定　适用于髋、膝、踝关节骨关节炎，能够综合评估疼痛及炎症对关节功能及步行能力的影响。

2. 握力测定　对手指和腕关节骨关节炎患者可利用握力计来评定其运动功能，还可以测定手和前臂肌肉力量，以及腕和手指关节疼痛的程度。

3. 手的灵活性　可采用九孔插板试验测试患者将 9 根木棒插入洞中，插完以后再每次一根将木棒放入浅器皿内，记录所需时间以反映手的灵活性。

（二）平衡功能评定

髋、膝、踝关节骨关节炎患者的疼痛、畸形导致的异常步态，都将影响其生物力线及负荷平衡，本体感觉障碍影响其平衡功能的调节，平衡功能障碍加重关节损伤。可采用伯格平衡量表和 Tinetti 平衡与步态评估量表（POMA）、站起-走计时测试。

（三）社会参与能力评定

骨关节炎导致关节结构异常、功能障碍及活动受限，可影响患者工作、社会交往及休闲娱乐，降低患者的生活质量。可采用 Meenan 的关节炎影响测定量表（arthritis impact measurement scale，AIMS）评定患者生存质量。

三、康复治疗

骨关节炎的治疗以非药物与药物治疗相结合、必要时的手术治疗及治疗方案个体化为原则，旨在减轻或消除疼痛，矫正畸形，改善及恢复关节功能、ADL 能力、社会参与能力，提高患者的生活质量。康复治疗是药物及手术治疗的基础。

1. 控制活动量 关节过度使用会导致骨关节炎患者出现疼痛，因此，处理关节疼痛的重点是把体力活动限制在关节能耐受的范围内。如急性炎性疼痛或不稳定性关节，常用支具与辅助器具，以减少关节活动，有利于消肿止痛或保持关节功能位。

2. 物理因子疗法 物理因子治疗具有改善局部血液循环、消炎止痛、防治关节软骨退变及改善关节功能的作用，包括热疗、冷疗、超声疗法、脉冲磁疗法、低能量激光疗法及经皮神经电刺激疗法等。其中经皮神经电刺激疗法具有肯定的治疗效果。

3. 运动疗法 运动的强度与方法应根据骨关节炎患者的情况而定，目的是增加肌肉的力量从而改善关节稳定性，增加 ROM。主要包括肌力训练、关节松动技术、ROM 训练、有氧运动、牵伸训练及神经肌肉训练。但对骨关节炎急性发作期的患者宜休息受累关节，以避免加重病情。

4. 作业疗法 主要包括功能性作业、ADL 作业、使用合适的辅助装置及家庭环境改造。在对骨关节炎患者实施作业治疗时，应重视能量节约技术。因为能量节约技术可以让骨关节炎患者维持足够的肌力，更有效地完成 ADL 及日常工作，保持良好的姿势。特别是针对病变关节更应重视关节保护技术的应用。

5. 药物疗法 非特异性药物主要用于止痛和改善症状；特异性药物具有保护软骨，抑制导致疼痛、组织损伤和关节退变的相关因子，进而阻止骨关节炎病理过程的作用。活血化瘀中草药内服及外部热敷、熏洗、浸泡等可缓解症状，延缓病程。

6. 中国传统康复疗法 针灸治疗具有疏通经络、活血行气、温经散寒的功效；推拿具有松解粘连、矫正关节畸形、促进炎症介质吸收的作用。

7. 手术治疗 骨关节炎晚期出现畸形或持续性疼痛，生活不能自理时，可行手术治疗。

四、康复教育

1. 改变不良的生活习惯 不良的生活习惯，如不注意运动前后的热身与放松，长期穿高跟鞋等，对膝关节造成微小损伤，长此以往，就会引起严重的病变。

2. 坚持运动康复 一方面，增加关节周围的肌肉与韧带的力量，从而增强其抗损伤的能力；另一方面，巩固治疗的效果，增加局部血液供应，以求康复得更好、更快。

3. 关节保护技术 是防止关节进一步损害的主要方法。主要包括：①避免同一姿势长时间负重。②保持正确的体位，以减轻某个关节的负重。③保持关节正常的对位对线。④工作或活动的强度不应加重或产生疼痛。⑤学会能量节约技术，避免关节过度负荷。⑥更换工作程序，以减轻关节的应激反应。

4. 心理教育 放松心情，保持乐观的心态，消除其思想负担，养成坚强的意志，培养形成自我康复意识。

5. 合理膳食，控制体重 体重超标会增加膝关节的负荷，加快膝关节退行性改变，减弱其抗损伤能力。合理膳食是健康的物质基础，在生活中养成合理膳食的好习惯，是身体健康重要的一步。

骨关节炎的主要病变是关节软骨的退行性变和继发性骨质增生。不同骨关节炎的诊断标准不同。对其进行康复治疗的基本方法：在了解患者的病史，对病变关节进行疼痛程度、肌肉力量、ROM等方面评定的基础上，制订合适的康复治疗方法，并在治疗的过程中对患者进行康复教育，给予患者信心，纠正患者不良日常习惯，以求达到更好的效果。

（王荣欢）

思考题

1. 骨关节炎的功能障碍有哪些？
2. 膝关节骨关节炎的功能障碍特点是什么？

第五节　骨折后康复

学习目标

1. 掌握骨折的康复评定、康复治疗方法和社区康复。
2. 熟悉骨折的全身表现、局部表现及X线检查。
3. 了解骨折的并发症、临床愈合标准。
4. 能运用康复临床诊疗思维对骨折患者进行康复评定、选择合适康复治疗方法并实施康复。
5. 具有良好的医患沟通能力和较强的团队合作精神，弘扬医者仁心的精神。

案例导入

患者，女，56岁，家庭主妇，因"右侧腕关节疼痛肿胀伴活动受限6h"入院。患者6h前在买菜返回家途中不慎被一辆电动车撞倒，右手直接支撑地面造成右侧腕关节疼痛，无法活动。经家人送入医院进行治疗。入院查体：神志清楚，心肺正常。脸部和四肢多处软组织挫伤。右侧前臂下端疼痛、出现畸形并有异常活动。经X线检查，诊断为右桡骨远端骨折。未见神经系统损伤的征象。入院后医生行右桡骨骨折切开复位内固定术。复查X线骨折对位对线良好。全身未出现其他并发症。

请思考：

1. 患者目前的诊断是什么？
2. 患者存在哪些功能障碍？应该进行哪些康复评定？
3. 如何为患者制订一个康复计划，在社区中还应该如何继续康复治疗？

一、概述

（一）定义

骨折指骨或骨小梁的连续性和完整性发生完全或部分性中断。骨折发生时，多伴有肌肉、肌腱、韧带、血管、神经、关节囊、滑囊、滑膜、皮肤软组织损伤。骨折原因多为直接或间接暴力,也可因肌肉突然强力收缩或过劳引起。但在日常生活中,外伤为骨折最常见病因。

(二) 骨折的愈合过程

骨折愈合是一个连续过程,骨外膜和骨内膜在骨折愈合过程中起主要作用,可分为以下四个阶段:

1. 第一阶段(外伤性炎症期) 在骨折后 2~3 周或更长时间完成。临床特点是骨折部位疼痛、肢体肿胀,骨折断端不稳定。

2. 第二阶段(骨痂形成期) 需 6~10 周时间完成。临床特点是局部疼痛消失、肿胀消退,软组织损伤已修复,骨折断端渐趋稳定。此时骨折断端被新生骨组织连接在一起,虽不会移位,但仍不能负重,否则容易发生成角变形。

3. 第三阶段(骨性愈合期) 伤后 8~12 周,骨折愈合强度足以抵抗肌肉收缩引起的成角、剪力和扭转力。临床上局部无压痛、无肿胀,骨折部无纵向叩击痛,X 线片显示骨折线已模糊,有连续性骨痂通过骨折线。此时骨折断端之间已形成骨连接,外力作用时骨折部不再变形,骨能够负重活动。

4. 第四阶段(塑形期) 骨折愈合过程中和愈合后的一定时期内,随着肢体的活动和负重,通过成骨和破骨过程进行塑形,骨折断端的间隙完全消失,在形态和结构上恢复或接近到和正常骨一样。

(三) 主要功能障碍

1. 疼痛和肿胀 是骨折后最常见的功能障碍,主要由于组织损伤后引起无菌性炎症并发出血,血液回流障碍所致。

2. ROM 受限 制动使关节周围的纤维组织缺乏必要的牵伸活动,使这些组织弹性减弱,纤维萎缩,韧带附着点骨质吸收,韧带抗张力的能力下降。损伤后关节内和周围的血肿、浆液纤维渗出物和纤维蛋白的沉积和吸收不完全,易造成关节内或关节周围组织的粘连,加重关节的活动受限。制动影响关节滑液的分泌与流转,减少了关节面之间的相互挤压,使关节软骨的间质液与滑液之间的正常循环受阻,造成软骨营养障碍及萎缩,关节软骨易发生磨损、退变和破坏,特别是一些骨折穿越关节面,更易发生这种情况,引起创伤性关节炎、滑膜炎,出现关节疼痛或功能受限。

3. 局部肌肉萎缩和肌力减退 这是因为肢体被固定时,肌肉收缩大为减少,神经对肌肉的营养作用减少以及制动时局部组织血流减少,导致肌肉萎缩和肌力下降。若长期、严重的肌萎缩不予纠正,肌肉即发生变形、坏死,最后出现肌肉的纤维样变,肌肉丧失了收缩能力。

4. 关节稳定性减弱 制动使关节韧带强度降低,同时伴随肌肉萎缩、肌力下降,导致关节不稳。

5. 整体功能下降 由于长期卧床休息,全身各系统功能均有可能产生明显不良影响。如心肺功能降低,并发肺炎、压疮、尿路感染等。

6. ADL 能力下降 局部制动、长期卧床休息、肌力下降、关节活动受限及整体功能下降,均可使骨折患者日常生活和工作受到明显影响。

7. 心理障碍 因出现上述的各种功能障碍,患者可能出现各种心理问题,如焦虑、忧郁等。

二、康复评定

骨折的康复评定,旨在判定患者的骨折损伤及功能障碍程度,在既不延误训练进度,又不造成过度训练的前提下,制订合理的康复治疗方案和判断康复治疗效果。其内容包括:

1. 肢体长度和周径测量 采用无伸缩皮尺,以骨性标志为定点测量肢体长度和周径,并应与健侧对应位置作对比测量。

2. 肌力测定 用徒手肌力评定。

3. ROM 的测量 了解关节活动受限性质和范围。

4. 步态分析 了解有无异常步态及其性质和程度,主要针对下肢骨折影响下肢步行的患者。

5. 感觉评定 主要进行深、浅感觉的评定,判断有无神经损伤及损伤程度。

6. 心肺功能评定　对于长期卧床患者,特别是老年患者,应注意该项功能评定。

7. ADL能力评定　对上肢骨折患者重点评定生活自理能力情况。下肢骨折患者重点评定步行、负重等功能。

康复治疗前、治疗中、治疗计划完成后,应进行功能评定,为康复计划的制订、康复效果的评定提供可靠的客观依据。

三、康复治疗

(一)骨折后康复的目的

骨折后康复是通过针对性的训练,促进骨折后机体功能的最大恢复,预防并发症的发生。对于失去功能的患者,通过对其已有功能的训练,使其能够对已经失去功能的部分进行代偿,以提高生活质量,回归社会。骨折康复的开始时间尽可能要早,一般在骨折得到妥善复位固定后即可开始。

(二)治疗原则

1. 循序渐进　应遵循运动范围由小到大,次数从少到多,时间由短到长,强度由弱到强,活动度以不感到疲劳且骨折部位未出现疼痛为度。

2. 以恢复和增强肢体生理功能为核心。如上肢应围绕增强手的握力进行训练,下肢应围绕恢复负重行走能力进行训练。

3. 以不干扰骨折固定,不做不利于骨折愈合活动为度。如外展型肱骨外科颈骨折不能进行上肢的外展运动,内收型肱骨外科颈骨折不能做内收运动。

4. 准确地对进入恢复期仍有障碍的关节进行运动,不能用邻近的关节来代替。要先恢复关节运动的范围、幅度及关节活动的顺利度,达到关节活动时没有阻碍,再开始恢复关节运动的质量。

(三)治疗作用

治疗骨折的最终目的是恢复正常功能,但骨折在治疗中常常需要较长时间的固定伤肢或伤部,这样会使肢体因长期固定不动导致肌肉萎缩,关节内粘连或韧带退行性变失去弹性,结果虽然骨折已愈合,但肢体仍不能恢复正常功能。甚至造成残疾,为预防这种不良后果的发生,就要进行功能锻炼。

1. 促进骨折愈合　康复治疗可促进局部血液循环,加速新生血管的生长,还可保持骨折端的良好接触,促进骨折愈合。

2. 促进肿胀消退　肌肉活动可促进局部淋巴循环、毛细血管扩张、血流加快,促进水肿的消散和残余炎症的吸收,血液循环的改善可促使肌肉韧带的状态改善,并进一步改善肌肉韧带的功能。

3. 防止关节挛缩　关节运动能牵伸关节囊、韧带或已挛缩的软组织,防止其缩短,恢复其弹性和延展性,并能增加关节腔内滑液的分泌量,减少摩擦,预防关节内粘连。

4. 减轻肌肉萎缩　肌肉收缩训练能够改善血液循环和肌肉营养,恢复其弹性和延展性,增强肌肉力量,并能对抗肌肉的萎缩。

(四)治疗方法

1. 第一阶段(愈合期康复)　骨折经复位、固定或牵引后,损伤反应开始消退,肿胀与疼痛减轻,即可开始康复治疗。此期康复尤为重要,可以明显减轻骨折后的不良影响,也为第二期的康复奠定良好的基础。

(1)伤肢近端和远端未被固定关节的主动运动训练,必要时可给予辅助活动。此种活动应在关节所具有的各个活动平面上进行,逐渐增加活动范围和运动量,避免影响骨折断端的稳定性。2~3次/d,每个活动轴位10~20次。上肢应特别注意肩关节外展、外旋,掌指关节屈曲和拇指外展的训练;下肢应注意踝关节背屈训练,防止跟腱挛缩。

（2）固定区域的肌肉在复位基本稳定、无明显疼痛时,可进行等长收缩,以防止失用性肌萎缩,并可使肌腱和肌腹向近端滑行,使骨折两端保持良好的接触,有利于骨折愈合。2~3 次/d,5~10min/次。肌肉收缩的练习应以不影响伤区的稳定性为前提。

（3）为维持机体生理功能处于正常水平、预防并发症的发生,可指导卧床患者做肢体活动体操。

（4）对累及关节面的骨折,为减轻关节功能障碍,在伤后内固定 3~4 周后,尽可能每日取下外固定物,对受损关节进行不负重的主动活动训练,1~2 次/d,并逐渐增加活动范围及次数。

（5）骨折已经有内固定且无须外固定者,可早期进行 CPM 治疗。治疗时应注意:内固定要牢固、术后 2~3d 即可开始;关节活动的幅度宜先小后大;活动的次数宜先少后多。

（6）在骨折部位的近端与远端未被固定部分由远端向近端进行按摩,有利于消肿,预防或减轻粘连。

（7）使用中医小夹板固定时,伤后数日,应在夹板允许范围内进行伤区关节的主动运动。

（8）**应用物理疗法治疗**:选用超短波和低频磁场,有利于骨折愈合,可促使骨再生区代谢活动增强;低中频电流刺激,可防止肌肉萎缩;红外线、白炽灯、超短波等,可改善局部血液循环,促进渗液吸收;音频、超声波,可减少瘢痕与粘连。

2. 第二阶段（恢复期康复） 当骨折达到临床愈合,去除外固定后,骨折的康复进入第二阶段。此期康复的目的是通过各种康复手段,促进关节活动和肌肉功能的最大限度地恢复,同时加强生活活动能力和工作能力方面的训练。

（1）**恢复 ROM**:运动疗法是恢复 ROM 的最基本康复措施。方法以牵伸受累关节内外挛缩与粘连的纤维组织为主,关节各轴位依次进行运动,并配合其他物理疗法。

1）主动运动:受累关节进行各方向的主动运动,以温和力量牵伸挛缩、粘连的组织。运动时以不引起明显疼痛为度,逐步增大运动幅度,每一动作应多次重复,每日进行多次训练。

2）被动运动:对组织挛缩、粘连严重,用助力运动与主动运动难以奏效者,可使用被动运动。运动应包括关节的各个运动轴向,动作应平稳柔和,不应引起明显疼痛及肌肉痉挛,不可使用暴力而引起新的损伤与骨化性肌炎。

3）助力运动:刚除去固定的患者,存在关节自主活动困难,可先采用助力运动,其后随着 ROM 的增加而减少助力。可以患者自己借助健肢助力进行,也可由医务人员协助进行。也可用器械作自助运动。

4）关节牵引:对较僵硬的关节,可加做关节牵引,固定受累关节的近端,在其远端按需要的方向施加适当力量进行牵引,牵引力量以引起患者可耐受的酸痛感觉,而不产生肌肉痉挛为度,15min/次,每日进行数次。

5）间歇性固定:当关节挛缩较严重时,为减少纤维组织的弹性回缩,增强牵引效果,可在运动与牵引的间歇期,用夹板、石膏托或矫形器固定患肢。随着 ROM 的逐渐增大,夹板、石膏托或矫形器也应做相应的更换和调整。

6）物理治疗:进行功能训练之前,应用适当的物理治疗有助于训练的进行,在做关节牵引的同时进行局部紫外线照射,可明显提高牵引疗效。因局部紫外线照射,可促进钙质沉积、消肿、镇痛;蜡疗、红外线、超短波等,还可促进血液循环、改善关节活动功能。

（2）**恢复肌力**:肌力恢复唯一有效的方法是逐步增加肌肉的力量,引起肌肉的疲劳。进行肌力康复时,首先应确定主要和次要受损的肌群,及该肌群现有的功能水平。应根据肌力的测定,制订切实可行的肌力训练方案。

1）肌力为 0~1 级时,可做水疗及水中运动、被动运动、助力运动、肌电生物反馈治疗、按摩、低频脉冲治疗。

2）肌力为 2~3 级时,以主动运动为主,可做水中运动、摆动运动、助力运动。做助力运动时助力要小,避免用被动运动替代主动运动。

3）肌力为 4 级时,应进行抗阻运动,争取肌力的最大恢复。一般采用渐进性抗阻训练法,肌肉训练的方式可选用等长训练、等张训练或等速训练。

(3)恢复 ADL 及工作能力:可通过作业治疗及各种 ADL 能力训练,改善动作技巧,增强身体素质,提高 ADL 及工作能力,尽早回归社会。

(五)常见骨折的康复

1. 上肢骨折

(1)肱骨干骨折:骨折整复后,用小夹板或管型石膏固定,悬垂持续 4~8 周。手术复位内固定 3d 后或骨折整复固定后,开始做屈伸手指、腕关节屈伸、肘关节屈伸及耸肩活动,预防肩关节和肘关节僵硬的发生。2~3 周后,患肢可在三角巾胸前悬吊支持下做肩关节前后左右摆动训练,屈或伸肘的等长肌肉收缩训练及前臂内外旋训练。去除外固定后,做物理因子治疗,并进行肩、肘 ROM 和肌力训练,逐渐增加肩、肘关节各个方向的活动,加强恢复肩带肌力的训练。肱骨干中下 1/3 骨折易合并桡神经损伤,应加以注意。肱骨中段骨折不愈合率较高,应定期复查 X 线片,若骨折断端出现分离现象,应及时矫正。采用挤压的手法,术者一手按压肩部,另一手按压肘部,沿肱骨纵轴向上挤压,并用弹力绷带缠绕肩、肘部,使断端紧密接触。

(2)尺桡骨干双骨折:常发生于青少年,因治疗较为复杂,固定时间较长,故预后差,容易遗留前臂旋转等功能障碍。稳定型骨折经复位后,石膏固定时间一般为 8~10 周,并根据临床愈合程度而决定拆除时间,切勿过早。不稳定型骨折需手术切开复位内固定。固定 1 周内,应进行握拳、手指及腕关节屈伸运动,在健肢帮助下活动肩关节。第 2 周肿胀消退后,开始做肩、肘关节主动活动训练、手指抗阻训练。3 周后做肱二头肌和肱三头肌等长收缩训练及肩关节各方向运动训练,并逐渐增加活动范围和次数。外固定期间或骨折尚未愈合前,不宜进行前臂旋转练习。约 8 周经拍片证实骨折愈合后,解除外固定,可逐步进行前臂旋转的主动训练和肌力训练,腕关节屈伸训练,逐渐恢复前臂旋转功能。

(3)桡骨远端骨折:可分为伸直型骨折(又称 Colles 骨折)和屈曲型骨折(又称 Smith 骨折)。二者的康复治疗原则基本相同。无移位型骨折,采用前臂背侧石膏托固定,将手和腕固定于功能位 4 周。移位型骨折,骨折整复后,用前臂背侧石膏托,将腕部固定于旋前及掌屈尺偏位 4 周。复位固定 3d 后,即可做肩、肘、手指屈伸及对指、对掌的主动运动训练。待肿胀减轻后,做肘、肩关节主动活动。2 周后开始做屈腕肌肉的等长收缩训练。4~6 周后解除外固定后,先增加前臂旋转和腕关节大幅度的屈伸主动训练,随后增加腕伸牵引、内外旋牵引,腕屈伸肌抗阻训练,前臂旋转肌肉抗阻训练及握力训练。

2. 下肢骨折

(1)股骨颈骨折:多见于老年人,女性多于男性,常在骨质疏松症的基础上发生,其致残率和致死率较高。为避免非手术治疗需长期卧床所引起的一些全身严重并发症,目前倾向于手术治疗,其中人工髋关节置换术是最常采用的手术方式。术后患者可早期下床活动,为早期康复创造条件。通常术后 3~5d 即开始做卧位康复体操,足趾与踝关节的主动功能训练,股四头肌和臀大肌的静力性收缩。适当做髋关节与膝关节的主动屈伸运动,但动作要轻,幅度不宜过大。第 2 周开始,在康复人员扶持不使股骨旋转与内收的前提下,增加髋关节和膝关节的主动屈伸运动幅度。待患者体能允许和骨折愈合后,着重增强髋、膝、踝部的肌力训练,以恢复行动能力,加强下肢的稳定性。可做髋关节各组肌群的主动与抗阻力训练,如仰卧位,做下肢主动内收和外展训练;俯卧位,做患肢伸直抬高伸髋肌力训练;坐位,做股四头肌抗阻力训练。并通过变速行走、跨越障碍等训练,逐渐提高下肢负重能力。

（2）**股骨干骨折**：康复重点是预防膝关节伸膝装置粘连。在骨折未愈合前,禁止做直腿抬高运动。无论内固定还是牵引治疗的患者,均应尽早开始股四头肌肌力训练和膝关节功能训练。牵引治疗者,牵引后即可行踝关节与足部的主动活动。3~4周后,可做髌骨被动活动,在牵引架上做膝关节主动屈伸运动。骨折愈合后,在维持牵引的条件下做髋、膝关节主动活动及股四头肌等长收缩训练。取消牵引后,于坐位做躯干、髋、膝及踝关节主动运动。体力恢复后,开始逐渐分级负重行走。内固定者,术后3d即开始做踝、趾主动运动,髌骨被动运动,股四头肌等长收缩。2周后增加主动伸膝和屈伸髋关节运动。4周后增加髋关节主动屈伸的活动幅度。6周后在膝、踝伸直的姿势下,做髋关节内收和外展的主动运动及股四头肌抗阻训练。2~3个月后逐渐增加斜板站立训练、起坐训练、坐姿训练、双拐站立训练、双下肢同时负重的立位扶杆训练、患肢负重和不负重的双拐步行训练。

（3）**髌骨骨折**：在复位、石膏托固定3~5d后,开始做髋、踝、足部主动运动及股四头肌等长收缩。2周后可做股四头肌等长收缩抗阻训练和扩大膝ROM的牵引,以减少股四头肌萎缩及与深层组织的粘连,逐步训练由扶拐步行至正常步行。术后3~4周,可做髌骨侧向被动活动、主动屈膝和被动伸膝训练。解除外固定后,以主动活动膝关节为主,可做主动伸膝和抗阻屈膝训练。骨性愈合后,逐渐进行双下肢斜板站立训练、双拐站立训练、双下肢同时负重的立位扶杆训练、患肢负重和不负重的双拐步行训练、徒手行走训练和其他下肢功能训练。

（4）**胫腓骨干骨折**：胫腓骨中下1/3的骨折,由于血液供应不足,易发生骨折延迟愈合或不愈合。腓骨上端骨折可伤及腓总神经。康复治疗要求恢复小腿长度以及纠正骨折断端间成角与旋转移位,以免影响日后膝、踝关节的负重功能和发生创伤性关节炎。骨折复位、固定2d后,开始做足趾屈伸活动和股四头肌等长收缩训练。1周后做踝关节屈伸活动。2~3周后做屈膝和屈髋活动。根据骨折愈合程度,可由扶双拐逐渐进行分级负重训练。对不稳定性骨折,应持续牵引和外科固定,在术后3~5d开始康复训练。去除牵引后,逐步练习分级负重训练。

（5）**踝部骨折**：骨折复位、固定2~3d后,即开始做患肢未被固定关节的主动运动,趾伸训练,股四头肌训练。4~5周去除固定后,做踝部和脚趾各个方向的主动运动,股四头肌和踝背屈肌的抗阻运动,踝关节各个方向功能牵引。双踝骨折者从固定第2周起,即加大踝关节主动活动,但应禁止做旋转及内外翻运动。3周后可让患者扶双拐负重活动。4~5周解除固定后,改为扶单拐,逐渐增加负重。骨折愈合后,应进行患肢负重下的各种功能活动,包括踝关节的内外翻运动、旋转运动,以尽快恢复踝关节功能。

3. 胸腰椎骨折　多发生于下胸椎和上腰椎(以T_{12}~L_2多见),以单纯性椎体压缩性骨折最多见,均为屈曲型损伤。骨折后易引起脊柱周围的肌肉失用性萎缩及其周围组织劳损,影响脊柱的稳定性,遗留慢性腰痛。无须复位固定者,伤后应仰卧木板床上,并在骨折部位垫高约10cm的软垫,使脊柱处于过伸位,以利用前纵韧带的张力使骨折稳定。3~5d后开始仰卧位保健体操,包括四肢运动、背肌练习运动等。练习中应避免脊柱前屈及旋转,以保持脊柱稳定性。可通过下肢直腿抬高来训练腹肌,以维持腰、腹肌平衡,增强脊柱稳定性。当急性症状缓解后约1周,可让患者仰卧位做加强腰背肌的训练,逐渐增加负荷。3~4周后,进行翻身练习。翻身时腰部要维持伸展位,肩与骨盆呈一条直线同时翻转,避免脊柱屈曲与旋转,翻身后进行俯卧位的腰部过伸练习。6周后如卧位练习时无疼痛,可起床活动,进行脊柱后伸、侧弯和旋转练习,但要避免背部前屈的动作与姿势。有石膏固定者,石膏干燥后即可开始做卧床背肌等长收缩训练。1~2周后,增加适度的腹肌训练。局部无疼痛时,可起床站立行走,做上下肢活动。伤后3个月骨折愈合后,应进一步加强腰背肌和腹肌的锻炼,同时增加脊柱柔韧性与协调性的锻炼,以恢复脊柱的活动范围。脊柱活动范围的训练应取坐位,以防髋关节代替腰部的活动,腰背肌的训练应与腹肌训练配合进行,保持肌力的配合,以预防慢性腰痛的复发。

（六）康复治疗注意事项

1. 康复治疗必须循序渐进,逐渐加量。

2. 禁忌暴力,不应使用暴力来改善患者的功能。

3. 密切观察骨折局部情况,运动负荷过量可造成局部损伤,严重者可产生骨痂断裂,骨折断端重新分离,局部反复出现疼痛、肿胀和压痛,必须予以高度重视。

4. ROM 训练应和肌力训练同步进行,以预防因关节软弱不稳而导致关节损伤。

四、社区康复

1. **心理康复**　骨折患者常伴有不同程度的焦虑、恐惧心理,主动热情接待患者,尽快消除他们对病室、医务人员等的陌生感,鼓励患者建立康复的信心。

2. **鼓励主动运动**　告知患者骨折临床愈合不是治疗的目的,患肢功能的恢复、能最大限度地独立生活才是最终目的,使患者坚定功能锻炼的决心,主动进行功能锻炼。

3. **正确卧位的指导**　让患者了解不正确卧位的危害,强调不正确的卧位直接影响预后。如股骨颈骨折的患者保守治疗时应取平卧位,患肢行牵引更换体位时要注意保持牵引方向与患者体重在同一轴线上。

4. **并发症的防治**　骨折术后的患者极易并发压疮、肺部感染、泌尿系统感染及静脉血栓形成等并发症。向患者讲清并发症的危害、诱因,教会患者及家属并发症的预防、治疗知识。

本节小结

学习本节前学生可多参阅骨折的相关内容,应运用康复临床思维及时准确地对不同部位、不同类型骨折后的患者功能障碍进行康复评定,制订安全有效的康复治疗计划。学生应关心患者因骨折所带来的痛苦,鼓励患者积极配合康复治疗,促进骨折愈合,减少功能障碍。

(卢健敏)

思考题

1. 简述骨折的康复评定。

2. 常见骨折的康复治疗方法有哪些?

第六节　人工关节置换术后的康复

学习目标

1. 掌握人工关节置换术后的功能障碍、康复评定。

2. 熟悉人工关节置换术后的康复治疗方法。

3. 了解人工关节置换术后随诊时间和内容。

4. 能够对髋、膝关节置换术患者术前、术后进行评定和选择合适的康复治疗方法,积极开展康复教育。

5. 具备与患者及家属进行良好沟通能力,能与医务人员进行专业交流和团队协作,通过关节置换的康复,培养百折不挠的坚毅品质。

　　患者,男,50 岁,因"髋关节置换术后"收住入院。患者 2 年前不慎跌倒致左髋部疼痛,于当地医院止痛治疗症状缓解,后左髋疼痛反复发作,疼痛为间歇性,久坐、久站或行走后加重。2d 前疼痛持续发作,步行困难,髋关节活动受限,下蹲困难,行左髋关节 X 线检查提示"左侧股骨头缺血性坏死"。行左髋关节全关节置换术后,患者左髋部及大腿疼痛,左髋屈曲活动受限。

　　请思考:

　　1. 该患者需要做哪些康复评定?

　　2. 该患者的康复治疗方案如何制订,如何对该类患者进行康复教育?

一、概述

(一)定义

　　人工关节置换术指利用人工关节替代和置换损伤关节,分半关节置换和全关节置换,可以达到切除病灶、消除疼痛、恢复关节功能的目的。其人工关节是用具有良好的生物相容性、机械性、耐磨性、耐腐性及耐疲劳性的金属或非金属材料制成的假体。

　　人工关节置换术后患者的康复不仅与疾病本身有关,还与患者的全身状况、手术中的技术操作及患者的精神状态密切相关。术后康复训练的目的在于促进患者恢复体力,增强患肢肌力,增大置换 ROM,纠正和改善患者因长期疾病造成的不正常姿势,减少术后并发症的发生,恢复日常生活动作的协调性,提高患者术后的生活质量,并最终回归社会。

(二)手术适应证及并发症

1. 适应证

　　(1)**关节炎**:骨性关节炎、类风湿关节炎等。

　　(2)**缺血性坏死**:骨折后或脱位后坏死

　　(3)**其他**:关节发育不良,骨肿瘤,关节重建术后失败者

2. 禁忌证

　　(1)**绝对禁忌证**:活动性感染、全身感染或败血症、恶性肿瘤影响假体固定。

　　(2)**相对禁忌证**:局部感染、肌肉功能丧失、关节神经缺陷。

(三)并发症

　　全关节置换术后容易发生很多局部及全身的并发症,如伤口感染、静脉血栓、疼痛、异位骨化、功能障碍等,继发性的并发症有肺栓塞、假体松动、脱位等。

二、康复评定

　　按照《国际功能、残疾和健康分类》要求,应该从身体功能与结构、活动和参与等不同层次进行康复评定。手术成功的标准是置换的关节能无痛、完善的代替关节的原有功能和患者对置换后关节的近、远期满意度。因而需要在术前和术后应进行综合评定。

(一)术前评定

　　术前评定应包括对全身整体状况和功能状态的评定。

　　1. 上、下肢肌力　可采用 MMT 法测定肌力,手术关节周围肌肉的评定对制订康复计划尤为重要。

　　2. ROM　评定各关节尤其手术关节的 ROM,确定有无关节挛缩畸形。

　　3. 步态分析　确定步态类型和有无使用助行器。

　　4. 疼痛　疼痛发生的时间及发生的情况,疼痛的具体部位、范围和程度。

5. **测定患肢长度** 用卷尺测量患肢的绝对长度。

6. **测量患肢围度** 用卷尺测量患肢不同部位的围度。

7. **X 线片检查** 了解手术关节有无畸形、增生、对线异常等影像学的改变,作为重要的手术参考依据。

(二) 术后评定

术后评定住院患者分别在术后 1~2d、1 周和 2 周进行。出院患者可在术后 1 个月、3 个月和半年进行。评定内容包括:

1. **伤口情况** 有无局部皮肤红、肿、热等感染体征,伤口有无渗出等。

2. **关节情况** ①评定关节是否有肿胀,浮髌试验等可用于判断膝关节腔有无积液及其程度,关节周围组织的周径可作为判断软组织肿胀的客观指标。②疼痛评定,术后 2d 内,患者主要感觉伤口疼痛,随功能性活动训练的进行出现活动后疼痛。疼痛程度可采用视觉模拟评分法。③评定 ROM,对手术关节应评定其主动和被动 ROM,以了解造成 ROM 障碍的原因,如疼痛、软组织挛缩等,以便指导康复训练。④评定关节的稳定性。

3. **肢体肌力评定** 可采用 MMT 法测定肌力,应对手术关节和相邻关节周围肌肉进行评定,同时评定肌肉力量是否影响关节的稳定性。

4. **活动及转移能力的评定** 根据患者术后的不同阶段,评定患者床上及转移的能力,坐位能力包括床边坐及坐椅子的能力,转移包括站立、行走、上下楼梯、走斜坡等。在训练患者行走前,要评定患者的一般步态,包括步幅、步频、步宽、步速等,还应仔细观察患者行走时站立相和摆动相步态,并了解异常步态的病因,如疼痛、肌肉力量降低、感觉尤其是本体感觉下降等。

5. **人工关节置换术的预后** 与患者的年龄、性别、体重、活动强度以及并发症等因素有关。人工关节远期失败的主要原因,可能与磨损碎屑有关,这些微粒引起假体周围的骨质吸收或炎症反应。

(三) 专项评定

1. **Harris 髋关节评分(Harris Hip Score)量表** 由美国 Harris 医生在 1969 年提出,是目前国内外最为常用的评定标准,用来评估髋关节炎的程度和全髋关节置换术的效果。该评分内容主要包括疼痛、功能、畸形、ROM4 个方面,满分为 100 分。根据分值大小可将髋关节功能分为 4 级:70 分以下为差,70~79 分为一般,80~89 分为良,90~100 分为优。

2. **Charnley 髋关节功能评分量表** 主要考评疼痛、运动和行走三项功能,每项 6 分。Charnley 将患者分为三类。A 类表示患者仅单侧髋关节受累,无其他影响患者行走能力的伴发疾病;B 类表示患者双侧髋关节均受累;C 类表示患者有其他影响行走能力的疾病。如类风湿关节炎、偏瘫、衰老及严重的心肺疾病。

3. **HSS 膝关节功能评分量表** 评分总分为 100 分,共分为 7 个项目,其中 6 个为得分项目,1 个为减分项目。根据评分结果可将膝关节功能或临床疗效分成 4 级:大于 85 分为优,70~85 分为良,60~69 分为中,39 分以下为差。

4. **膝关节 KSS 评分量表** 分为膝关节评分和功能评分两部分,其对膝关节疼痛、活动范围和稳定性三方面进行评定。满分为 100 分,大于 85 分为优,70~84 分为良,60~69 分为中,59 分以下为差。

三、康复治疗

人工关节置换术可以缓解关节疼痛,矫正关节畸形,改善关节功能,从而提高患者的生活质量。术前、术后进行康复训练,可以最大限度地改善假体关节功能。康复计划的制订需遵循个体化、渐进化和全面性三大原则。

(一) 术前康复治疗

1. 术前康复教育对患者了解手术、并发症和术后康复具有重要的意义。

2. 进行增加患肢及其他肢体肌力的训练。

3. 让患者学会深呼吸及咳嗽,预防术后卧床引起的肺部感染。

4. 让患者了解术后应用的康复训练方法,如床上及转移活动、各关节的主动、助力活动,助行器的使用等。

5. 指导患者使用必要的辅助器具,如手杖等,能相对缩短术后康复训练的时间。

(二) 术后康复治疗

1. **体位摆放** 对于髋关节置换术,有四种危险而应避免的体位。①患侧髋关节屈曲超过 90°。②患肢内收超过身体中线。③患肢伸髋外旋。④患肢屈髋内旋。根据手术入路不同,体位限制有所不同。膝关节置换术,术后应抬高患肢、保持中立位。

2. **物理因子疗法** 目前人工关节置换术后采用的物理治疗主要有冷疗,主要是因为关节置换术常用骨水泥固定人工关节,骨水泥固定后会释放热量,使周围软组织温度升高,并可持续数周。冷疗每日 1~2 次,每次 30~60min,直至关节消肿、疼痛减轻。其次可用经皮神经电刺激:该治疗可作为药物止痛的辅助治疗,频率为 100Hz,双通路 4 电极置于手术伤口两侧,强度为 2 倍感觉阈,每日 1~2 次,每次 30~60min,7~10d 为一个疗程。

3. **预防并发症的练习** 为预防手术伤口感染、肺部感染、深静脉血栓形成等并发症,患者应在术后尽早开始深呼吸训练,咳嗽练习,踝关节泵式往返练习和床上活动。

4. **增强肌力的训练** 肌力训练可作为术前教育的一部分,并持续到手术后的康复训练中。术后 1~2d 进行手术关节周围肌肉的等长收缩,以及非手术关节和双上肢的主动活动和抗阻训练,以保持肢体的力量和柔韧性。每日 1~2 次,每次 30~60min。术后 1 周渐进性的抗阻训练。手术方法不同肌力训练的重点不同。

5. **ROM 的训练** 包括持续被动运动、关节助力-主动运动、主动运动、牵伸练习。一般从术后第 2d 开始按上述方法进行训练。每日 2 次,每次 30~60min。

6. **转移能力的训练** 包括卧位-起坐的转移、长腿坐-床旁坐位转移、翻身活动、坐-站转移训练。

7. **负重练习** 当患者具有一定的肌力和平衡能力时,可进行负重练习,一般在术后的 3~7d 进行。1 周之后可借助平衡杠和助行器从部分负重,逐步过渡到手术后 6 周完全负重。负重的量可使用地称评定负重量,或以微痛为限。

8. **步态训练** 可分为站立相和摆动相训练。在站立相训练髋关节的伸展活动、膝关节的屈伸训练,在摆动相训练患者屈髋屈膝,伸髋伸膝,伸髋屈膝,足跟着地时伸膝和足背屈。还应注意骨盆的移动和旋转、行走时各关节的配合、协调运动和姿势。当获得一定步行能力后,还应训练患者上、下楼梯,上楼时健肢先上、下楼时患肢先下。

9. **功能性独立能力的训练** 术后即可鼓励患者行床上功能性活动,如桥式运动及翻身练习,躯干的旋转,ADL 能力的训练等。

10. **心理治疗** 做好关节置换者的心理建设有助于促进功能恢复及疼痛减轻,并能缓解患者焦虑情绪。

(三) 髋、膝关节置换术后的康复

髋、膝关节置换术后的康复流程见表 5-4。

(四) 常见并发症及处理

1. **下肢深静脉血栓形成** 多数研究认为,髋关节置换术后深静脉血栓的发生率在 50% 以上。预防方法主要包括穿弹力袜、术后尽早进行被动活动和主动活动、尽早下床练习,药物包括华法林、肝素、阿司匹林。低频电刺激、推拿治疗对预防深静脉血栓有效。

表 5-4　髋、膝关节置换术后的康复流程表

康复时间	髋关节置换术后的康复流程	膝关节置换术后的康复流程
术后当日	1. 观察血压、心率及伤口情况 2. 疼痛评定 3. 踝泵训练 4. 排气后少量进食 5. 冰敷	1. 观察血压、心率及伤口情况 2. 疼痛评定 3. 踝泵训练及股四头等长训练 4. 排气后少量进食 5. 冰敷
术后 1~2d	1. 观察局部伤口情况 2. 消肿止痛,电疗、冷疗 3. 辅助外展位 4. 辅助髋、膝关节屈曲、伸展 5. 髋部肌肉等长收缩 6. 踝、足和趾的主动活动	1. 观察局部伤口的情况 2. 消肿止痛,电疗、冷疗 3. 踝、足和趾的主动活动 4. 股四头肌、腘绳肌、臀肌的等长收缩 5. 持续被动运动及辅助负重
术后 3~6d	1. 继续 1~2d 的训练 2. 床上活动练习(翻身、坐起、移动、坐到床边) 3. 尝试从坐到站 4. 从高椅或高床沿坐位站立	1. 继续 1~2d 的训练 2. 直腿抬高及膝关节主动活动 3. 床上活动练习(翻身、坐起、移动、坐到床边) 4. 桥式运动及持续被动运动
术后 2 周	1. 尝试上下楼 2. 尽可能用拐杖行走,达到部分负重(四脚拐→肘拐→手杖) 3. 髋周围肌肉渐进性肌力训练 4. 发展独立生活能力,能独立起床、转移和行走 5. ADL 训练 6. 运动后冷敷 7. 本体感觉训练	1. 部分负重行走训练(四脚拐→肘拐→手杖) 2. 股四头肌、腘绳肌渐进性肌力训练 3. 楼梯、坡度行走(先训练用三向阶梯,后训练日常行走楼梯)。 4. 腘绳肌牵伸,防止屈曲挛缩。 5. ADL 训练 6. 运动后冷敷 7. 本体感觉训练
术后 3 周	1. 增加肌力,步态练习:行走速度、耐力、楼梯、坡度。注意坐、卧时不要交叉双腿 2. ADL,洗澡、如厕、乘车等 3. 可适当开始散步,游泳等活动	1. 增加肌力,步态练习:行走速度、耐力、楼梯、坡度 2. ADL,洗澡、如厕、乘车等 3. 逐渐去助行器使用拐杖行走
术后 4 周	1. 加强上述基础练习 2. 功能训练以重归社会 3. 出院宣教 4. 制订随访时间及计划	1. 加强上述基础练习 2. 功能训练以重归社会 3. 出院宣教 4. 制订随访时间及计划

2. 脱位　主要强调术后的预防,尤其是在术后 6 周内。发生后应制动,并手术治疗。

3. 异位骨化　常发生在术后 1 年内,特别是强直性脊柱炎、类风湿关节炎、短期内进展的骨关节炎和特发性骨骼肥厚症,这些患者活动时应注意。

四、康复教育

1. 出院后仍应遵医嘱进行康复　出院后应根据医生的要求进行特殊体位的摆放,避免关节大范围活动,过度地负重,以防造成人工关节的移动或脱位。髋关节置换手术后 6~8 周内避免性生活。

2. 人工关节置换术后应定期随诊　一般第 1 次为术后 1.5~2 个月,第 2 次为术后 4 个月,第 3 次为术后 1 年,之后每年术后复诊 1 次。如有异常情况应随时就诊,复查的内容主要包括 X 线摄片、功能评分和骨密度检查。其中功能评定又包括疼痛、功能和 ROM。早期随访的主要目的是了解患肢肌力是否恢复正常;患者能否独立行走,有无跛行,行走距离多远;ROM 能否满足日常生活的需要。根据检查结果,制订下一步的训练计划。远期随访的主要目的是了解关节有无疼痛,功能状况及 ROM 有无减小,假体有无移位及假体周围有无溶骨发生。

3. 对术后有肿胀的康复 术后使用弹力绷带或弹力袜等控制手术肢体的肿胀。

4. 肌力训练 出院后仍需对手术关节和相邻关节的肌群进行肌力训练,使患者具备足够肌力,以保持关节的稳定性和良好的站立及行走功能。

5. ROM 训练 出院后应行手术关节主动和被动活动训练、牵伸训练,并教会家属帮助患者训练。

6. 体育活动 术后 3 个月以后,允许参加轻微的体育活动,但患者应避免提取或运送重物。应注意合理的运动量,避免产生运动损伤。适当的体育活动包括:游泳(仰泳)、骑车、远足(平地)和保健体操。不适当的活动有:爬山、跳跃运动和一些球类运动等。

本节小结

关节置换术指用人工关节假体对关节进行替代和置换,目的是缓解疼痛、矫正畸形、恢复和改善关节运动功能,重建一个无痛、稳定、接近正常的关节。目前最常用的关节置换术是髋关节置换术和膝关节置换术。在临床上应合理手术并结合康复治疗,以获得较好康复效果。

(王荣欢)

思考题

1. 人工关节置换术术后的康复流程是什么?

2. 人工关节置换术术前与术后的康复治疗有何不同?

第七节 截肢后康复

学习目标

1. 掌握截肢后的主要功能障碍、截肢后的康复评定和康复训练方法。

2. 熟悉假肢的选用和常见残肢并发症的康复。

3. 了解假肢的种类和截肢康复的基本过程。

4. 学会对截肢患者进行康复评定,并实施相应的康复治疗,并运用所学知识对患者进行康复教育。

5. 具备与患者及家属进行良好沟通的能力。

案例导入

患者,男,53 岁,因"双下肢溃疡坏死 1 个月"由门诊收住院。患者于 1 个月前出现双足皮肤破溃,在当地医院行换药治疗,因创面经久未愈,于 10d 前门诊以"双足慢性溃疡、2 型糖尿病、高血压、双下肢静脉曲张"收入院。既往有高血压 20 年,糖尿病 10 余年,均自服口服药控制,自诉青霉素皮试阳性。并于 3d 前在脊椎麻醉下行右小腿上段截肢术,术后予抗感染、营养支持、胰岛素控制血糖治疗。现患者予糖尿病普食,胰岛素皮下注射,营养支持治疗。目前患者残端创面愈合中。

一、概述

截肢（amputation）是将没有生命和/或功能的，或因局部疾病严重威胁生命的肢体截除的手术。截肢最常见的原因包括外伤、周围血管疾患、肿瘤及感染等。截肢不仅使患者丧失运动功能，导致机体平衡、感觉反馈的损害，同时也是对患者精神、心理上的打击。截肢后的康复和假肢安装是康复医学的一项重要内容。

（一）截肢后的主要功能障碍

1. 不美观 残肢骨突出，外形不良。

2. 残肢关节挛缩 原因包括术后体位不当，残肢关节没有合理固定以及瘢痕挛缩等。

3. 残肢受损 使用假肢后由于接受腔的压迫，残端出现水肿，皮肤破溃、窦道、瘢痕和角化等损伤。

4. 残肢痛 可由神经瘤、残端循环障碍、残肢骨刺等原因引起。

5. 幻肢痛 指患者感到被切断的肢体仍旧附着在身体上，并和身体的其他部分一起移动，且在该处发生疼痛。疼痛多在断肢的远端出现，疼痛性质有多种如电击样、切割样、撕裂样或烧灼样等，表现为持续性疼痛，且呈发作性加重。

（二）截肢康复的基本过程

截肢的康复流程：截肢手术或非理想残肢修整手术→手术后护理→安装假肢前的康复训练→安装临时假肢（初样、初检、调整）→安装临时假肢后的康复训练→安装正式假肢（初样、初检、调整）→安装正式假肢后的康复训练→职业前训练→回归社会。

二、康复评定

评定是截肢康复的核心，评定应贯穿在截肢康复程序的全过程。

（一）全身状况的评估

评定目的主要是判断患者能否装配假肢，能否承受装配假肢后的功能训练，是否患有其他系统的疾病。内容主要包括一般情况如身高、体重、职业、截肢日期、截肢部位和截肢原因；心肺功能、认知功能等与康复训练效果有关的功能。

（二）残肢的评定

理想的残肢要有一定的长度，残肢无畸形，呈圆柱状的外形，关节活动、肌力和软组织良好，无神经瘤造成的疼痛，残肢端可以负重。对残肢的评定包括残肢外形、皮肤情况、残肢长度、残端ROM、肌力检查、残肢痛与幻肢痛。

（三）临时假肢的评定

临时假肢的评定包括接受腔适应度、悬吊情况、穿戴临时假肢后残肢情况、下肢临时假肢对线评估及步态分析、上肢假肢的功能评估、ADL能力的评估。

（四）正式假肢的评定

1. 上肢假肢 包括假肢长度、接受腔适合情况、肘关节的活动等，也要注意ADL能力的评定。

2. 下肢假肢 应分别在坐、站、走时和脱下后评定，重点观察下肢假肢的步态。

3. 行走能力评定 一般应评定行走的距离、上下阶梯、过障碍物等。

4. 对假肢部件及整体重量进行评定。

（五）假肢安装后效果评定

1. 完全康复 仅略有不适感,生活完全自理,恢复原工作,照常参加社会活动。

2. 部分康复 仍有轻微功能障碍,生活能自理,但不能恢复原工作,需改换工种。

3. 基本自理 生活能自理,但不能参加正常工作。

4. 部分自理 生活仅部分自理,相当部分需依赖他人。

5. 仅外观美容改善,功能无好转。

三、康复治疗

（一）康复目标

康复治疗组应对患者残肢进行认真评定后,制订出具体的治疗方案,使残肢条件得到改善,为穿戴假肢创造良好条件。主要的康复目标有:尽可能发挥健全肢体和残肢功能;防止残肢肌肉萎缩和畸形的发生;使假肢充分发挥功能;保持健康,提高身体素质。

（二）康复训练方法

1. 截肢术前准备

(1)**心理治疗**:肢体丧失对患者造成严重创伤,其心理状态的变化一般经过震惊、回避、承认和适应4个阶段。初期患者深感痛苦、悔恨与沮丧,甚至有轻生想法,应帮助患者面对现实,重新确立自尊,使患者认识到经过锻炼的假肢也能具备健全人的多数功能,甚至可以通过重新学习而回归社会。

(2)**假肢咨询**:根据假肢的原材料、类型和患者残肢情况及经济承受力,指导患者选择适合自己的、轻便而外观及性能好的假肢。

(3)**术前训练**:为保持和增强残端功能,上肢需做肌力和有关ROM训练。下肢进行单(健)足站立平衡或持拐训练,为今后能够利用拐杖,还需行俯卧撑和健肢抗阻训练,以加强上下肢肌力。

2. 截肢后早期康复

(1)**残端的处理**:残端要用弹性绷带做适当的包扎,以预防肿胀并促进残端的收缩定型,可采用弹性绷带持续包扎。对于年轻的、非血管疾病的、做下肢截肢的患者,有条件时,最好术后即安装临时假肢。

(2)**残肢姿位**:截肢术后组织尚未愈合时,要注意残肢姿位,以防止关节挛缩畸形。

(3)**术后即装下肢临时假肢的康复训练**:从术后第一日即开展循序渐进、逐渐负重的康复训练。

(4)**上肢临时假肢装配后训练**:先行穿戴训练,上臂截肢者行屈肘、开手和开启肘锁训练;前臂截肢者行机械手控制训练,然后做ADL和作业训练。

3. 装配永久假肢后的训练 一般术后8~10周残端多已皱缩定型,可行残端测量,准备装配永久假肢。安装好假肢后,除上述训练外,还要依照假肢的功能设计进行操纵假肢的训练。训练时应循序渐进,动作由简到繁,反复练习,达到实用水平。

(1)**上肢假肢训练**:先练习假肢屈伸、旋转、假手开合等基本动作。在上述功能基础上,练习ADL动作。

(2)**下肢假肢训练**:练习站立、平衡、步行、上下楼梯、卧倒站起以及骑自行车等项目,养成良好的姿势习惯。

4. 常见残肢并发症的康复

(1)**残肢痛**:处理应首先去除病因,如切除骨刺或神经瘤等,其次为镇痛对症治疗,如局部普鲁卡因封闭、穴位加压、经皮神经电刺激疗法等治疗。

(2)**幻肢痛**:截肢后发生幻肢部位的疼痛称幻肢痛。常有不同表现,如痒、针刺感、烧灼感、冰冷感、蚁行感等。幻肢痛的处理有：

    1)心理治疗：利用催眠、松弛、合理情绪疗法等。

    2)物理治疗：如经皮神经电刺激疗法、超声疗法、低中频脉冲电疗、红外线疗法、按摩等。

    3)中枢性镇静剂：以三环类抗抑郁药适用，一般疼痛可用阿米替林、卡马西平等。

    (3)残端挛缩：术后可很快出现，故术后每日至少做4次全关节范围活动。一旦发生挛缩应行牵伸，刺激其对抗肌以引起交互抑制，如无法纠正又影响假肢装配则需手术治疗。

    (4)残端水肿：抬高患肢，使用弹性绷带包扎，保持残肢皮肤清洁和抗感染等处理。

四、康复教育

    截肢术前应向患者讲清楚截肢的必要性，介绍临时假肢的适配和截肢后康复的重要性，有利于患者的心理康复，有助于患者积极主动参与康复训练。截肢后患者回归社会是康复的最终目标，出院后康复还要持续进行。生活中应注意患肢的正确摆放姿势，继续使用弹性绷带包扎患肢，并遵守包扎原则；注意截肢部位的卫生，应用湿毛巾擦拭、拍打痒处，避免自行涂擦药膏或用手抓，预防感染；超过24h不穿假肢时，应绑弹性绷带；避免体重过重，假肢负荷过重，影响假肢功能；每日仍应检查截肢端是否有起水疱、破皮等情况。

本节小结

    本节主要介绍截肢后的主要功能障碍、康复评定及康复治疗。截肢后早期康复治疗包括残端的处理、残肢姿位、假肢的训练、残肢并发症的处理及康复等。重点掌握截肢后的评定及安装假肢后的评定及训练。同学们通过学习本节后应该知道针对截肢及安装假肢后的患者如何进行功能评定及指导功能锻炼。

（刘立夏）

思考题

    1. 截肢后的主要功能障碍有哪些？

    2. 常见残肢并发症的康复治疗方法有哪些？

ER 5-6

练习题

第六章 | 其他疾病和损伤的康复

ER 6-1　　　　ER 6-2

教学课件　　　　思维导图

第一节　重症康复

学习目标

1. 熟悉重症康复的基本原则、康复评定方法及康复治疗方法。
2. 了解重症康复的基本概念及并发症的防治。
3. 能够运用所学知识对重症患者进行康复评定并指导康复治疗，进行健康宣教。
4. 具备良好的沟通能力及医学人文素养。

案例导入

患者王某，男，35 岁，主因"车祸后意识不清 30d"入院，患者于 30d 前骑电动车途中不慎被小轿车撞倒，头部着地，随即意识不清、呼之不应，伴恶心、呕吐，急送当地医院，行头颅 CT 检查提示"右侧额颞叶脑出血、蛛网膜下腔出血、脑挫裂伤"，行"开颅去骨瓣减压术+血肿清除术"及对症治疗，现患者仍意识不清，日常生活完全依赖，为求进一步康复治疗，门诊以"脑外伤"收入院。神经系统专科查体：神志不清，存在睡眠觉醒周期，无视觉追踪、听觉追踪、痛觉定位，疼痛刺激可见逃避反射，双侧瞳孔等大等圆，直径 3mm，直接、间接对光反射灵敏。左侧肢体肌张力增高，右侧肢体肌张力正常，肌力检查不合作。左侧腱反射活跃，左侧病理征阳性。脑膜刺激征（-）。

请思考：

1. 患者目前的诊断是什么？
2. 患者存在哪些功能障碍，应该进行哪些康复评定？
3. 如何为患者制订康复计划，应该为患者进行哪些健康宣教？

一、概述

（一）定义

重症医学的迅速发展使重症患者的救治成功率不断提高。但很多患者遗留严重的功能障碍，导致 ADL 能力和社会参与能力受限。重症康复是一个超早期介入的综合康复治疗体系，在充分评估患者病情，有效控制原发病、并发症和保证医疗安全前提下，尽早选用适宜的康复技术进行康复治疗，从而达到减少并发症、缩短住院时间、激发康复潜能、减少住院费用、促进快速康复的目的。

（二）主要功能障碍

1. 躯体问题　神经系统、呼吸系统和心血管系统等重要脏器的严重病变以及各类大型手术后患者构成接受重症监护救治对象的主体,因此重症康复患者常遗留神经、呼吸、心脏等系统方面的各类功能障碍。

2. 认知问题　是神经系统和非神经系统原发疾患重症患者均可出现的在重症监护内最常见的症状之一。重症监护期间的急性认知障碍主要表现为谵妄,即一过性的意识与认知(定向)障碍,而出院后的认知障碍多表现为记忆力减退、注意力不集中及执行功能障碍等。

3. 心理问题　经重症监护救治得以幸存的患者常面临严重的精神心理问题,包括来自疾病本身及与之相关的生理功能障碍和抢救过程的刺激等,如创伤后应激障碍、焦虑、抑郁等情况。

（三）重症康复原则

1. 安全,严格掌握康复治疗的适应证、禁忌证及康复治疗的起止时机。

2. 在尽可能完善相关康复评定的基础上制订个体化的康复治疗方案。

3. 开展早期、全面的康复治疗,同时不妨碍危重症的救治。

4. 以提高患者的生存质量为目标,积极协调多学科共同参与。

二、康复评定

（一）神经重症康复

1. 意识障碍评估　目前评估意识障碍患者意识水平及预后,主要通过行为学量表评估、电生理检查及多模态影像评估等。其中行为学量表评估包括格拉斯哥昏迷评分、无反应状态整体分级量表(full outline of unresponsiveness,FOUR)、改良昏迷恢复量表(coma recovery scale-revised,CRS-R)等,方便易行,但主观性较强。电生理检查包括诱发电位(evoked potential,EP)、事件相关电位(event-related potential,ERP)、睡眠脑电图检查等。多模态影像评估包括正电子发射计算机体层成像(positron emission tomography-computed tomography,PET-CT)、功能磁共振成像(functional magnetic resonance imaging,fMRI)等。

2. 运动功能障碍评估

(1)肌力评定:推荐徒手肌力测试。

(2)肌张力评定:推荐采用改良阿什沃思量表。

(3)ROM 评定:推荐采用关节活动测量仪进行主动和/或被动 ROM 评定。

(4)活动能力评定:包括转移、行走和体力活动消耗水平。其中转移和行走能力评定推荐采用 DE Morton 活动指数(DE Morton mobility index,DEMMI)评定。体力活动消耗水平采用自觉疲劳程度量表。

(5)运动功能恢复评定:对于脑损伤患者推荐采用布伦斯特伦运动功能恢复六阶段分级评定,对于脊髓损伤患者,采用美国脊髓损伤学会制订的 ASIA 标准评定。

3. 吞咽功能障碍评估

(1)洼田饮水试验:对于意识水平下降,不能听从指令的重症患者,洼田饮水试验不适用。

(2)量表法:推荐采用改良曼恩吞咽能力评估量表(modified Mann assessment of swallowing ability,MMASA)。

(3)染料测试:主要用于意识障碍有气管切开患者的误吸风险评定。

(4)摄食评估:经口喂半流质食物,观察评估口腔控制情况、进食前后咽部声音变化、吞咽动作的协调等。

(5)仪器评定:吞咽造影检查、内镜、食管动力学检查等常被选择性采用。软管内镜吞咽功能检查(flexible endoscopic evaluation of swallowing,FEES)是吞咽功能评估的首选仪器检查方法,有助于判断重症患者是否可以拔除气管套管。

（二）呼吸重症康复

1. 呼吸相关表现评估

（1）**呼吸功能评估**：主要评估患者呼吸是否吃力，有无呼吸窘迫现象，有无鼻翼扩张、脸色苍白、冒冷汗等表现。

（2）**皮肤颜色评估**：通过观察嘴唇、指甲、耳垂、面颊等部位的颜色评估是否缺氧。

（3）**呼吸形态评估**：包括呼吸的速率，吸气和呼气时胸廓移动的顺序、舒适度，辅助呼吸肌的使用及对称性，是否有呼吸肌疲劳等。

2. 肺功能评估　内容见心肺功能评定内容。

3. 呼吸肌评估

（1）**呼吸肌肌力评估**：目前常通过测定呼吸系统的压力变化反映呼吸肌的力量，包括最大吸气压、最大呼气压和口腔闭合压等。

（2）**呼吸肌耐力评估**：常用指标是膈肌张力时间指数（diaphragmatic tension-time index，TTdi）、口腔张力时间指数（tension time index，TTI）和膈肌耐受时间（time limit，Tlim）。

（3）**呼吸肌疲劳程度评估**：①膈肌疲劳时跨膈肌压和最大跨膈肌压均明显下降。②肌电图频谱改变。③呼吸肌肉最大松弛速率下降或松弛时间常数增大。④TTdi 或 TTI 超过疲劳阈值；出现呼吸浅快、辅助呼吸肌过度活动等。

（4）**其他评估**：包括膈肌肌电图、辅助呼吸肌表面肌电图和通过超声检查观察膈肌的形态、厚度、运动幅度等。

（三）心脏重症康复

1. 心功能评定　根据心脏康复与二级预防的指南、心脏康复危险分层等，心功能评定内容包括症状、心电图运动试验 ST 段变化、恶性心律失常、左心室射血分数、肌钙蛋白水平等。

2. 心肺耐力评定　详见心肺功能评定章节内容。

（四）重症精神障碍康复

1. 谵妄评定方法（confusion assessment method，CAM）　是一种筛查谵妄的标准化工具，基于4 个核心症状，即急性发作或症状波动、注意受损、思维不连贯、意识水平变化。

2. 新版明尼苏达多相人格问卷（MMPI-2）　适用于 18~70 岁，文化程度在小学毕业以上者，是在 MMPI 的基础上重新加以标准化的。

3. 艾森克人格问卷（EPQ）　由 4 个分量表组成，分别是精神质（P）、内向与外向（E）、神经质（N）、测谎分值（L）。

4. 创伤后应激障碍症状自评量表（post-traumatic stress disorder self-rating scale，PTSD-SS）　分为主观评定、反复重现体验、回避症状、警觉性增高和社会功能受损 5 个部分。

5. 卒中后抑郁的评定　常见的评定量表有汉密尔顿抑郁量表、抑郁自评量表（SDS）、汉密尔顿焦虑量表等。

三、康复治疗

（一）神经重症康复

1. 意识障碍康复

（1）**药物治疗**：目前促醒药物主要有作用于多巴胺能系统和作用于谷氨酸能系统两大类，常用药物有金刚烷胺、溴隐亭、多巴丝肼、盐酸纳洛酮及酒石酸唑吡坦等。

（2）**高压氧治疗**：高压氧治疗可以提高脑内血氧弥散半径，降低颅内压，改善脑水肿，促进开放侧支循环，有利于神经修复。

（3）**感觉刺激治疗**：情感、感觉刺激疗法可解除环境剥夺导致的觉醒及觉知通路抑制，有助于提高上行网状激活系统及大脑皮质神经元的活动水平，有利于觉醒。

（4）**神经调控技术**：如经颅磁刺激、经颅直流电刺激、正中神经电刺激、脑深部电刺激、脊髓电刺激等技术。

2. 运动障碍康复

（1）**对于无反应或不能主动配合的患者早期运动参考方案**：包括良肢位摆放，床上被动体位转换，关节肌肉被动牵伸，被动四肢及躯干ROM维持，床上被动坐位，电动起立床站立，神经肌肉电刺激。

（2）对于反应良好或可以主动配合的患者运动治疗包括床上转移、床上被动或主动坐位适应性训练，床边坐位，床椅转移等。每次自觉疲劳程度量表评分在11~13级时，可安排ADL相关练习、运动控制及平衡能力训练、生活活动能力前期训练等。

3. 吞咽障碍康复　推荐采用吞咽肌低频电刺激、口腔感觉运动训练。若推荐使用通气说话瓣膜，则有助于促进吞咽及生理气道功能恢复，减少肺炎发生。对于气管切开患者，多数情况下建议先拔除气管套管，再考虑经口进食。

（二）呼吸重症康复

1. 胸廓放松训练　对患者进行徒手胸部伸张、胸廓辅助法、呼吸体操等，能有效地维持和改善胸廓的活动度，增加吸气深度和调节呼气的节律，以达到改善呼吸困难的目的。

2. 气道廓清技术　包括体位引流、主动循环呼吸技术、振动排痰、咳嗽等。

3. 呼吸肌训练　对呼吸肌的功能训练集中在力量和耐力两个方面，其中又以吸气肌训练更为常见。

4. 物理因子治疗　包括直流电与低中频电疗法、高频电疗法、紫外线、超声疗法、磁疗等。

（三）心脏重症康复

根据心脏重症康复的不同发展阶段可分为Ⅰ期（住院期）、Ⅱ期（早期恢复期）、Ⅲ期（后期恢复期）、Ⅳ期（维持期）。不同时期心脏康复持续时间、康复治疗建议及完成水平详见表6-1。

表6-1　心脏重症康复的分期

阶段名称	持续时间	康复建议	完成水平
Ⅰ期 因重症心血管疾病入院	急性发病病情稳定后直至出院，平均为1~2周	1. 治疗场地，如病床、病房、医院走廊 2. 随时监测治疗过程 3. 早期进行评定 4. 可采用每日多次、短时间训练 5. 由被动运动逐步过渡到主动运动、散步及其他方式，直至出院	达到连续上下一层楼的运动强度或达到3METs
Ⅱ期 出院后的早期恢复期	每周3~5次，发病后1周~3个月	1. 运动应激试验评定患者预后 2. 根据运动试验开立运动处方并训练 3. 患者教育，二级预防及生活方式改变	达到5~6METs
Ⅲ期 出院后的恢复后期康复	每周3~5次，发病后3~6个月（根据病情可适当延长）	1. 第3个月、第6个月进行运动应激试验，评定训练效果，调整运动处方 2. 对药物及非药物治疗措施进行必要的评定及监测	恢复发病前的生活及工作
Ⅳ期 维持阶段，完成Ⅱ、Ⅲ期之后	未确立持续时间，依据患者健康状况、病情发展、后续治疗等因素因人而异	1. 加强教育 2. 协助改变不良的生活习惯 3. 激励患者建立并保持健康的生活方式	保持健康的生活方式、运动习惯，控制疾病相关危险因素

（四）重症精神障碍康复

1. 应用行为分析　指将目标任务按照一定的方式和顺序分解成一系列较小的或者相互独立的

步骤,采用适当的强化方法,按照任务分解确定的顺序逐步训练每一个小步骤,直到患者掌握所有步骤最终可独立完成任务,并在其他场合下能应用所学会的知识、技能。

2. 认知行为疗法 是通过解释使求治者改变认识,得到领悟而使症状得以减轻或消失,从而达到治病目的的一种心理治疗方法。

3. 创新疗法 包括神经反馈疗法、经颅磁刺激、经颅直流电刺激等。

4. 中国传统康复疗法。

5. 音乐治疗。

四、康复教育

重症作为一种极强烈的信号冲击着患者及家属的心理,恐惧、焦虑、无助、绝望等负面情绪可能加速患者的死亡。因此,对重症患者及家属给予专业的心理护理,对于保证医疗措施的正常实施及改善患者预后非常重要。医务人员要善于观察患者及家属的心理状态,采取有效方法进行心理护理。同时,医务人员自身也应具备良好的心理素质、行为规范以及良好的情绪和坚强的信念,以便更好地帮助患者及家属脱离不良情绪。

本节小结

随着重症医学的发展,重症患者的救治率不断提高,然而众多患者遗留的严重功能障碍。对待病情平稳后的重症患者,应尽早给予全面的康复评定,并给予适宜的康复治疗,预防重症患者可能出现的并发症,提高患者 ADL 能力及社会参与能力,改善患者生存质量,同时减轻家庭负担。

(宋为群)

思考题

1. 神经重症患者意识障碍的评估方法有哪些?

2. 呼吸重症患者如何进行康复治疗?

第二节　脑性瘫痪的康复

学习目标

1. 掌握脑瘫的概念、临床分型、诊断和康复评定。

2. 熟悉脑瘫的鉴别诊断和常用的康复治疗方法。

3. 了解脑瘫的临床分级和康复途径。

4. 能根据脑瘫的诊断标准和临床分型,进行初步诊断并提供康复评定和治疗的建议。

5. 能以患儿为中心,爱护患儿,尊重患儿家属,提供科学、专业、细致、耐心的诊疗服务。

案例导入

患儿,女,3岁。独坐不稳,不会爬,不能独站,双上肢背伸、内收、内旋,拇指内收,躯干前屈,下肢内收、内旋、交叉,膝关节屈曲、足尖着地,剪刀步态。孕 7 个月早产,出生体重 2kg,羊水早破,脐带绕颈,出生后 2d 哭声乏力,MRI:新生儿缺血缺氧性脑病后遗症。

一、概述

(一)定义

脑性瘫痪(cerebral palsy,CP)简称脑瘫,是一组持续存在的中枢性运动和姿势发育障碍、活动受限综合征。脑瘫的运动障碍常伴有感觉、知觉、认知、交流和行为障碍,以及癫痫和继发性肌肉、骨骼等问题。脑瘫由发育不成熟的大脑(产前、产时或产后)先天性发育缺陷(畸形、宫内感染)或损伤(如早产、低出生体质量、窒息、缺氧缺血性脑病、核黄疸、外伤、感染)等非进行性脑损伤所致,主要表现为运动障碍,伴有或不伴有感知觉和智力缺陷等。

脑瘫的定义指出运动发育和姿势异常是脑瘫的核心表现,临床康复治疗和研究应以解决脑瘫患儿的运动功能障碍为主。脑瘫的本质特征是发育和活动受限,应充分考虑发育性和继发性肌肉、骨骼等问题。我国1~6岁脑瘫患病率约为2.46‰。

> **知识拓展**
>
> ### 我国儿童康复事业的先行者
>
> 李树春(1922—2010年),我国著名小儿神经病学专家,我国第一所专门从事小儿脑瘫防治、康复与研究的机构的创始人;首次提出我国小儿脑瘫发病率为1.8‰~4‰,同期制订我国婴幼儿神经发育标准量表;主持召开我国首届小儿脑瘫康复学术会议,牵头制订我国首部脑瘫定义、诊断条件及分型;组织成立中国残疾人康复协会小儿脑瘫康复专业委员会,并担任第一届主任委员。他开创我国小儿脑瘫康复事业的先河,为推动我国康复医学与教育事业的发展作出卓越贡献。

(二)临床分型和临床分级

1.临床分型 因导致脑瘫的原因、病理改变和临床表现复杂、多变,难以从单一的角度确定脑瘫的类型,临床上主要以运动功能障碍和瘫痪部位为依据进行分型:痉挛型四肢瘫(spastic quadriplegia)、痉挛型双瘫(spastic diplegia)、痉挛型偏瘫(spastic hemiplegia)、不随意运动型脑瘫(dyskinetic cerebral palsy)、共济失调型脑瘫(ataxia cerebral palsy)、Worster-Drought综合征(Worster-Drought syndrome,WDS)和混合型脑瘫(mixed type cerebral palsy),见表6-2。

表6-2 不同类型脑瘫的典型临床表现、体征和脑损伤部位

分型	典型临床表现	体征	脑损伤部位
痉挛型四肢瘫	四肢肌张力增高;上肢背伸、内收、内旋,拇指内收,躯干前屈;下肢内收、内旋、交叉、膝关节屈曲、剪刀步、尖足、足内外翻,拱背坐	牵张反射亢进是本型的特征,包括腱反射亢进、锥体束征、踝阵挛、折刀征	锥体系受损为主,包括皮质运动区
痉挛型双瘫	症状同痉挛型四肢瘫,双下肢痉挛及功能障碍重于双上肢	牵张反射亢进是本型的特征,包括腱反射亢进、锥体束征、踝阵挛、折刀征	锥体系受损为主,包括皮质运动区

分型	典型临床表现	体征	脑损伤部位
痉挛型偏瘫	症状同痉挛型四肢瘫,表现在一侧肢体	牵张反射亢进是本型的特征,包括腱反射亢进、锥体束征、踝阵挛、折刀征	锥体系受损为主,包括皮质运动区
不随意运动型脑瘫	包括舞蹈性手足徐动和肌张力障碍;非对称姿势,头部和四肢出现不随意运动;静止时肌张力低下,随意运动时增强,对刺激敏感,表情奇特,挤眉弄眼,颈部不稳定,构音与发音障碍,流涎、摄食困难,婴儿期多表现为肌张力低下	腱反射正常,锥体外系征阳性,如紧张性迷路反射(+)、非对称性紧张性颈反射(+)	锥体外系受损为主
共济失调型脑瘫	运动感觉和平衡感觉障碍造成不协调运动,运动笨拙、不协调,可有意向性震颤及眼球震颤,平衡障碍、站立时重心在足跟部、基底宽、醉汉步态、方向性差、身体僵硬、运动速度慢、头部活动少、分离动作差	腱反射正常,闭目难立(+),指鼻试验(+)	以小脑受损为主,以及锥体系、锥体外系损伤
Worster-Drought综合征	嘴唇、舌头和软腭的选择性肌力减低,吞咽困难、发音困难、流涎和下颌抽搐	咽反射存在或亢进(+),下颌反射(+)	先天性假性延髓(球)轻瘫或假性球麻痹
混合型脑瘫	有两种以上类型的临床表现		

2. 临床分级 多采用粗大运动功能分级系统(gross motor function classification system, GMFCS)。GMFCS 是根据脑瘫儿童运动功能受限随年龄变化的规律所设计的一套分级系统。完整的 GMFCS 分级系统将脑瘫患儿分为 5 个年龄组(0~2 岁、2~4 岁、4~6 岁、6~12 岁和 12~18 岁),每个年龄组根据患儿运动功能从高至低分为 5 个级别(I 级、II 级、III 级、IV 级和 V 级)。GMFCS 对≥2 岁脑瘫儿童运动功能障碍的程度判定结果更为准确。

(三)辅助检查

1. 直接相关检查 头颅影像学检查是脑瘫诊断有力的支持,可帮助脑瘫的病因分析、临床诊断分型和预后分析等;MRI 在病因学诊断上优于 CT。

2. 伴随症状及共患病的相关检查

(1)**脑电图**:合并有癫痫发作时,可帮助诊断癫痫,帮助判断脑发育情况以及新生儿脑梗死情况,但不作为脑瘫病因学诊断的常规检查项目。

(2)**肌电图**:可帮助鉴别肌源性或神经源性瘫痪、上运动神经元或下运动神经元损伤以及脊髓性疾病。

(3)**脑干听、视觉诱发电位**:疑有听觉损害者,行脑干听觉诱发电位检查;疑有视觉损害者,行脑干视觉诱发电位检查,结合神经生理学检查具有更好的价值。

(4)**智力及语言等相关检查**:存在智力、语言、营养、生长、吞咽、ADL 能力、交流能力和饮食能力等发育异常或功能障碍者,需进行智商或发育商、语言、营养、生长、吞咽、ADL 能力、交流能力评定等。

(5)**遗传代谢病的检查**:当存在脑畸形或不能确定某一特定结构异常,或有面容异常且高度怀疑遗传代谢病时,应考虑进行遗传代谢方面的检查。

3. 运动功能和神经发育学评估 内容详见本节的康复评定部分。

(四)诊断和鉴别诊断

1. 诊断

(1)**诊断的必备条件**

1)中枢性运动障碍持续存在:发生抬头、翻身、坐、爬、站和走等大运动功能和精细运动功能障碍,或显著发育落后。功能障碍是持久性、非进行性,但并非一成不变,轻症可逐渐缓解,重症可逐渐加重,最后可致肌肉、关节的继发性损伤。

2)运动和姿势发育异常:包括动态和静态以及俯卧位、仰卧位、坐位和立位等不同体位时的姿势异常,应根据不同年龄段的姿势发育特点而判断。运动时出现运动模式的异常。

3)反射发育异常:原始反射延缓消失,正常反射,如立直反射(如保护性伸展反射)及平衡反应出现延迟或不出现,可存在病理反射阳性。

4)肌力及肌张力异常:大多数脑瘫儿童的肌力降低。痉挛型脑瘫的肌张力增高、不随意运动型脑瘫的肌张力在兴奋或运动时增高,安静时减低;可通过检查腱反射、静止性肌张力、姿势性肌张力和运动性肌张力来判断肌张力;也可通过检查肌肉硬度、手掌屈角、双下肢股角、腘窝角、肢体运动幅度、关节伸展度、足背屈角、围巾征和跟耳试验等确定肌张力的高低。

(2)诊断的参考条件

1)有引起脑瘫的病因学依据(早产、低出生体质量、缺氧缺血性脑病、胆红素脑病和宫内感染等)。

2)颅脑磁共振影像学佐证。

(3)脑瘫的早期预测

1)矫正月龄<5个月:较佳方案为全身运动+MRI。

2)矫正月龄>5个月:较佳方案为Hammersmith婴幼儿神经学检查(HINE)+MRI+运动评估。

(4)脑瘫高危儿暂时性诊断:具有轻微的运动功能异常,神经发育学评估轻度异常,同时有头颅影像学异常和脑瘫高危病史,尚达不到脑瘫的诊断标准,患脑瘫的风险远高于普通婴幼儿,可暂时诊断为脑瘫高危儿。

2. 鉴别诊断 需要与运动发育落后和神经发育障碍性疾病、骨骼疾病、内分泌疾病、自身免疫病和常见的遗传病等进行鉴别。

二、康复评定

《国际功能、残疾和健康分类(儿童和青少年版)》(International Classification of Functioning, Disability and Health:Children and Youth Version, ICF-CY)框架下的脑瘫的评定包括身体功能和结构评定、活动与参与评定及环境评定三部分。

(一)身体功能与结构评定

1. 精神功能评定 主要对智力功能、气质和人格功能、睡眠功能、注意力功能、知觉功能和高水平认知功能进行评定。可应用贝利婴幼儿发展量表、韦氏智力量表、正常婴儿发育里程碑、中文版Carey儿童气质系列评定问卷和学龄前儿童执行功能行为评定等进行评定。

2. 发声和语言功能评定 主要对脑瘫儿童的语言功能进行评定。采用儿童语言发育里程碑的相关指标、汉语版S-S语言发育迟缓评定和儿童神经心理发育量表等进行评定。

3. 感觉功能评定 主要对脑瘫儿童的视觉、听觉、本体感觉和痛觉功能进行评定。可应用儿童神经系统检查方法、视觉诱发电位、眼科检查方法、行为听力测定、儿童感觉统合评定量表、行为观察法,并结合生理学指标等进行综合评定。

4. 构音功能评定 主要对脑瘫儿童的构音功能进行评定。可应用构音障碍评定法和构音语音能力评定词表进行评定。

5. 呼吸功能评定 主要对脑瘫儿童的呼吸功能进行评定。根据脑瘫儿童情况,选用肺功能、呼吸频率测量并结合心率和心率变异性指标方法进行评定。

6. 神经肌肉骨骼和运动有关功能的评定 主要对脑瘫儿童的关节、骨骼和肌肉功能进行评定。可应用量角器、超声测量、徒手肌力评定、器械肌力评定、被动性检查、伸展性检查、肌肉硬度检查、肌电图、改良阿什沃思量表、运动性肌肉疲劳度测定,结合运动解剖学知识进行综合评定。

7. 运动功能评定　主要对脑瘫儿童的不随意运动反应功能、随意运动控制功能以及步态功能进行评定。可应用姿势反射、矫正反射、保护性伸展反射、平衡反应、儿童神经系统检查、异常步态观测、三维步态分析系统和足印法等进行评定。

8. 结构评定　主要对脑瘫儿童的脑、骨和肌肉的结构进行评定。可应用头颅影像学检查、超声剪切波弹性成像技术等，结合临床症状体征进行综合评定。

（二）活动与参与评定

1. 交流能力评定　主要对脑瘫儿童的习得语言、交流-接收-口头信息以及交谈进行评定。可选择应用格塞尔发育诊断量表、贝利婴幼儿发展量表中的智力量表、S-S语言发育迟缓评定、构音障碍评定、汉语沟通发展量表和沟通功能分级系统进行评定。

2. 粗大运动功能评定　主要对脑瘫儿童改变身体基本姿势、保持一种身体姿势、移动身体、举起或搬运物体、用下肢移动物体、踢和移动等动作进行评定，可应用儿童粗大运动发育里程碑、GMFCS、Peabody运动发育评估系统（PDMS-2）的粗大运动评估、Alberta婴儿运动量表（AIMS）等工具进行评定。

3. 精细运动功能评定　主要对脑瘫儿童的手的精细运动能力、上肢精细运动能力和掌握技能的能力等进行评定，可应用儿童精细运动发育里程碑、Peabody运动发育评估系统、上肢技能质量评定量表、精细运动分级和格塞尔发育诊断量表等进行评定。

4. ADL功能评定　主要对脑瘫儿童的各种ADL的自理能力进行评定。可选择应用ADL发育里程碑、残疾儿童能力评定量表中文版、儿童功能独立性评定量表、脑瘫儿童生活质量问卷中文版和儿童生活质量量表脑瘫模块进行评定。

5. 学习和应用知识能力评定　主要对儿童学习、应用学过的知识思考、解决问题、做决策的能力和未特指能力进行评定。可应用ICF-CY相关类目对脑瘫儿童的学习和应用知识能力进行评定。

6. 一般任务和要求评定　主要对日常计划、活动进行安排，对1d内的活动能进行统筹安排，能够完成日常计划活动等进行评定。可应用ICF-CY相关类目对脑瘫儿童的一般任务和要求能力进行评定。

7. 主要生活领域评定

（1）**教育评定**：指儿童受教育的情况，包括学龄前教育和学校教育。可应用ICF-CY的相关类目、脑瘫儿童生活质量问卷中文版以及儿童生活质量量表对脑瘫儿童的受教育情况进行评定。

（2）**人际交往和人际关系评定**：包括与人基本或复杂的人际交往能力，如基本人际交往、复杂人际交往和家庭人际关系的评定。可应用ICF-CY相关类目以及脑瘫儿童生活质量问卷中文版相关条目对脑瘫儿童的人际交往和人际关系进行评定。

（3）**经济生活评定**：对于独自或同他人一起、有目的、持续地参与活动、使用物品、使用玩具或进行游戏的能力的评定，可应用象征性游戏测试、游戏测试，对脑瘫儿童在经济生活中的相关游戏能力进行评定。

8. 社区、社会和公民生活评定　主要对脑瘫儿童参与家庭以外有组织的社会生活，即社区、社会和公民生活所要求的活动和任务进行评定。可应用休闲功能评估量表对脑瘫儿童的娱乐与休闲进行评定。

（三）环境评定

1. 产品和技术评定　主要对个人日常生活用的产品、技术，以及个人室内外移动的产品、技术进行评定。可应用精细运动功能评定量表、粗大运动功能测试、儿童功能独立性评定量表、三维步态分析系统、ROM和6分钟步行试验等进行评定。

2. 支持和相互联系评定　主要对家庭对脑瘫儿童的支持情况进行评定。可通过询问家长、随访、自行编制调查问卷以及参考《无障碍设计规范（GB 50763—2012）》《建筑与市政工程无障碍通用规范》(GB 55019—2021)等方式进行评定。

3.服务、体制和政策评定 主要对医疗卫生服务、体制和政策进行评定。

三、康复治疗

(一)康复治疗的策略及原则

1.治疗策略

(1)**婴儿期策略**:应给予父母及照护者教育、指导及支持,丰富其相关知识,开展专业与家庭干预相结合的综合康复。

(2)**幼儿期策略**:应采取有趣、有吸引力、注重动机和注意力的综合措施,引导儿童自发地产生有规律的练习,调动其自发积极性以促进运动功能和身心全面发展。

(3)**学龄前期策略**:为入学做准备,应在目标导向下开展包括运动干预、作业干预、言语干预、物理因子干预、辅助技术应用、肌张力管理、挛缩的预防及处理、体育活动、吞咽干预、认知干预、交流干预、父母及家庭干预、共患病及继发障碍干预以及娱乐、医教结合干预等综合康复措施。

(4)**学龄期策略**:应以学会独立、建立计划和处理自我面对的问题及需求的能力为主,设计和开展文娱体育、辅助技术和器具应用、药物、手术等多种措施的康复,可巩固和促进功能,防止和有效矫治关节挛缩、畸形、慢性疼痛等继发性损伤。

(5)**青春期策略**:为走向社会和独立生活做准备,应采取中西医结合、内外科结合等多种措施,有效控制共患病、继发损伤及各类慢性疾病的发生和发展,提高其 ADL 能力以及职业能力,逐渐扩大社会交往范围,使其将已获得的功能泛化至日常生活、社交及适当的工作中。

2.治疗原则

(1)**早期干预**:早期发现异常表现、早期干预是取得最佳康复效果的关键。应用丰富环境刺激、目标-活动-运动集成疗法和开展以家庭为中心的早期干预,是最大限度地帮助婴幼儿脑瘫恢复到最接近正常运动状态的有效途径之一。

(2)**儿童和家长是决策者**:康复评定、制订目标、制订治疗方案都应尽可能让脑瘫儿童和家长参与。

(3)**综合性康复及团队干预**:综合、全面的康复治疗可改善脑瘫儿童的运动、语言、行为和认知,优于单项治疗,是脑瘫儿童临床康复的基本原则。同时,脑瘫儿童功能障碍的多样性、复杂性要求康复的多学科、多技术的整合与合作,从评定到治疗应建立多学科、跨专业协作的团队干预模式。

(4)**家庭干预**:在康复治疗过程中以及康复治疗结束后,经专业人士的培训及指导,在家庭环境中进行的干预方法属于家庭干预。以家庭为基础的干预,可采用康复训练辅以辅助器具的应用,这是提高脑瘫儿童总体治疗效果的重要途径。

(5)**遵循循证医学的原则**:脑瘫康复治疗应遵循循证医学的原则。防止盲目地强调某种方法的奇妙性、滥用药物,盲目地应用某些仪器设备或临床治疗方法。

(6)**以 ICF 为指导**:ICF-CY 核心分类组合描述脑瘫儿童的功能可靠、有效,有良好的临床实用价值,也可以为父母提供一种良好、可量化、有效的评定方式;同时,ICF 为脑瘫儿童的功能诊断、功能干预和功能评定提供了方法和工具。

(7)**以目标为导向的康复治疗**:目标导向性训练与任务导向性训练相结合,可提高脑瘫儿童主动运动表现,并将其获得的功能向现实环境中转化,有效提高脑瘫儿童康复效果。

(8)**康复训练与游戏相结合**:愉快和有动力的康复训练可以充分调动脑瘫儿童主动参与的积极性,获得良好的康复效果。可采用丰富环境、多感官刺激、游戏、VR 技术等多种方式使脑瘫儿童愉快和有动力地主动参与康复训练。

（9）**特定任务与辅助技术相结合**：对脑瘫儿童注射 A 型肉毒毒素后结合系列石膏进行肌力训练，肌肉贴扎技术配合运动疗法，在步行的过程中穿戴踝足矫形器等与辅助技术相结合的治疗效果优于单一技术或方法。

（二）现代康复治疗技术

1. **运动治疗**　包括运动控制、任务导向性训练、目标导向性训练、目标-活动-运动集成疗法、双侧强化训练、动作观察疗法、运动想象疗法、镜像视觉反馈疗法、坐到站的转换和功能性任务训练、行走速度和耐力训练、减重步态训练、体能训练、渐进抗阻训练、核心稳定性训练、预防挛缩的运动治疗方法和神经发育学疗法，可改善脑瘫儿童的运动功能和 ADL 能力。

2. **物理因子治疗**　包括功能性电刺激、水疗、蜡疗、经颅直流电刺激、生物反馈疗法和泥疗，有改善运动功能和情绪及提高生活质量等作用。

3. **作业治疗**　包括目标导向性训练、促进认知功能发育的治疗、动作观察疗法、提高 ADL 能力的治疗、姿势控制、上肢功能训练、视觉功能训练、手眼协调能力训练、游戏治疗、VR 游戏、进食训练、更衣训练、如厕训练、沐浴、书写能力训练、学习与交流、多感官刺激及感觉统合训练、强制性诱导运动疗法、双手训练和镜像视觉反馈疗法等，根据治疗原理，能够提升脑瘫儿童手部精细运动、粗大运动功能，提高脑瘫儿童认知能力、自理能力及社会功能等。

4. **言语语言治疗**　包括呼吸功能、发声功能、共鸣功能、口部运动、构音语音功能、语音韵律、认知功能、语言理解能力、语言表达能力、语言沟通能力、前语言期沟通技能和读写能力训练等，可改善脑瘫儿童的呼吸功能、发声功能与语言清晰度、阅读和语言理解能力、沟通技能及交流能力等，提高生活质量。

5. **药物治疗**　①缓解局灶性痉挛药物：神经肌肉阻滞药（如 A 型肉毒毒素）和化学去神经支配药（如苯酚、乙醇）。②缓解全面性痉挛药物：口服药物（如苯二氮䓬类、丹曲林、巴氯芬、替扎尼定）和鞘内注射巴氯芬。③治疗低骨密度和骨质疏松药物：如维生素 D、钙补充剂和双磷酸盐等。④神经营养药物：如鼠神经生长因子等。

6. **外科治疗**　包括髋关节监测、石膏矫形、骨科手术、选择性脊神经后根切断术和鞘内注射巴氯芬等，用于早期发现高危状态、缓解肌肉痉挛、平衡肌力、矫正畸形、调整肢体负重力线、改善运动功能，为康复治疗创造有利条件。

7. **辅助器具及技术**　指辅助器具与特定任务相结合，辅助改善肌张力、运动功能、口腔运动技能和流涎，提高脑瘫儿童的 ADL 能力等，从而帮助脑瘫儿童达到全面康复的效果。

8. **其他治疗**　包括重复经颅磁刺激、深部脑刺激、强化生物反馈训练、文娱体育、心理治疗、游戏疗法、音乐疗法、动物辅助疗法、全身振动训练和父母的干预等，用于促进脑瘫高危儿的行为发展，改善脑瘫儿童的运动功能及手眼协调能力等综合功能。

（三）中国传统康复疗法

1. **推拿**　推拿对脑瘫患儿运动及神经功能发育有促进作用，可以改善脑瘫患儿 ROM，降低肌张力，提高肌力，改善异常姿势，提高患儿免疫力，保障康复疗程顺利进行。

2. **针刺**　可根据情况，选择头皮针、体针、电针、腕踝针、俞募穴速刺、揿针，改善脑瘫儿童的睡眠障碍、流涎及吞咽障碍、语言障碍、智力障碍及运动功能障碍等。

3. **灸法**　可改善患儿运动功能、营养状况、胃肠道功能、免疫功能、睡眠状况、生活自理能力及认知功能等。

4. **中药治疗**　临床上一般是在中西医综合康复治疗基础上配合辨证使用中药，可以选择口服和中药熏洗两种方式，有利于各种疗法的实施，改善脑瘫患儿的体质，增强免疫功能，促进认知功能的发育。

四、康复途径

1. 机构康复 是在具体的机构内开展的多学科团队组成的康复,包括医院、幼儿园及学校康复等。

2. 社区康复 目前国内外的社区康复内容主要有医疗康复、教育康复、职业康复和社会康复等。社区康复是脑瘫院外康复单元的一种必要补充,是实现人人康复的有效途径。

3. 家庭康复 形式包括脑瘫儿童出院后的家庭康复模式,住院期间结合 ADL 能力训练以家长参与为主的脑瘫儿童康复模式,上门指导家长的脑瘫儿童康复模式,基于现代信息技术的远程脑瘫儿童家庭康复模式等。家庭康复训练是对医疗机构专业康复治疗的有益补充。

4. 教育康复 教育与康复相辅相成,只有将教育与康复训练结合起来,帮助脑瘫学生克服躯体和社会心理适应上的困难,才能在降低他们障碍的同时,充分挖掘出他们的各种潜能,促进其身心最大限度地发展,以使其尽最大可能参与社会,真正体现教育以学生的需要和发展为本。

本节小结

脑瘫的核心表现是运动发育和姿势异常。诊断脑瘫的必备条件为中枢性运动障碍持续存在、运动和姿势发育异常、反射发育异常和肌力及肌张力异常。脑瘫分型在临床上主要以运动功能障碍和瘫痪部位为依据。推荐采用 ICF-CY 框架对脑瘫进行评定。面对处于不同时期的脑瘫患儿,康复治疗策略不尽相同;但是脑瘫治疗原则均须儿童和家长做决策,应早期、家庭、综合地进行干预,遵循循证医学的原则,以 ICF 为指导,采取以目标为导向、康复训练与游戏相结合、特定任务与辅助技术相结合的康复治疗,从而促进全面康复的实现。

(宋 锐)

思考题

1. 脑瘫的定义及临床分型是什么?
2. 脑瘫的诊断条件有哪些?
3. 脑瘫的康复评定包括哪些内容?

第三节 冠心病的康复

学习目标

1. 掌握冠心病的康复评定、康复治疗方法和健康教育。
2. 熟悉冠心病的概念及康复目标。
3. 了解冠心病康复的危险因素。
4. 能够判读正常心电图,对冠心病患者选择合适的方法进行评定、制订康复方案及实施。
5. 具有医者仁心的精神、团队协作意识、分析解决问题的能力,能与相关医务人员进行专业交流与团结协作开展康复治疗工作。

患者,女,70 岁,胸骨后压榨性疼痛伴恶心、呕吐 3h 入院。患者于外出购物返程 3h 时突然感到胸骨后疼痛,呈压榨性,伴有濒死感,休息与含服硝酸甘油均不能缓解,伴大汗、恶心,呕吐两次,呕吐物为胃内容物,二便正常。既往高血压和心绞痛病史,规律用药,无药物过敏史。查体:T 36.8℃,P 100 次/min,R 20 次/min,BP 100/60mmHg。急性痛苦病容,平卧位,无皮疹和发绀,浅表淋巴结未触及,巩膜无黄染,颈软,颈静脉无怒张,心界不大,心率 100 次/min,有期前收缩 5~6 次/min,心尖部可闻及 S_4,肺部听诊无啰音,腹平软,肝脾未触及,下肢无水肿。心电图示:V_1 导联 ST 段升高,V_1~V_5 导联 QRS 波呈 Qr 型,T 波倒置和室性期前收缩。

请思考:
1. 该患者属于康复分期的哪一期?
2. 怎么设定康复治疗目标?
3. 如何制订康复治疗方案?

一、概述

(一) 基本概念

冠心病是冠状动脉粥样硬化性心脏病(coronary artery heart disease,CHD)的简称,是由于血脂增高、血管壁损伤等使冠状动脉壁脂质沉积形成粥样硬化斑块,从而引起冠状动脉管腔狭窄甚至闭塞,引起心肌缺血、缺氧甚至坏死,主要表现为心绞痛、心律失常、急性心肌梗死甚至猝死。

冠心病康复指综合采用积极主动的身体、心理、行为和社会活动的训练与再训练,帮助患者缓解症状,改善心功能,使患者的身体功能和心理状态等达到理想状态,提高生活质量。同时积极干预冠心病危险因素,阻止或延缓疾病的发展,从而减少复发、降低发病率和死亡率。

(二) 危险因素

冠心病是当今威胁人类健康的主要疾病之一,目前在我国年发病率约为 120/10 万。随着人口老年化、生活方式改变,冠心病的发病率、死亡率有逐年上升趋势。冠心病的发生受许多因素的影响,高血压、血脂异常、糖尿病、肥胖、高凝状态、低体力活动等都是冠心病的危险因素。

(三) 临床分型

根据冠状动脉病变的部位、范围、血管阻塞程度和心肌供血不足的发展速度、范围和程度的不同,冠心病分为无症状型冠心病、心绞痛型冠心病、心肌梗死型冠心病、缺血性心肌病型冠心病、心源性猝死型 5 种类型。主要功能障碍包括心血管功能障碍、呼吸功能障碍、运动功能障碍、代谢功能障碍、行为障碍、心理功能障碍等。

二、康复评定

冠心病的康复评定包括病史、体格检查、冠心病危险因素的评估、代谢异常的评估、ADL 评估、心肺运动风险评估、精神/心理评估。临床上常用的是心功能分级和运动功能评定。

心功能分级常采用美国纽约心脏病学会(NYHA)1994 年提出的并行的两种分级方案。第一种是根据患者自觉的活动能力分为4级。第二种是根据客观的检查手段评估心脏病变的严重程度,分为 A、B、C、D 4 级(表 6-3)。

运动功能评定主要通过运动试验、超声心动图运动试验、代谢当量的测定等。运动试验能定量地了解身体和心肌的需氧代谢能力以及在心率、血压增加时的耐受能力,对冠心病康复治疗具有非常重要的意义,为制订运动处方、指导患者恢复 ADL 和作业性活动、决定冠心病预后、确定能否恢复病前所从事的工作或活动提供客观依据。

表 6-3　心脏功能分级及治疗分级（NYHA）

		临床情况	活动的能量消耗（kcal/min）	最大代谢当量（METs）
功能分级	I	患有心脏疾病,其体力活动不受限制。一般体力活动不引起疲劳、心悸、呼吸困难或心绞痛	4.0~6.0	6.5
	II	患有心脏疾病,其体力活动稍受限制,休息时感到舒适。一般体力活动时,引起疲劳、心悸、呼吸困难或心绞痛	3.0~4.0	4.5
	III	患有心脏疾病,其体力活动较受限制,休息时感到舒适,较一般体力活动轻时,即可引起疲劳、心悸、呼吸困难或心绞痛	2.0~3.0	3.0
	IV	患有心脏疾病,不能从事任何体力活动,在休息时也有心功能不全或心绞痛症状,任何体力活动均可使症状加重	1.0~2.0	1.5
治疗分级	A	患有心脏疾病,其体力活动不应受任何限制		
	B	患有心脏疾病,其一般体力活动不应受限,但应避免重度或竞赛性用力		
	C	患有心脏疾病,其一般体力活动应中度受限,较为费力的活动应予中止		
	D	患有心脏疾病,其一般体力活动应严格受到限制		
	E	患有心脏疾病,必须完全休息,限于卧床或坐椅子		

注:1kcal=4.184kJ。

在运动试验中,可通过一些重要的参数变化来反映心脏和整个身体的情况,包括症状体征、心脏电生理指标、血流动力学指标和以耗氧量和二氧化碳排出量等为基础的一系列代谢指标,如代谢当量、无氧代谢阈等,以及患者感觉的运动量评分,具体内容见第二章。

可通过血压、血糖、血脂、体重指数的测定及饮食习惯调查来明确冠心病的危险因素。可通过焦虑抑郁量表测定患者情绪及心理情况,以及对患者进行危险分层和行为类型评定,来进行心理评定。

三、康复治疗

现代心血管疾病康复概念不仅包括运动治疗,还包括药物治疗、教育咨询、营养指导、危险因素控制、心理辅导。药物治疗是冠心病治疗的基石。运动疗法可以改善血管内皮功能,减轻炎症反应,延缓动脉硬化,减少心肌重塑、降低血栓栓塞风险,是冠心病康复治疗中主要的康复措施。康复计划应力求最小的危险和最大的恢复。冠心病康复治疗分为住院期康复（I期）、出院后康复（II期）和冠心病慢性期康复（III期）。

（一）运动康复的适应证和禁忌证

1. 适应证　①无症状性冠心病。②稳定型心绞痛。③急性心肌梗死。④已安装心脏起搏器且病情稳定。⑤经皮冠状动脉腔内血管成形术后。⑥冠状动脉旁路术后。⑦心脏移植术后。

2. 禁忌证　①急性全身性疾病。②新近全身或肺部栓塞。③血栓性静脉炎。④安静时血压≥200/100mmHg,或血压低于平常20mmHg但不能用药物解释。⑤不稳定型心绞痛。⑥急性心包炎或心肌炎。⑦严重的主动脉狭窄。⑧严重的心律失常。⑨失代偿性心力衰竭。

（二）治疗分期及实施

1. 住院期康复（I期康复）　治疗目标主要是促进患者功能恢复,改善患者心理状态,帮助患者恢复体力及 ADL 能力,出院时达到生活活动自理,预防卧床并发症。早期康复包括健康宣教、呼吸训练、运动治疗、饮食指导等。

早期运动治疗开始的时间因人而异。一般而言,患者一旦脱离急性危险期,病情处于稳定状态,运动治疗即可开始。开始运动治疗的参考标准:①过去 8h 内无新发或再发胸痛。②心肌损伤标志物水平(肌酸激酶同工酶和肌钙蛋白)无进一步升高。③无明显心力衰竭失代偿征兆(静息时呼吸困难)。④过去 8h 内无新发严重心律失常或心电图改变。运动治疗前需对患者进行综合评估,以制订合适的运动方案。

运动方案应循序渐进：从床上被动运动开始逐步扩大到床上坐位；坐位双脚悬吊在床边，床旁站立，床旁行走，病室内行走，上一层楼梯或踏车运动试验等，但需避免上肢高于心脏水平的活动，因这类活动使心脏负荷增加过多，常是诱发意外的原因。这个时期患者运动康复和 ADL 训练必须在心电监护下进行。

经皮冠状动脉介入治疗冠心病（percutaneous coronary intervention，PCI）术后开始运动治疗时可练习握拳、屈肘、踝背伸等，然后练习踏步和走路。运动量控制在运动时心率较静息心率增加 20 次/min，同时患者感觉不太费力，博格自觉疲劳程度量表评分<12 分。如果运动和日常活动后心率增加超过 20 次/min，患者感觉费力应减少运动量，减少日常活动量。PCI 术后还需进行呼吸训练，包括体位摆放、拍背排痰，采用主动循环技术帮助患者排痰，防止呼吸道感染。术后饮水总量控制在 1 000ml 左右，防止饮水过多加重心脏负担。

2. 出院后康复（Ⅱ期康复） 由于心血管疾病患者一期康复时间有限，出院后至病程的 12 周左右一般为冠心病Ⅱ期，即恢复初期，主要在康复门诊进行训练。Ⅱ期康复目标主要是保持并进一步改善出院时的心功能水平，逐步恢复完全生活自理，过渡到恢复正常的社会生活，提高生活质量。运动治疗中制订运动处方是关键。运动处方的内容包括运动方式、运动强度、运动持续时间、运动频率和运动中的注意事项。适宜的运动强度是确保运动治疗安全性和有效性的关键因素，应根据患者的实际情况选择合适的运动强度和时间。经典的Ⅱ期康复运动程序包括三个步骤：

第一步：准备活动，即热身运动。多采用低强度有氧运动，持续 5~10min。其目的是放松和伸展肌肉，增强 ROM 和心血管的适应性，降低运动中发生心脏事件及运动损伤的风险。可采用关节活动操或医疗体操等。

第二步：训练阶段。此阶段包括有氧运动、抗阻运动、柔韧性运动、平衡功能等各种运动方式。其中有氧运动是基础，抗阻运动、柔韧性运动是补充，一般持续 30~40min。有氧运动的方式有行走、慢跑、骑自行车、游泳、爬楼梯以及在器械上完成的行走、划船等。每次运动 20~40min，建议从 20min 开始，根据患者运动能力逐步增加运动时间，运动频率一般为每周 3~5 次。抗阻训练主要减轻心脏的压力与负荷，有利于增加心肌血流灌注，还可提高基础代谢率，刺激骨质形成，改善糖脂代谢。抗阻运动可选用功率自行车或手摇车，弹力带训练，注意抗阻训练不能屏气，用力时呼气，放松时吸气，防止心血管事件的发生，最好佩戴心电监护。

第三步：放松运动可使运动系统的血液缓慢回到心脏，避免心脏负荷突然增加诱发心脏事件。放松运动可以是慢节奏有氧运动的延续或柔韧性训练。根据患者病情轻重可持续 5~10min，病情越重，放松运动的持续时间宜越长。

患者最常用的锻炼方法是行走，包括户内外行走，须每日进行。行走可逐渐增强其耐力，从 15~30min 开始，在可耐受的情况下逐渐增加行走速度。此阶段应在医院门诊康复科的监护下进行有氧运动锻炼，活动强度为最大心率的 40%~50%。在进行较大运动强度活动时，可采用远程心电图监护系统监测，或由有经验的康复人员多次观察康复治疗程序，以确保安全性。对于没有异常表现的患者，可以通过自我监护或在家属的帮助下过渡到无监护活动，应安全稳步地提高运动负荷。

3. 冠心病Ⅲ期康复（慢性冠心病或恢复期康复） Ⅲ期康复目标是巩固Ⅱ期康复成果，控制危险因素，改善或提高心血管功能和身体活动能力，最大限度地恢复其生活与工作。

病程 12 周以后至 6~12 个月为慢性期或恢复期，完成冠心病康复计划大约需 12 周，此时运动试验证实患者可安全完成 7~8METs 的运动强度，为了保持已改善的身体状况，进一步改善心血管功能，提高心血管耐力，应继续体能锻炼。可以按最后一次运动处方靶心率的相同负荷水平继续锻炼，运动强度依个人情况逐渐增加。

康复训练的基本原则：①根据年龄、性别、个性爱好、疾病诊断和病期、相应的临床表现、治疗目标、患者的心理状态和需求等,因人而异制订康复方案。②循序渐进原则,即掌握运动技能和学习适应性过程,应由易到难进行训练。③从量变过程到产生质变,训练效果的维持需要长期锻炼。如果在训练计划中要休假,也应该制订与运动形式相类似的练习计划或其他类似的活动,以便在假日期间坚持锻炼。④根据患者兴趣选择训练项目,兴趣可以提高患者参与并保持康复治疗的积极性和主动性。⑤全面整体的原则。无论哪种类型的运动练习,运动处方中都应明确写出应做的准备活动(热身运动)、训练活动和整理活动。

四、康复教育

1. 宣传冠心病的危险因素、发病机制、发展过程;解释心脏疾病的解剖和生理以及药物治疗的目的。同时宣传戒烟的重要性以及有益于心脏健康的饮食知识等。

2. 让患者了解每个时期康复的目标、康复的内容、注意事项等,制订出院后的调养计划、运动处方。

3. 控制冠心病的危险因素,积极治疗高血脂、高血压、糖尿病,养成良好的生活习惯,戒烟、戒酒,控制饮食,保持低脂饮食,低脂饮食是防治冠心病的基础之一。控制体重,坚持进行适当的有氧健身运动。

4. 保持乐观、积极的心理状态,对冠心病患者的身心健康非常有益。

本节小结

冠心病的康复包括心肌梗死、心绞痛、慢性缺血心脏病、冠脉搭桥和经皮冠脉成形术后的康复。康复评定包括体格检查、冠心病危险因素的评估、心理社会评定、心肺功能的专项评定、行为类型的评定等。冠心病康复治疗的目的是帮助患者通过努力尽快恢复病前的生活方式,治疗主要是进行有氧训练,配合作业治疗、行为治疗和危险因素纠正。冠心病的康复要重视健康教育,包括病情介绍、健康饮食、合理运动及出院指导。

(孟宪国)

思考题

1. 经典的Ⅱ期康复运动程序包括哪3个步骤?
2. 急性冠心病患者开始运动治疗的参考标准有哪些?
3. 运动康复的禁忌证有哪些?

第四节　呼吸康复

学习目标

1. 掌握呼吸训练、排痰训练及运动训练的方法。
2. 熟悉呼吸康复的适宜人群,呼吸康复的评估和健康指导。
3. 了解 COPD 的定义及临床表现。
4. 能够对 COPD 患者进行评估、制订康复方案并实施,指导患者进行呼吸功能训练及讲解本病的防治知识。
5. 具有良好的临床思维能力,能以患者为中心制订适宜的康复处方;具有良好的沟通技巧及团队合作能力。

患者,女,60岁,主因"反复咳嗽、咳痰5年余,加重半个月"入院。患者有COPD 5年余,平日上楼、干重活有心悸、气短感,但日常生活尚可自理。半个月前受凉后出现发热,体温最高达38.3℃,咳嗽、咳痰,为黄色脓痰,不易咳出,伴心悸、气促,日常生活不能自理,为求进一步康复治疗入院。查体:T 38.0℃,P 98次/min,R 22次/min,Bp 135/80mmHg,神志清,精神一般,唇发绀,咽部充血。桶状胸,肋间隙增宽。吸气时呈三凹征。两侧呼吸运动对称,未触及胸膜摩擦感及握雪感。叩诊呈过清音。两肺呼吸音较弱,呼气音延长,两肺上部可闻及干啰音,两肩胛下区可闻细湿啰音。

请思考:

1. 患者需要进一步完善哪些检查?

2. 患者存在哪些功能障碍?应该进行哪些康复评定?

3. 如何为患者制订一个康复计划,应该为患者进行哪些健康宣教?

一、概述

呼吸康复(pulmonary rehabilitation,PR)是一项综合性的干预措施,是以详细的患者评估为基础,为患者制订个体化的治疗方案,其中包括但不限于运动训练、教育和行为改变,旨在改善慢性呼吸系统疾病患者的身体及心理状况、提高健康行为的长期依从性。因此,呼吸康复强调多专业、跨学科团队的重要性,包括医生、物理治疗师、呼吸治疗师、护士、心理学家、行为专家、运动生理学家、营养师、作业治疗师和社会工作者等。

呼吸康复的目标包括最大限度地减轻患者症状负担、提高运动表现、促进自主性、增加日常活动的参与、改善健康相关生活质量,并实现长期健康行为的改变。为了实现这些目标,应对患者进行初步评估,了解其复杂性、并发症、需求以及受影响的方面(肺、肺外、行为/生活方式),这有助于制订个体化治疗方案。在疾病过程的任何阶段,包括疾病早期、急性加重期间或加重后,都应定期对患者进行评估。开始呼吸康复后,也需持续评估,以判断干预措施的有效性。

呼吸康复的对象包括所有存在身体或心理问题的呼吸系统疾病患者以及无法坚持健康促进行为的患者。

适合呼吸康复的情况举例:阻塞性疾病包括COPD、持续哮喘、支气管扩张、囊性纤维化、闭塞性细支气管炎;限制性疾病包括间质性肺疾病、肺间质纤维化、职业性或环境性肺疾病、结节病、结缔组织疾病、过敏性肺炎、淋巴管肌瘤病、急性呼吸窘迫综合征幸存、胸壁病变、脊柱后凸、强直性脊柱炎、结核后综合征;其他情况包括肺癌,肺动脉高压,胸、腹部术前后,肺移植前后,肺减容术前后,呼吸机依赖,肥胖相关呼吸系统疾病。

虽然多种慢性呼吸系统疾病都能从呼吸康复获益,但大多数证据仍来自COPD患者的研究。转诊行呼吸康复的COPD患者多为疾病严重阶段。但是,已有充分的证据表明,疾病早期患者也存在下肢肌肉力量下降、健康相关生活质量下降的情况。事实上,即使是轻度患者,其休息和运动时也会有超出自然衰退而影响的生理功能障碍。本节将重点以COPD患者为例,介绍呼吸康复的康复评定、康复治疗及健康教育相关内容。

慢性阻塞性肺疾病(chronic obstructive pulmonary disease,COPD)是一种具有呼吸气流受限特征的可以预防和治疗的疾病。气流受限不完全可逆、呈进行性发展,与肺部对香烟烟雾等有害气体或有害颗粒的异常炎症反应有关。主要累及肺脏,但也可引起全身(或称肺外)的不良效应。近些年COPD的发病率有明显增加的趋势。COPD主要表现为慢性咳嗽、咳痰及进行性加重的呼吸困难、喘息和胸闷。长期缺氧和呼吸不畅,严重影响患者的日常生活和工作,甚至出现焦虑、抑郁等心理问题,给患者及家庭都带来痛苦和经济负担。

COPD 的病变虽具有不可逆性,但进行规范的药物等治疗,能在一定程度上控制其病情的发展。目前国内外学者均十分强调 COPD 的康复治疗。

二、康复评定

COPD 患者的康复评定包括临床评估,呼吸功能评估,运动能力评估,ADL 能力及心理功能评定等。

(一)临床评估

临床评估主要包括患者的病史采集及体格检查。病史包括患者的发病情况以及症状,如咳、痰、喘、胸痛等,还有其他一般情况(饮食、大小便、睡眠、体重)。

体格检查主要通过视、触、叩、听来评估患者的情况。视诊主要观察患者的呼吸频率、节律、呼吸方式、呼吸做功情况。触诊主要检查胸腹部的活动度,包括胸廓的扩张度,呼吸肌的活动等。叩诊检查有无气胸、血胸等。听诊肺部有无啰音、异常呼吸音。

(二)呼吸功能评估

临床中可根据博格自觉疲劳程度量表对患者气短症状进行分级,详见表6-4。

表6-4　博格自觉疲劳程度量表

分级	症状	分级	症状
1级	无气短	4级	明显气短
2级	稍感气短	5级	气短严重,不能耐受
3级	轻度气短		

(三)肺功能评估

肺功能检测对于诊断和判断 COPD 的严重程度是很重要的,临床多采用肺功能仪或心肺运动试验进行检测。

1. 气流受限程度　采用肺功能严重度分级。第一秒用力呼气量占用力肺活量百分率(FEV_1/FVC%)是评价 COPD 严重程度的良好指标。以 FEV_1 的80%、50%、30% 为分级标准,将 COPD 患者气流受限的程度分为轻度、中度、重度、极重度4级,详见表6-5。

2. 肺活量、功能残气量、残气量　详见心肺功能评定章节内容。

表6-5　COPD 气流受限分级

分期	评估内容
COPD1(轻度)	FEV_1/FVC%<70%,$FEV_1 \geq 80\%$ 预计值
COPD2(中度)	FEV_1/FVC%<70%,$50\% \leq FEV_1 < 80\%$ 预计值
COPD3(重度)	FEV_1/FVC%<70%,$30\% \leq FEV_1 < 50\%$ 预计值
COPD4(极重度)	FEV_1/FVC%<70%,$FEV_1 < 30\%$ 预计值

注:此表是以吸入支气管扩张剂后的第一秒用力呼气量(FEV_1)为基础的分级。

(四)运动能力评估

运动功能评估的目的是了解患者运动能力的大小,了解其在运动时是否需要氧疗,并指导制订安全、适宜、个体化的运动治疗方案。常用的评估方法有心肺运动试验、运动平板、踏车功量计、上肢功量计、6分钟步行试验等。详细评定方法见第二章第六节。

（五）ADL 能力评定

呼吸系统疾病患者,尤其是严重的 COPD 患者常有日常生活或活动方面的障碍。评定主要包括自我照顾、日常活动、家务劳动、购物和烹饪、交通(活动性)以及人际关系。

（六）营养评价

营养状态对 COPD 患者而言,既是判断预后的指标又指导运动疗法的指标。临床上最常用体重指数（BMI）来评价营养。体重指数的计算公式为 $BMI=体重/身高^2$。在我国,$BMI<18.5kg/m^2$ 为消瘦,$18.5kg/m^2 \leq BMI \leq 23.9kg/m^2$ 为正常体重,$BMI>24.0kg/m^2$ 为超重。

（七）心理评定及生活质量评定

COPD 患者由于呼吸困难和对窒息的恐惧,经常处于持续紧张不安的焦虑状态。另外,COPD 患者由于慢性缺氧,可引起器质性脑损害,表现出认知、情绪等障碍。因此,需要对 COPD 患者进行相应的心理评定。生活质量评定临床上可用 COPD 患者自我评估测试（CAT）进行评定。

三、康复治疗

（一）康复目标

呼吸康复的目标为纠正病理呼吸模式,改善肺通气;改善心肺功能;改善或维持体力,提高其对运动和活动的耐力,提高日常生活自理能力;改善心理状况,缓解焦虑、抑郁、紧张等心理障碍。

（二）适应证及禁忌证

1. **适应证** 病情稳定的 COPD 患者。

2. **禁忌证** 合并严重肺动脉高压、不稳定型心绞痛、近期心肌梗死、认知功能障碍、充血性心力衰竭、明显肝功能异常、癌症转移、近期脊柱损伤、肋骨骨折、咯血等。

（三）康复方案

呼吸康复包括多种不同的治疗方法。干预措施不只是各部分的总和,而是根据患者的特殊需求制订的个性化康复治疗方法。具体措施取决于其呼吸系统疾病的诊断、严重程度分级、并存的并发症、临床表现及患者的心理和社会框架。虽然运动训练仍然是呼吸康复的基石,但仅靠其不足以提供最佳和长期获益,必须与旨在促进自我管理技能和积极健康行为改变的教育工作相结合。在最初强化方案之后,应该有一个维持阶段,理想情况下患者应终身坚持。

COPD 患者主要采用综合治疗措施,包括药物治疗、营养支持、呼吸训练、运动治疗、心理治疗等。

1. **药物治疗** 患者在开始康复之前应给予适当的药物治疗,包括支气管扩张剂、皮质激素、抗生素、黏液溶解剂、祛痰药和抗过敏药等。应根据情况给药,同时应根据需要湿化空气、摄入充足的液体以促进气道分泌物的清除,若有呼吸道感染应尽早给予药物治疗。

2. **呼吸训练** 其目的是改善通气,减轻患者气促感;增加咳嗽机制效率;改善胸廓活动度,建立有效呼吸模式。主要包括缩唇呼吸、呼吸控制、腹式呼吸等。

（1）缩唇呼吸:通过增加气道阻力,防止气道过早闭合,从而减少残气量。患者经鼻吸气后,缩唇吹口哨样缓慢呼气,一般吸气 2s、呼气 4~6s。

（2）呼吸控制:让患者放松颈肩部以及上胸廓,并鼓励多利用下胸廓及腹部的运动来呼吸,从而减少呼吸频率,降低气促感。

（3）腹式呼吸:患者取仰卧位、半卧位或坐位,先经鼻深吸气,吸气时隆起腹部,呼气时腹肌收缩腹部凹陷,也可在腹部放一个小重物以进行抗阻力呼吸训练。开始训练时 2 次/d,10~15min/次,以后逐渐增加次数和时间。

3. **肌肉放松训练** COPD 患者常伴胸大肌、胸锁乳突肌等辅助呼吸肌的紧张,肌肉的紧张反过来导致肌肉耗氧量增加,使患者运动能力进一步下降。因此,可通过按摩、理疗等放松手法进行放松。

4. 排痰技术 适用于痰液较多的患者,帮助清除气道分泌物,临床常用以下方法排痰。

(1)**体位引流**:通过适当的体位摆放,使患者受累肺段内的支气管尽可能地垂直于地面,利用重力作用促使肺叶或肺段气道内的分泌物引流,配合有效的咳嗽将分泌物排出。其原则是病变部位要放在高处,引流支气管开口应在低处。根据肺段不同的解剖部位而取不同的体位与角度。每日2~3次,5~10min/次。对于年老体弱、严重心脏病、心力衰竭、明显呼吸困难和发绀者应禁忌。

(2)**胸部叩拍、震颤**:临床上体位引流时配合应用胸部叩拍技术,可使黏附在支气管里的分泌物脱落并移至较大的支气管而易于排出。叩拍或震颤宜轻而有节奏,操作时嘱患者缓慢腹式呼吸,呼气时进行叩拍和震颤,反复数次。

(3)**主动循环呼吸技术(ACBT)**:是一组特定的呼吸练习,旨在去除支气管中多余的分泌物。它由三个关键的部分组成。①呼吸控制:防止过度换气。②胸廓扩张运动:以松动、移动分泌物。③用力呼气技术:清除分泌物。

(4)**排痰机排痰**:主要利用排痰机在要引流排痰部位进行震动,使附着在支气管的分泌物脱落,再通过咳嗽将痰排出。

5. 呼吸肌训练 可以改善呼吸肌耐力,缓解呼吸困难症状。呼气训练可采用腹肌训练、吹蜡烛、吹气球、吹瓶法等进行。吸气训练可采用呼吸训练器进行训练。

知识拓展

体外膈肌起搏术

膈肌是主要的呼吸肌,在呼吸运动中起着非常重要的作用。膈神经是维持呼吸功能的主要神经,由颈3~5神经组成。体外膈肌起搏是将起搏电极粘贴在胸锁乳突肌下端外缘1/3处,距膈神经最表浅部位,辅助电极置于锁骨中线第2肋间处,通过体表电极刺激膈神经,提高膈神经的兴奋性,增加膈肌收缩,使膈肌活动幅度增加,从而使胸腔容积相应增加,提高肺泡有效通气量。体外膈肌起搏具有结构简单、操作方便、无创伤等优点。临床主要用于COPD缓解期的康复治疗,支气管哮喘、呃逆患者的治疗。

---

6. 有氧训练 有氧运动能提高患者心肺功能,提高生活质量。轻中度患者按照平板测试中最大强度的60%逐步过渡到80%,较重患者按照患者可耐受最大运动量行有氧训练。可选用游泳、踏车、爬山、上下楼梯、做呼吸操等方式进行,每次40min,每周3次。

7. 抗阻训练 COPD患者普遍存在骨骼肌萎缩,以下肢骨骼肌为主,因此,训练的重点是下肢。根据患者个人喜好可采用跑步机或踏车、上肢抗阻、弹力带等进行阻抗训练,一般为40min/次,每周3次。

8. 作业治疗 ①通过使用适当的辅助器具和周密的活动安排与活动简化,减少活动中能量的消耗。②通过安排ADL训练(如家务劳动等),提高患者的自理能力和作业活动能力。

9. 营养支持 COPD患者合理的膳食安排、食品的调配、科学的烹饪方法、正确的饮食方式,可以改善代谢功能,增强机体抵抗力,促进疾病的恢复。

10. 心理社会支持治疗 是COPD康复治疗中的重要组成部分。患者往往会认为COPD是慢性和不能治愈的,尤其会因害怕呼吸困难而产生焦虑、否认、发怒和孤立自己等心理行为障碍。因此,心理治疗可改善异常的心理状态,有助于患者以积极主动的态度参与康复治疗,提高疗效。

11. 中国传统康复疗法 太极拳、八段锦、五禽戏对COPD有良好治疗作用,穴位按摩、针灸、拔火罐等也有一定的作用。

四、健康教育

疾病不仅影响患者,还影响家庭、朋友、社区及其他利益相关者、卫生服务系统等,同时也被它们所影响。慢性呼吸系统疾病给患者和照顾者的生活带来巨大挑战。作为医务工作者,我们首先应该倾听患者和照顾者的经历和需求,根据患者及家庭的实际情况为患者制订个体化康复治疗措施,为患者提供有效的、适宜的健康指导,包括一般知识如肺的解剖和生理学知识、药物治疗的作用、副作用、剂量及正确使用、各种适宜的呼吸练习方法和锻炼技术理论和实际操作,还应包括正确及安全地使用氧气。如 COPD 患者动脉血氧分压(PaO_2)持续低于 7.3kPa(55mmHg)或血氧饱和度(SaO_2)<88%,并伴有或不伴有高碳酸血症,需及时评估是否需要给氧等相关处理。另外还需加强锻炼,预防感冒,戒烟等。

本节小结

呼吸康复是针对患者和照顾者的多专业干预措施,提供了可满足呼吸系统疾病患者需求的多种方法和训练,对于慢性呼吸系统疾病患者而言是一种有效且具有很高价值的治疗方法。主要采用综合治疗措施,包括药物治疗、呼吸训练、排痰训练、营养支持、运动治疗、心理治疗等,为患者带来生理、心理改善以及症状缓解和卫生经济学获益。

(单桂香)

思考题

1. 常用的呼吸训练方法有哪些?
2. 常用的排痰技术有哪些?
3. 呼吸康复的健康教育包括哪些内容?

第五节　恶性肿瘤康复

学习目标

1. 熟悉恶性肿瘤的康复治疗目标、恶性肿瘤的康复治疗原则和治疗方法。
2. 了解恶性肿瘤的病因和诊断。
3. 学会运用所学知识对患者进行康复治疗,并对患者进行康复教育。
4. 具备尊重患者、保护患者隐私的职业精神和良好的医患沟通技巧。

案例导入

患者,女,71 岁,因"左肺癌术后 1 年,腰痛 1 个月"入院。患者 1 年前因"肺癌"行左侧肺叶切除术,术后不能做体力活动,日常生活可自理。1 个月前出现腰痛,全身骨扫描结果为左肺癌术后,腰椎多发转移。现患者疼痛较剧烈,曾于当地医院就诊,口服布洛芬以及曲马多止痛治疗,效果欠佳。入院后予以口服硫酸吗啡控释片治疗,疼痛有所缓解,为进一步寻求康复治疗而入院。NRS 评分:5 分。

根据肿瘤的生物学特性及其对机体的危害性,肿瘤分为良性肿瘤(benign tumor)和恶性肿瘤(malignant tumor)两大类。良性肿瘤容易清除干净,一般不转移、不复发,对器官、组织只有挤压和阻塞作用。恶性肿瘤早期即可发生浸润和转移,侵犯、破坏邻近的组织和器官的结构和功能,引起坏死出血合并感染,是严重危害人类生命与健康的常见病、多发病。

随着医学科学及相关学科的发展,恶性肿瘤的早期诊断及可选择的抗肿瘤治疗水平不断提高,使得恶性肿瘤患者的生存时间不断延长。然而,尽管目前抗肿瘤治疗手段在向减少创伤及保留功能方向发展,但是在恶性肿瘤患者中仍有较高的致残率。大部分恶性肿瘤患者需要后续的康复治疗。

一、概述

恶性肿瘤康复指对恶性肿瘤患者的功能障碍采取相应的康复医学措施,使之增进健康,改善功能,提高生活质量,回归社会。恶性肿瘤患者康复的目的是提高恶性肿瘤治愈率、延长患者生存期、改善功能状况、提高生活质量,帮助患者回归社会。

(一)病因

恶性肿瘤的病因尚未完全明确。目前,较为明确的与恶性肿瘤有关的因素可分为外源性和内源性两大类。

1.外源性因素

(1)**化学因素**:人们最先认识的肿瘤病因是化学致癌因素,依据其作用方式分为直接致癌物、间接致癌物和促癌物三种。

(2)**生物因素(感染原)**:是人类肿瘤的主要病因之一。一些新发恶性肿瘤病例是由感染性疾病引起的,主要为病毒感染。

(3)**物理因素**:人类对某些物理因素致癌的认识已有近百年的历史,到目前为止已经肯定的物理致癌因素主要有电离辐射、紫外线辐射和一些矿物纤维。目前,一般认为物理致癌因素主要与某些职业性癌症关系密切。

2.内源性因素

(1)**遗传因素**:目前认为,基因组遗传变异在肿瘤的发生发展过程中起重要作用,一些携带变异基因的人对环境致癌因素格外敏感而易患癌症。

(2)**内分泌因素**:体内激素水平异常是诱发因素之一,如雌激素和催乳素与乳腺癌有关,雌激素与子宫内膜癌相关,雄激素与前列腺癌相关等,生长激素可以刺激癌的发展。

(3)**免疫因素**:先天性或后天性免疫缺陷者易发生恶性肿瘤,如丙种球蛋白缺乏症患者易患白血病和淋巴造血系统肿瘤;获得性免疫缺陷综合征(又称艾滋病)患者恶性肿瘤发生率明显增高。但大多数恶性肿瘤发生于免疫功能"正常"的人群,主要原因在于恶性肿瘤能逃脱免疫系统的监视并破坏机体免疫系统,机制尚不完全清楚。

(二)诊断

恶性肿瘤的早期诊断对改善患者预后非常重要,诊断肿瘤的方法和手段有多种,临床上将恶性肿瘤的诊断形式按级别的高低分为五级。

1.临床诊断 根据临床症状体征,结合疾病发展规律,在排除非肿瘤性疾病后作出诊断,一般不能作为治疗依据。

2. 手术诊断 经手术或各种内镜检查,仅以肉眼看到的肿瘤而作出的诊断,未经病理学证实。

3. 理化诊断 在临床上符合恶性肿瘤表现,并有理化检查阳性结果支持,如 X 线、B 超、CT 和 MRI 检查,或癌胚抗原、甲胎蛋白等肿瘤标志物测定等。

4. 细胞病理学诊断 根据各种脱落细胞、穿刺细胞学检查而作出的诊断。

5. 组织病理学诊断 各种恶性肿瘤组织经粗针穿刺、钳取、切取、切除后,制成病理切片的诊断,是恶性肿瘤诊断的"金标准"。

(三)临床治疗

恶性肿瘤的临床治疗方法主要包括手术治疗、化学治疗、放射治疗、靶向治疗、免疫治疗和其他治疗方法(如综合治疗、中医药治疗、基因治疗、内分泌治疗、姑息治疗等)。

二、康复评定

大多数恶性肿瘤是环境因素与遗传因素相互作用的结果。康复评定主要对身体结构与功能损伤的严重程度进行评定,对个人因素、环境因素、社会与家庭支持等背景性因素进行评定。患者活动能力和参与能力因肿瘤种类、治疗方式等不同,受限程度也不同,可根据具体情况进行相应的评定。

(一)生理功能评定

1. 躯体功能评定 根据恶性肿瘤患者病情的原发性和继发性反应的特点,恶性肿瘤患者各系统器官的功能评定多侧重于 ROM、肌力、步行能力等评定,以及中枢神经功能、周围神经功能、心肺功能等评定。其功能评定的原则和方法与一般伤病功能评定相同。

2. 癌痛评定 恶性肿瘤患者疼痛评定的原则和方法与一般疼痛评定相同,多采用视觉模拟评分法、麦吉尔疼痛问卷(McGill pain questionnaire)。

根据患者应用镇痛药的种类和方式,癌痛分为0~4级。0级:不用药物;1级:需非麻醉性镇痛药;2级:需口服麻醉药;3级:需口服和/或肌内注射麻醉药;4级:需用静脉注射麻醉药。

(二)心理功能评定

一般认为,恶性肿瘤患者的心理反应通常要经过否认期、愤恨期、妥协期、抑郁期和接受期5个阶段。对恶性肿瘤患者心理评定的方法与一般伤病的心理评定相同,主要包括情绪测验和人格测验。

(三)活动与参与能力评定

1. ADL 能力评定 采用巴塞尔指数、功能独立性评定量表等方法评定。

2. 社会生活能力评定 可选用功能活动问卷、社会功能缺陷筛选表。

3. 职业能力评定 常用微塔法、Valpar 职业康复训练及标准化评估系统等。

三、康复治疗

(一)康复治疗目标

不同恶性肿瘤及其不同程度功能障碍的康复目标不同,肿瘤患者康复目标分为预防性康复、恢复性康复、支持性康复和姑息性康复四种。

(二)康复治疗原则

恶性肿瘤的康复治疗原则主要包括早期同步、综合措施、全面康复和团队协作。

(三)康复治疗方法

1. 心理康复 应贯穿抗肿瘤治疗的全过程,针对处于不同阶段患者的心理特点进行有针对性的心理干预是康复治疗的重要内容,有助于患者正确对待疾病和治疗,以积极的心态面对生活甚至死亡。

2. 躯体康复　恶性肿瘤患者的躯体康复应在专业的康复医生指导下有计划、有针对性地进行,患者可进行适合自己体力的运动和功能锻炼。推荐低强度有氧运动,以增强肌力,保持或改善ROM,提高心肺功能与耐力。注意监测患者的疲劳程度,防止过度劳累。

3. 癌痛康复

(1) **药物治疗**:1986 年 WHO 提出的"三阶梯止痛"是经过验证的肿瘤疼痛治疗的基石,目前仍被公认是癌痛治疗的最基本原则。其主要内容包括首选口服给药、按阶梯给药、按时给药、个体化治疗等。

(2) **物理治疗**:常采用热敷、冷敷、经皮神经电刺激疗法、夹板固定等物理治疗方法,对癌症疼痛有较好的止痛效果。

(3) **中国传统康复疗法**:包括中药、针灸、推拿和气功疗法等。

(4) **放射治疗**:放射治疗对恶性肿瘤疼痛(尤其是骨转移的疼痛)有较好较快的止痛效果。

(5) **神经阻断**:对上述治疗方法效果欠佳的患者,可在局部痛点、外周神经、自主神经、硬膜外、蛛网膜下腔及肿瘤组织中注入乙醇或苯酚进行神经阻断,有较好的止痛效果。

(6) **神经外科手术**:对顽固性疼痛,可以进行神经松解、神经切断等神经外科手术。

(7) **心理治疗**:对所有恶性肿瘤疼痛患者都应给予心理支持和必要的镇痛知识宣教,消除患者对阿片类药物的恐惧心理以及对其副作用的担忧。

4. 其他对症治疗　包括改善恶病质-畏食综合征、减轻疲劳、虚弱等症状的治疗。

四、康复教育

对恶性肿瘤患者的康复教育包括宣传恶性肿瘤防治知识、恶性肿瘤患者心理变化的特点、康复治疗的目标和内容等;还应倡导积极健康的生活方式,鼓励患者有规律地生活起居、多参加户外或集体活动、做一些力所能及的家务,多和亲友沟通、保持乐观积极的心态等。

本节小结

随着医学的发展,恶性肿瘤并非不治之症,患者的寿命在不断延长,恶性肿瘤患者如何进行康复已成为重要问题。随着康复范围的不断扩大,康复措施的日新月异,有些恶性肿瘤患者在体力和精神上可以恢复到一定水平。恶性肿瘤患者的康复治疗,注重机体功能的恢复或重建,缓解疼痛。需要优化安排患者的日常活动,以确保患者的生活质量。康复治疗可以改善患者机体功能,保持机体独立性,应贯穿于肿瘤治疗的全过程。

(刘立夏)

思考题

1. 恶性肿瘤康复评定方法有哪些?
2. 简述恶性肿瘤的康复治疗目标。
3. 简述恶性肿瘤的康复治疗原则和康复治疗措施。

第六节　盆底功能障碍性疾病康复

学习目标

1. 熟悉盆底功能障碍性疾病的康复评定、康复治疗方法。
2. 了解盆底功能障碍性疾病的病因、临床表现特点。
3. 学会运用常用的康复评定及康复治疗方法,对盆底功能障碍性疾病患者实施康复治疗,制订家庭康复训练计划,进行疾病康复宣教。
4. 具有良好的临床思维能力;尊重患者,善于沟通及与团队协作。

案例导入

患者,女,54 岁,主因 "不自主遗尿 3 年" 入院。患者 3 年前开始发现咳嗽、大笑、打喷嚏时尿液出现不自主自尿道外口流出,自诉尿量逐渐增多,大便正常。盆底表面肌电评估示快肌、慢肌和快慢肌收缩功能均下降。入院查体:腹部有一陈旧性剖宫产瘢痕,改良牛津肌力评定 2 级,压力实验(+),1h 尿垫试验漏尿量 35ml。

请思考:

1. 该患者有哪些康复问题?
2. 针对这些问题如何评定?
3. 针对患者的功能障碍,应该进行哪些康复治疗?

一、概述

(一)定义

盆底功能障碍性疾病(pelvic floor dysfunction,PFD)又称盆底支持组织松弛,指盆底支持组织由于退化、损伤等原因,使盆底支持薄弱或肌肉功能减退,使患者盆底脏器发生移位或功能失调而出现的一系列疾病症状,主要表现为压力性尿失禁(stress urinary incontinence,SUI)、盆腔器官脱垂(pelvic organ prolapse,POP)、性功能障碍(sexual dysfunction,SD)、慢性盆腔疼痛(chronic pelvic pain,CPP)、排便障碍(dysporia)等。其中以压力性尿失禁和盆腔器官脱垂较为常见。

(二)发病情况

随着人口老龄化进程加快,PFD 发病率明显增高,妊娠与分娩都是导致 PFD 的高危因素,50%以上的经产妇患有不同程度的盆底功能障碍性疾病,女性发病显著高于男性。PFD 是影响生活质量的疾病,尤其严重影响中老年女性的健康和生活质量。适时地对盆底功能进行评估,及早发现异常,及时进行康复治疗,是预防和治疗盆底功能障碍性疾病、提高生活质量的关键。本节重点讨论女性盆底功能障碍性疾病。

(三)盆底肌的生理功能

盆底肌指封闭骨盆底的一组肌肉群,包括肛提肌、肛门括约肌、闭孔肌、耻骨直肠肌、耻骨尾骨肌、髂尾肌等。这一肌肉群将耻骨、尾椎等连接在一起。围绕在尿道、膀胱、阴道和直肠开口的周围,从而维持其正常位置,保障其正常功能。盆底肌的功能包括支持功能、括约功能和性功能 3 个方面。一旦盆底肌受到损伤,相关器官无法维持在正常位置,从而出现相应功能障碍,如大小便失禁,盆底脏器脱垂等。

（四）病因

盆底功能障碍性疾病的发生与很多因素有关，妊娠和引产分娩是 PFD 最常见的危险因素，年龄大、绝经等导致盆底支持组织薄弱，而肥胖、慢性咳嗽、重体力劳动导致腹压长期较高也会加重 PFD 的发生。

（五）临床表现

其临床表现为尿失禁等下尿路症状、大便失禁等下消化道症状、盆腔器官脱垂、性功能障碍、慢性盆腔疼痛等症状，其中盆腔器官脱垂和压力性尿失禁最常见。

1. 排尿异常 包括尿失禁和尿潴留，以压力性尿失禁最多见，大部分孕妇会发生尿失禁，可发生在妊娠的各个时期。表现为腹压（咳嗽、大笑、打喷嚏）增高时尿液不自主的自尿道外口流出，80% 的压力性尿失禁患者同时伴有盆腔脏器脱垂。

2. 排便异常 主要为肛门括约肌张力异常，其中肛门括约肌松弛可导致大便失禁，直肠蠕动下降导致患者长期便秘。

3. 盆腔器官脱垂或膨出 轻症患者一般无不适，重症患者可自觉有阴道块状物脱出，伴或不伴有不同程度的腰骶部酸痛或下坠感，站立过久或劳累后症状明显，卧床休息后症状减轻，许多患者同时伴有下尿路症状，还可伴有排尿及排便方面的异常。

4. 慢性盆腔疼痛 主要有外阴痛、膀胱疼痛综合征和功能性肛门直肠痛，疼痛程度和性质表述不一，定位不准，有时疼痛可向骶、腰或肛门直肠放射。

5. 性生活质量下降。

二、康复评定

产后盆底肌检查应在产后 42d 恶露干净后进行。主要检查包括常规检查、辅助检查和盆底肌功能评估、压力性尿失禁的特殊检查等。

（一）常规检查

主要检查会阴有无伤口、伤口愈合情况、会阴体弹性、长度、阴道口能否闭合、是否有盆腔脏器脱垂；产后女性需评估子宫位置及复旧情况；会阴骶神经分布区域的痛温觉等。

（二）辅助检查

辅助检查可采用 B 超、MRI、内镜（宫腔镜、膀胱镜）、尿动力学检查、膀胱尿道造影等。超声作为妇科最常用的检测手段，可发现盆腔的异常解剖，初步排除器质性病变；MRI 能清晰分辨盆底软组织，诊断器官脱垂或膨出、测定膀胱前间隙。尿动力学检查是尿失禁分型鉴别最重要的辅助检查，主要包括尿流量测定和膀胱内压测定，可检测尿路各部压力、流率及生物电活动，以了解尿路排尿功能和机制、病理生理学变化等。

（三）盆底肌功能评估

1. 盆底肌徒手肌力检测 检查者左手掌轻压患者腹部，右手中指及示指缓慢进入患者阴道，开始进行检测。用口令嘱患者收缩阴道，采用改良牛津肌力分级评分，分为 0~5 级。0 级表示毫无收缩；1 级表示微有抽动；2 级表示微弱收缩，仅感受到轻微力量，没有压迫或内缩上提的感觉；3 级表示普通收缩，有轻度压迫及内缩上提的感觉；4 级表示收缩正常，可抗阻力，手指向下压时仍可感受到收缩；5 级表示强力收缩，强而有力的压迫手指。叮嘱患者在进行阴道收缩时，尽量不要进行腹肌收缩，把腹肌收缩与肛提肌收缩分离出来。

2. 盆底表面肌电评估（surface electromyography，sEMG） 又称 Glazer 盆底表面肌电评估，可辅助诊断或鉴别诊断 PFD，有助于了解患者盆底功能恢复进展，评价治疗效果。sEMG 适用于经过盆底肌力初筛检查后，肌力<3 级且需进行盆底肌康复治疗的患者。在进行 sEMG 评估前，需使用阴道电极进行检测。将粘胶电极贴于一侧腹直肌上，把参考电极分别贴于两侧髂前上棘。用生理盐

水润湿阴道电极或在阴道电极头部涂抹少量的导电膏,动作轻柔地将阴道电极放入阴道(阴道电极圆形挡片在阴道口外)。

(四)压力性尿失禁的特殊检查

1.压力试验 为压力性尿失禁的诊断性试验之一。将一定量的液体(一般为300ml)注入患者膀胱,或患者自己感觉有尿意时,嘱其在站立位或膀胱截石位下用力咳嗽8~10次,观察阴部有无尿液溢出。如有溢出为阳性。

2.指压试验 检查者将示指放入患者阴道前壁的尿道两侧,指尖位于膀胱与尿道交界处,向前上抬高膀胱颈,再嘱患者用力咳嗽8~10次,如压力性尿失禁现象消失,则为阳性。

3.1h 尿垫实验 尿道压力试验阴性者可行尿垫试验。要求患者先喝500ml水,然后穿着事先称重的无菌尿布行走、爬楼梯、用力咳嗽、跑步等活动,1h后尿垫称重得知溢尿量。为压力性尿失禁最常用的、较客观的定量检测方法,可用来评估尿失禁的程度。通常将测定结果分为轻度,溢尿0~<2g;中度,溢尿2~<10g;重度,溢尿10~50g;极重度,溢尿>50g。

4.棉签试验 患者采取仰卧位,将涂有利多卡因的棉签置入尿道膀胱交界处,分别测患者在静息状态及屏气时棉签棒与地面之间形成的角度。若两角度差<15°,则为正常;若两角度差>30°,则说明盆底支持薄弱;若两角度差为15°~30°,需结合其他检查判定。

三、康复治疗

(一)盆底肌训练法

盆底肌训练又称凯格尔运动(Kegel exercise),是各种盆底功能障碍疾病的首选盆底恢复方法,对压力性尿失禁治疗有效率达50%~75%,也可用于没有临床症状体征但经盆底肌电筛查异常者,先行3个月盆底肌训练以预防盆底功能障碍。其主要用于预防和治疗各种类型的盆底功能障碍,但不适用于神经或精神性疾病及意识障碍的患者,在妊娠期时应酌情选择。

盆底肌训练是通过患者有意识地对以耻骨尾骨肌肉群为主的肌肉进行自主性收缩和舒张的肌肉锻炼,以改善盆底肌功能,从而提高对盆腔脏器的支持承托作用,加强控尿与控便的能力。此外,盆底肌反射性收缩还加强了尿道括约肌的收缩功能,反射性抑制逼尿肌活动。盆底肌训练的第一步是提高患者对盆底肌的本体感觉,找到盆底肌的位置是关键,盆底肌收缩时尽量避免其他肌群的辅助收缩。第二步是根据患者的肌力选择合适的持续时间和肌力进行。盆底肌力极差者和失神经控制者可通过其他物理方法帮助盆底肌本体感觉部分恢复后才可进行。

(二)盆底康复器辅助盆底肌训练法

盆底康复器又称阴道哑铃,即通过质量梯度形成盆底肌收缩阻抗力,以逐渐加强训练而加大盆底肌力量。相对于单纯盆底肌训练,此方法能提供感觉反馈和负重训练,且简单易行、安全性高。临床操作时建议从最轻的康复器开始,放入阴道后进行盆底肌训练,增加患者对盆底肌的本体感觉。当患者站立位收缩盆底肌时无脱落,则可以更换为更重的盆底康复器进行训练,务必注意要循序渐进地增加训练难度和强度。此方法禁用于产后恶露未净、月经期、泌尿生殖道急性感染者,以防感染发生或加重;可疑妊娠者慎用。

(三)肌筋膜手法治疗

肌筋膜手法治疗源自针对肌肉和筋膜的骨肌康复治疗,通过按摩和拉伸手法使痉挛短缩的肌肉舒展,恢复供血,缓解疼痛。该方法可以提高外阴及盆底肌群内肌感受器阈值,减轻敏感性,起到疼痛脱敏的效果。治疗的关键点是在对垂直肌纤维走向进行拉伸,以及在垂直肌肉和扳机点方向逐渐施加压力,治疗时避免手指在体表滑动从而造成黏膜和皮肤挫伤。

(四)放松训练疗法

放松训练是针对不良情绪和心理应激反应等进行的一种行为训练,通过下调交感神经兴奋性来减缓过度活跃的盆底肌。它包括腹式呼吸法和音乐放松疗法,与生物反馈结合治疗效果更佳,主要应用于盆底肌过度活跃型或混合型盆底肌的治疗。

1. 腹式呼吸法 可以周期性地使盆底肌被动放松,从而减缓盆底肌的挛缩和过度活跃。腹式呼吸可以调节交感神经和副交感神经的交互作用。深慢的腹式呼吸可下调过度兴奋的交感神经,减慢心率,消除焦虑和压力,改善血液循环,促进盆底肌自然松解。此方法适用于高张型的盆底功能障碍性疾病的治疗。腹式呼吸法通常与生物反馈治疗法结合使用。

2. 音乐放松疗法 指利用舒缓的音乐韵律改善大脑皮质特定区域的兴奋性,可下调过度兴奋的交感神经,可消除紧张、焦虑等不良心理状态,达到放松的治疗效果。

(五)生物反馈盆底肌训练法

生物反馈治疗是一种行为治疗方法,通过电子机器描记人体生理信号,受试者能根据反馈的量化位号指导调节脏器和躯体功能以预防和治疗身心疾病。其常与盆底肌训练结合使用,是盆底恢复中最常见的主动锻炼方法。通过生物反馈盆底肌训练治疗,患者从难以控制盆底肌,到逐渐恢复自主控制盆底肌的收缩和放松。在咳嗽、跳跃等腹压增加情境下进行生物反馈盆底肌训练,可以逐渐恢复盆底肌反射性收缩。由于生物反馈盆底肌训练需放置阴道电极,因此禁用于产后恶露未净或月经期、泌尿生殖道急性感染者,以防感染发生或加重。可疑妊娠者需慎用。

(六)电刺激疗法

1. 神经肌肉电刺激 是一种较早应用于治疗盆底肌损伤的物理治疗方法,通过放置在阴道内的电极传导一定强度的电流刺激盆底肌神经,促进周围神经功能恢复和盆底肌收缩,通过抑制性神经通路反射性抑制膀胱逼尿肌,同时加强膀胱颈及尿道括约肌收缩,达到控尿的治疗目的。

以下情况禁用神经肌肉电刺激:生殖泌尿道的急性炎症期、阴道出血期、妊娠状态、癫痫及认知功能障碍,装有心脏起搏器及患严重的心律失常疾病、盆腔恶性肿瘤带瘤状态。对于盆腔良性肿瘤如卵巢囊、子宫肌瘤未达手术治疗指征时,可以使用该方法,但应定期复查。

2. 经皮骶神经电刺激 是一种被动疗法,通过骶骨两侧贴电极片进行电刺激治疗来恢复神经丛运动神经纤维功能,同时兴奋抑制性神经传导通路。适用于产后尿潴留、产后便秘、子宫复旧不良及宫缩痛等。以下情况禁用经皮骶神经电刺激治疗:局部皮肤炎症溃疡、贴片位置有金属、严重心律失常及装有心脏起搏器、癫痫、精神障碍及妊娠状态者。

3. 肌电触发电刺激 是将主动的盆底肌训练和被动的盆底肌电刺激有效结合的治疗方式,通过患者自主收缩之后触发电刺激来进一步增强患者收缩肌肉的意识,以加强盆底肌自主收缩的功能,反复的电刺激向中枢神经系统提供大量的输入冲动,使大脑皮质恢复对盆底肌的本体感觉。

四、康复教育

盆底功能障碍性疾病是中老年女性常见病和高发病,发病人数随年龄的增加而增多,影响日常工作和人际交往,由于患者对疾病的认识缺乏,需针对孕产妇及已发生盆底功能障碍性疾病的女性采用多种形式的健康教育。对于疾病要做到三级预防,正确地选用适宜的治疗方法恢复盆底功能,促进盆底康复,提高生活质量。

本节小结

盆底功能障碍性疾病是中老年女性高发病,主要表现为压力性尿失禁、盆腔器官脱垂、性功能障碍、慢性盆腔疼痛以及排便障碍等。其中以压力性尿失禁和盆腔器官脱垂较为常见。盆底功能障碍性疾病康复的目的是强调早期预防、早期诊断和早期治疗,提高盆底肌收缩能力、增强盆底肌张力、减轻尿失禁及盆底器官脱出情况、改善性生活质量。这些目的主要通过盆底肌锻炼法、盆底肌电刺激治疗、盆底生物反馈治疗等技术来实现。目前,积极有效的盆底康复治疗已经成为关爱女性身心健康的基本医疗组成部分。

(丛培丰)

思考题

1. 简述盆底功能障碍性疾病的危险因素及预防。
2. 盆底康复的适应证和禁忌证有哪些?
3. 简述盆底功能障碍性疾病的康复治疗方法。

第七节　疼痛康复

学习目标

1. 掌握疼痛常用评定方法;疼痛治疗原则。
2. 熟悉常用的康复治疗方法。
3. 了解疼痛的定义;疼痛的分类。
4. 能对常见疼痛进行分类、评定,正确选择合适的康复治疗方法。
5. 具有良好的沟通能力和团队协作精神,关爱患者,弘扬医者仁心精神。

案例导入

患者,男,54岁,工人,因"右侧肘关节酸痛1年,进行性加重1周"入院。患者1年前开始出现右侧肘关节酸痛,屈伸不方便,持重物和天气变化疼痛加剧。右侧肘关节明显压痛,患者平时喜欢打网球,经当地医院骨伤科门诊诊断为肱骨外上髁炎,给予封闭治疗有所缓解。近一周时间因参加单位网球比赛后,疼痛进行性加重,严重影响睡眠,要求进一步接受康复治疗。

请思考:
1. 患者目前的诊断是什么?
2. 患者存在哪些功能障碍,应该进行哪些康复评定?
3. 如何为患者制订一个康复计划,应该对患者进行哪些康复教育?

一、概述

疼痛(pain)是现有的或潜在的组织损伤或者根据这种损伤所描述的一种不愉快的情绪体验。这一定义概括了主观和客观的感受,即疼痛是由于多因素,如躯体、行为、心理、认知造成的。不同个体对疼痛的感受是不同的,同一个体在不同时期对疼痛的反应也不一样。疼痛是许多疾病常见或主要的症状,可引起机体发生一系列病理生理变化,甚至还会导致严重后果。如术后疼痛可影响患者术后的恢复,慢性疼痛可使人不能正常生活和工作。慢性疼痛在给患者本身带来痛苦的同时,也极大地增加社会负担。因此,我国对疼痛愈加重视,许多医院在疼痛治疗门诊和病房的基础上,已发展成为疼痛诊疗专科或疼痛诊疗中心。

(一)疼痛的分类
1. 按疼痛的程度分类　①轻微疼痛。②中度疼痛。③剧烈疼痛。

2. 按持续时间分类 ①急性疼痛:疼痛持续时间小于 3 个月一般为急性疼痛。如发生于创伤、手术、急性炎症、心肌梗死等。②慢性疼痛:如慢性腰腿痛、晚期癌症痛等。慢性疼痛常伴有精神、心理的改变。

3. 按疼痛部位分类 ①浅表痛:位于体表或黏膜,一般角膜和牙髓最敏感。性质多为锐痛,比较局限,定位明确。②深部痛:内脏、关节、韧带、骨膜等部位的疼痛。一般为钝痛、不局限,患者常只能笼统地说明疼痛部位。

4. 按解剖部位分类 头痛,颌面痛,颈项痛,肩、上肢痛,胸痛,腹痛,腰背痛,盆腔痛,下肢痛,肛门、会阴痛。

（二）疼痛评定

疼痛是一种主观感觉,受多因素影响,如躯体的、精神的、环境的、认知的和行为的等,所以有必要从多方面对疼痛进行评定。内容包括疼痛的部位、程度、性质,治疗疼痛的反应(缓解或加重),精神痛苦,患者对疼痛的感受程度等。常用的疼痛评定方法如下:

1. 视觉模拟评分法(visual analogue scale,VAS) 又称目测类比测痛法,用来测定疼痛的幅度或强度,通常采用 10cm 长的直线组成,此直线可以是横直线也可以是竖直线,线左端(或上端)表示"无疼痛(0)",线右端(或下端)表示"最严重的疼痛(10)",患者将自己感受的疼痛强度以"I"标记在这条直线上,线左端(上端)至"I"之间的距离(cm)为该患者的疼痛强度。每次测定前,让患者在没有画过的直线上再做标记,以避免患者比较前后标记而产生主观的误差。评分值越高,表示疼痛程度越重。此法是目前临床疼痛治疗时最常用的疼痛定量方法,也是比较敏感和可靠的方法。

2. 数字疼痛评分法(numerical pain rating scale,NPRS) 是用数字计量评测疼痛的幅度或强度。数字范围为 0~10。0 代表"无痛",10 代表"最痛",患者选择一个数字来代表他自觉感受的痛。临床上因效度较高,常用于评定下背痛、类风湿关节炎及癌痛。

3. 口述分级评分法(verbal rating scales,VRS) 患者描述自身感受的疼痛状态,一般将疼痛分为 4 级:①无痛。②轻微疼痛。③中度疼痛。④剧烈疼痛。最轻程度疼痛的描述常为 0 分,每增加 1 级即增加 1 分。此法简单,适合临床简单定量评测疼痛强度及观察疗效的指标。

4. 其他 多因素疼痛调查评分法、痛阈的测定等。

二、治疗原则

1. 早期治疗 疼痛常使人难以忍受,早期对疼痛的治疗十分必要。治疗越早,效果越好。

2. 明确诊断及评估 根据疼痛的不同原因、性质和部位进行诊断,并对疼痛的性质与程度进行评估。明确疼痛的病因,认真进行查体,尤其查找痛点、评估其强度,有助于疼痛的诊断。同时考虑患者的个体差异以及他们对疼痛的感受程度和评定分值进行评估,制订综合治疗方案。

3. 规范化治疗 一般分为药物治疗和非药物治疗。药物治疗应遵循个体化、按规律用药原则。非药物治疗有多种方法,可依据患者病情选择适宜方法,并遵循疗效变化规律进行规范化治疗。任何方法治疗都有其规律,并需要一个过程,只有坚持规范化治疗才能达到治疗的目的。

4. 调动患者主动性 患者的积极参与是取得疗效的关键。疼痛患者往往伴随着焦虑、紧张情绪,对患者的教育和沟通可以争取患者的配合,达到更为理想的疼痛治疗效果。

三、常用治疗方法

（一）药物治疗

药物治疗是疼痛治疗中较为基本、常用的方法。目的是使疼痛尽快缓解,有利于患者尽早恢复或获得功能性活动。常选用的药物包括镇痛药、镇静药,抗痉挛药、抗抑郁药、糖皮质激素、血管活性药物和中草药。镇痛药指主要作用于中枢神经系统、选择性抑制痛觉的药物。一般分为 3 类,即麻醉性镇痛药、非类固醇消炎药和其他消炎药。麻醉性镇痛药常用于治疗顽固性疼痛,特别是癌痛的主要治疗手段。非类固醇消炎药有中等程度的镇痛作用,是一类具有解热、镇痛、消炎、抗风湿的作用,对慢性疼痛有较好的镇痛效果。药物的使用要充分注意疼痛的特点,特别明确疼痛的病因、性质、程度、部位及对疼痛药物的反应。

(二) 手法治疗

手法治疗是康复治疗人员应用手法使关节的骨端能在关节囊和韧带等软组织的弹性所限范围内发生移动的操作技术。常用手法有关节松动技术。关节松动术包括推动、牵拉和旋转。这种被动活动具有一定的节律性,且患者可以对其进行控制或因疼痛产生抵抗。松动术的主要作用是通过生物力学与神经反射作用而达到止痛效果,包括促进关节液的流动、改善关节软骨和软骨盘无血管区的营养;缓解疼痛,防止关节退行性变;可以抑制脊髓和脑干致痛物质的释放,提高痛阈。但应注意用于治疗疼痛的松动术常使用轻手法。常见的有 Maitland 脊柱关节松动术。

手法治疗也是治疗下腰痛的常用方法,主要是缓解疼痛,治疗疼痛。各种手法治疗都自成体系,各有其独特的操作方法。常见的有 Mckenzie 脊柱力学治疗法。目前临床应用证实 Mckenzie 疗法治疗颈肩腰腿痛,安全、见效快。

(三) 运动疗法

运动疗法指以生物力学和神经发育学为基础,采用主动和被动运动,通过改善、代偿和替代的途径,旨在改善运动组织(肌肉、骨骼、关节、韧带等)的血液循环和代谢,促进神经肌肉功能,提高肌力、耐力、心肺功能和平衡功能,减轻异常压力或直接对疼痛的关节部位施加某种压力,纠正躯体畸形和功能障碍。患者有主动活动的能力时,更要提倡主动活动。

(四) 物理因子治疗

物理因子治疗在疼痛治疗中应用广泛,其种类较多,常见的有:

1. 电刺激镇痛疗法

(1) **经皮神经电刺激神经疗法**:通过低频脉冲电流刺激感觉神经达到镇痛的效果,适用于术后伤口疼痛、神经痛、扭挫伤、肌痛、关节痛、头痛、残肢痛、幻痛、癌痛等。

(2) **深部脑刺激**:通过神经外科手术,将电极置入脑部,电刺激垂体,治疗一些顽固性疼痛。

(3) **其他**:如经皮脊髓电刺激疗法、脊髓刺激疗法、间动电疗、干扰电疗、感应电疗、音频电疗、正弦调制及脉冲调制中频电疗等,都有较好的止痛效果。超短波、微波电疗以及药物离子导入也有不同程度的止痛作用。

2. 热疗和冷疗

(1) **热疗**:可以提高痛阈,也可使肌梭兴奋性下降,导致肌肉放松,而减少肌肉痉挛;热可产生血管扩张,增加血液循环,减轻患部充血,促进炎症吸收;皮肤温度感受器受到刺激,可以抑制疼痛反射。如电热垫、电光浴、热水袋、热水浸泡、热水浴、热敷、蜡浴等。对于肌肉、关节和软组织病变所致的疼痛,热疗可以产生很好的治疗反应。退行性关节病变和椎间盘病变所致腰痛、痛性关节炎和肌筋膜炎等骨骼肌肉疾患,热疗均有效;胃肠道和泌尿道平滑肌痉挛,行深部热疗非常有效。

(2) **冷疗**:冷可以降低肌张力,减慢肌肉内神经传导速度,从而减轻原发骨关节病变所致的肌肉痉挛。损伤(不严重的)初期(48 小时内)使用冷疗能减轻疼痛,预防和减少出血与肿胀;手术后,尤其是骨科手术后应用冷疗有助于止痛。头痛、牙痛、轻度烫伤、早期肱骨外上髁炎都可以应用冷疗。也可通过外科手术进行直接神经冷冻阻滞,或者对痛性骨结构进行冷冻止痛。

3. 体外冲击波疗法 是一种新型非侵入性物理治疗技术,它高效快捷,安全无创,具有组织修复、扩张血管、镇痛、解痉等作用。近年来广泛应用于肌肉骨骼疾病、运动医学等领域。常用于治疗足底筋膜炎、肱骨外上髁炎、肩周炎、跟腱炎等,减轻疼痛。

（五）中国传统康复疗法

1.针灸治疗 针灸可减轻或缓解疼痛。针刺可以激活神经元的活动,从而释放出 5-羟色胺、内源性鸦片样物质、乙酰胆碱等神经递质,加强镇痛作用。

2.推拿和按摩 对关节或肌肉进行推拿、按摩治疗,有助于肌肉的放松,改善异常收缩,纠正关节的紊乱,减轻活动时的疼痛。

（六）身体支持和支具的应用

保持身体的正常对位、对线可以缓解疼痛。除让患者自身矫正、注意姿势外,可以采用支具,如腕部支具、脊柱支具等,可以稳定和支持关节,减少肢体的压力和应力。要注意合理使用支具和佩戴支具的时间。

（七）神经阻滞疗法

直接在神经干、丛,脑、脊神经根、交感神经节等神经组织内或附近注入药物或给予物理刺激,而阻断神经功能传导的方法称为神经阻滞。神经阻滞疗法的机制是通过阻断痛觉的神经传导通路、阻断疼痛的恶性循环、改善血液循环、消炎等,从而达到镇痛目的。神经阻滞疗法短期镇痛效果可靠,治疗范围广泛,时效可选择性强。疗效与操作技术关系密切,因此要求操作技术相对较高。注射的部位应根据不同疾病症状的性质而定,有周围神经、中枢神经和自主神经,最常用的是周围神经。

1.经皮用药 用稀释局麻药在疼痛部位周围的真皮和皮下组织浸润,治疗带状疱疹后神经痛,对亚急性期效果更佳。常用局麻药有普鲁卡因、利多卡因、丙胺卡因和丁哌卡因。

2.神经根封闭 神经根注射药物以缓解由神经根受压产生疼痛。

3.其他 星状神经节阻滞、腰交感神经阻滞等。

（八）椎管内给药

将药物持续或间断注入椎管内膜外腔中,可以消肿,减轻炎症反应,解除对神经根的压迫,使疼痛缓解。常见方法有蛛网膜下腔注药、硬脊膜外腔注药。用于治疗腰椎间盘突出症、椎管狭窄症、颈椎病、下肢疼痛、骨质疏松等。

（九）痛点注射

痛点注射主要用于慢性疼痛疾病,如腱鞘炎、肩周炎、肱骨外上髁炎、紧张性头痛及腰肌劳损等。

1.腱鞘内注射 将药物注入腱鞘内,有消炎、松解粘连、缓解疼痛的作用,常用于桡骨茎突狭窄性腱鞘炎、手指屈肌腱鞘炎和腱鞘囊肿等。

2.关节内注射 将药物注入关节内,治疗关节炎疼痛或增加关节滑液的分泌,从而减轻关节运动时疼痛。如关节腔内注射玻璃酸钠治疗膝关节骨关节炎。

（十）心理疗法

心理因素在慢性疼痛治疗中起着重要作用。心理治疗中的支持疗法是医务人员采用解释、鼓励和安慰等手段,帮助患者消除焦虑、忧郁和恐惧等不良心理因素,从而帮助患者树立信心、调动患者主观能动性、增强机体抗病痛的能力,为配合治疗创造良好条件。除支持疗法外,还有催眠和暗示、松静疗法(放松疗法)、认知疗法以及生物反馈法等。

（十一）手术

可用手术破坏神经通路达到止痛,还可进行外科冷冻神经、手术置入刺激器治疗慢性疼痛。手术的理想要求是只切断痛觉纤维,不损伤其他感觉纤维或运动纤维;手术对周围正常组织无侵袭;术后无疼痛复发。然而,到目前为止,尚无一种除痛手术能同时满足上述 3 条要求。手术除痛方法需慎重选择。

四、康复教育

康复教育是针对患者疼痛的诱发因素及注意事项等进行宣传教育,利用口头宣教、宣传册、录像带等,将专业知识改编成简单易懂、图文并茂的生活化的语言形式,有效地预防疼痛及其并发症的再次发生。

本节小结

　　疼痛是一种主观感觉,可由多种因素引起,影响人的正常生活和工作。根据对疼痛的分类,应从多方面对疼痛进行评定,选择最适合的评定方法。对于疼痛的治疗,应把握其正确的治疗原则,针对不同类别疼痛,应综合协调采取合适的康复治疗方法,在康复治疗中应适当地缓解患者因疼痛引起的焦虑等不良情绪,增强患者信心,可产生事半功倍的治疗效果。

（卢健敏）

思考题

　　1. 简述疼痛的治疗原则。
　　2. 常用的疼痛评定方法有哪些?

ER 6-3

练习题

参考文献

［1］黄晓琳,王宁华.康复医学［M］.7版.北京:人民卫生出版社,2024.

［2］岳寿伟,黄晓琳.康复医学［M］.2版.北京:人民卫生出版社,2021.

［3］席家宁,姜宏英.呼吸康复学［M］.北京:中国科学技术出版社,2021.

［4］燕铁斌,陈文华.康复治疗指南［M］.北京:人民卫生出版社,2020.

［5］宋为群,张皓.重症康复指南［M］.北京:人民卫生出版社,2020.

［6］宋为群,孟宪国.康复医学［M］.4版.北京:人民卫生出版社,2019.

A

阿尔茨海默病　Alzheimer disease，AD　130

艾森克人格问卷　Eysenck personality questionnaire，
EPQ　35

B

巴塞尔指数　Barthel index，BI　32

靶心率　target heart rate，THR　50

本体感觉神经肌肉促进技术　proprioceptive neuromuscular
facilitation，PNF　55

闭链运动　closed kinetic chain，CKC　56

波士顿诊断性失语检查　Boston diagnostic aphasia
examination，BDAE　24

博巴斯技术　Bobath technique　54

布伦斯特伦技术　Brunnstrom technique　53

步态分析　gait analysis　16

部分保留带　zone of partial preservation，ZPP　119

C

参与　participation　11

参与局限　participation restriction　11

残疾　disability　10

残损　impairment　10

残障　handicap　10

超短波疗法　ultrashort wave therapy　61

超声　ultrasound　40

超声疗法　ultrasound therapy　61

持续性被动活动　continuous passive motion，CPM　47

重复经颅磁刺激　repeated transcranial magnetic stimulation，
rTMS　67

创伤后遗忘　post-traumatic amnesia，PTA　111

创伤后应激障碍症状自评量表　post-traumatic stress
disorder self-rating scale，PTSD-SS　171

粗大运动功能分级系统　gross motor function classification
system，GMFCS　175

卒中　stroke　99

D

代谢当量　metabolic equivalent，MET　50

等长收缩后放松　post isometric relaxation，PIR　56

低频电疗法　low frequency electrotherapy　59

电疗法　electrotherapy　58

跌倒危险指数　fall risk index　127

E

恶性肿瘤　malignant tumor　190

F

丰富环境　enriched environment　66

复合肌肉动作电位　compound muscle action potential，
CMAP　38

G

改良昏迷恢复量表　coma recovery scale-revised，
CRS-R　170

改良曼恩吞咽能力评估量表　modified Mann assessment of
swallowing ability，MMASA　170

盖尔维斯顿定向遗忘试验　Galveston orientation and
amnesia test，GOAT　111

感觉评分　sensory score，SS　120

干扰电疗法　interference current therapy　60

高频电疗法　high frequency electrotherapy　60

格拉斯哥昏迷量表　Glasgow coma scale，GCS　18

格拉斯哥结局量表　Glasgow outcome scale，GOS　113

膈肌张力时间指数　diaphragmatic tension-time index，
TTdi　171

工具性日常生活活动　instrumental activity of daily living，
IADL　32

功能磁共振成像　functional magnetic resonance imaging，
fMRI　170

功能独立性评定量表　functional independence measure，
FIM　33

功能性电刺激疗法　functional electrical stimulation，FES　59

共济失调 dystaxia 16

骨关节炎 osteoarthritis,OA 151

关节活动范围 range of motion,ROM 14

关节松动术 joint mobilization 47

关节炎影响测定量表 arthritis impact measurement scale,AIMS 153

冠状动脉粥样硬化性心脏病 coronary artery heart disease,CHD 181

国际残损、残疾与残障分类 International Classification of Impairment,Disability and Handicap,ICIDH 10

国际功能、残疾和健康分类 International Classification of Functioning,Disability and Health,ICF 10

H

汉密尔顿焦虑量表 Hamilton anxiety scale,HAMA 36

汉密尔顿抑郁量表 Hamilton depression scale,HAMD 36

呼吸康复 pulmonary rehabilitation,PR 185

活动 activity 11

活动受限 activity limitation 11

J

肌电生物反馈 electromyographic biofeedback,EMGBF 63

肌电图 electromyogram,EMG 37

肌骨超声 musculoskeletal ultrasound,MSKUS 40

肌力 muscle strength 12

肌肉能量技术 muscle energy technique,MET 56

肌张力 muscle tone 14

肌张力低下 hypotonia 14

肌张力增高 hypertonia 14

肌张力障碍 dystonia 14

基本日常生活活动 basic activity of daily living,BADL 31

脊髓损伤 spinal cord injury,SCI 117

记忆商 memory quotient,MQ 20

假肢 prosthesis 83

肩关节周围炎 periarthritis of shoulder joint 148

简明精神状态检查量表 mini-mental state examination,MMSE 18

渐进抗阻训练法 progressive resistance exercise 49

交互抑制 reciprocal inhibition,RI 56

交流促进法 promoting aphasics communication effectiveness,PACE 74

矫形器 orthosis 83

截肢 amputation 166

经颅磁刺激 transcranial magnetic stimulation,TMS 66

经颅直流电刺激 transcranial direct current stimulation,tDCS 66

经皮神经电刺激疗法 transcutaneous electric nerve stimulation,TENS 60

颈部功能障碍指数 neck disability index,NDI 142

颈椎病临床评价量表 clinical assessment scale for cervical spondylosis,CASCS 142

痉挛 spasticity 14

镜像疗法 mirror therapy,MT 58

K

康复 rehabilitation 1

康复辅助器具 rehabilitation assistive appliance 82

康复工程 rehabilitation engineering,RE 7,81

康复护理 rehabilitation nursing,RN 7

康复医学 rehabilitation medicine 1

抗阻运动 resisted movement 49

口腔张力时间指数 tension time index,TTI 171

口述分级评分法 verbal rating scales,VRS 198

L

老年期痴呆 senile dementia 130

良性肿瘤 benign tumor 190

颅脑损伤 traumatic brain injury,TBI 110

鲁德技术 Rood technique 55

轮椅 wheelchair 87

M

慢性盆腔疼痛 chronic pelvic pain,CPP 193

慢性阻塞性肺疾病 chronic obstructive pulmonary disease,COPD 185

蒙特利尔认知评估量表 Montreal cognitive assessment,MoCA 131

明尼苏达多相人格问卷 Minnesota multiphasic personality inventory,MMPI 35

N

脑机接口 brain-computer interface,BCI 65

脑可塑性 brain plasticity 8

脑性瘫痪 cerebral palsy,CP 174

脑血管意外 cerebrovascular accident 99

P

帕金森病 Parkinson disease,PD 126

排便障碍 dysporia 193

盆底表面肌电评估 surface electromyography,sEMG 194

盆底功能障碍性疾病 pelvic floor dysfunction,PFD 193

盆腔器官脱垂 pelvic organ prolapse,POP 193

偏瘫 hemiplegia 100

平衡 balance 15

Q

强直　rigidity　14
强制性运动疗法　constraint induced movement therapy，CIMT　57
情景性因素　contextual factor　11
躯体感觉诱发电位　somatosensory evoked potential，SEP　38

R

日常生活活动　activities of daily living，ADL　31
软管内镜吞咽功能检查　flexible endoscopic evaluation of swallowing，FEES　170
弱链测试　weak links test　56

S

社会康复服务　social rehabilitation work，SRW　7
神经发育学技术　neurodevelopmental treatment，NDT　53
神经肌肉促进技术　neuromuscular facilitation technique　53
神经肌肉电刺激疗法　neuromuscular electrical stimulation，NMES　59
神经肌肉激活技术　neuromuscular activation　56
神经生理学技术　neurophysiological technology，NPT　53
生存质量　quality of life，QOL　33
生物反馈疗法　biofeedback therapy，BFT　63
生物力学　biomechanics　9
事件相关电位　event-related potential，ERP　170
视觉模拟评分法　visual analogue scale，VAS　198
视觉诱发电位　visual evoked potential，VEP　38
数字疼痛评分法　numerical pain rating scale，NPRS　198

T

疼痛　pain　197
体外冲击波疗法　extracorporeal shock wave therapy，ESWT　63
调制中频电疗法　modulated medium frequency electrotherapy　60
徒手肌力评定　manual muscle testing，MMT　13
吞咽功能造影检查　video fluoroscopic swallowing examination，VFSE　42
吞咽障碍　dysphagia　26

W

微波疗法　microwave electrotherapy　61
韦氏成人智力量表　Wechsler adult intelligence scale，WAIS　22
韦氏儿童智力量表　Wechsler intelligence scale for children，WISC　22
韦氏幼儿智力量表　Wechsler preschool and primary scale of intelligence，WPPSI　22
韦氏智力量表　Wechsler intelligence scale，WIS　22
文体疗法　recreational therapy，RT　7
无错误性学习　errorless learning technique，EL　133
无反应状态整体分级量表　full outline of unresponsiveness，FOUR　170
无氧阈　anaerobic threshold，AT　30
物理治疗　physical therapy，PT　6，44

X

西方失语症成套测验　Western aphasia battery，WAB　25
纤维内镜吞咽功能检查　fiberoptic endoscopic evaluation of swallowing，FEES　42
协调　coordination　15
心电图运动试验　electrocardiogram exercise test　28
心理治疗　psychological therapy　7
性功能障碍　sexual dysfunction，SD　193
虚拟现实　virtual reality，VR　65
悬吊训练技术　sling exercise therapy，SET　56

Y

压力性尿失禁　stress urinary incontinence，SUI　193
言语治疗　speech therapy，ST　7，72
音乐治疗　music therapy　66
有氧训练　aerobic exercise　50
诱发电位　evoked potential，EP　170
运动疗法　exercise therapy　44
运动评分法　motor score，MS　119
运动生理学　exercise physiology　9
运动想象疗法　mental imagery therapy，MIT　57
运动学　kinematics　9
运动诱发电位　motor evoked potential，MEP　38
运动再学习法　motor relearning program，MRP　57

Z

谵妄评定方法　confusion assessment method，CAM　171
站起-走计时测试　timed up and go test，TUGT　127
正电子发射计算机体层成像　positron emission tomography-computed tomography，PET-CT　170
直流电疗法　galvanization　58
职业康复治疗　vocational rehabilitation therapy，VRT　7
智力　intelligence　22
智力测验　intelligence test　22

中国传统康复疗法　Chinese traditional therapy for
　rehabilitation　7
中频电疗法　medium frequency electrotherapy　60
中枢神经系统　central nervous system, CNS　8
主动运动　active movement　49
助记法　mnemonic devices　132

助力运动　assisted movement　48
助行架　walking frame or walker　85
助行器　walking aid　84
自觉疲劳程度量表　rating of perceived exertion, RPE　50
自助具　self-help device　88
作业疗法　occupational therapy, OT　7, 68